KB054609

이풍원의 漢醫列傳

한의열전 1

圖書出版 明文堂

머리말

한약은 창조주가 인간에게 준 대자연의 선물이며, 인간이 대자연을 보고 배운 것을 기초로 하여 정교하며 경이한 의술을 탄생시킨 것이 한의학이다. 중국의 고대 명의 편작이 쓴 책《난경(難經)》에, "최고의 의원(上工)은 아직 나기 전의 병(未病)을 다스리는 것이고(上工治未病), 보통의 의원(中工)은 이미 난 병(已病)을 치료하는 것이다(中工治已病)."

이미 오랜 옛날부터 선대의 한의학자들은 인간의 생명과 건강을 위해서 질병과 싸우며 의학발전에 정진해 왔다.

BC 475년에서 BC 221년에 한의의 경전이라고 일컫는 《황제내경(黃帝內經)》소문(素問) 거통편(擧痛篇)에 이미 혈액순환의 개념을 기술하고 있다.

"혈액은 정지해 있지 않고 쉼 없이 온 몸을 돌고 있다(流行不止 環周不休)」 또 소문(素問) 오장생성편(五臟生成篇)에는, 「전신의 혈액은 심장으로 돌아가고 전신으로 순환된다(諸血者 皆屬于心)" 라고 했다.

영국의 윌리엄 하비(William Harvey)는 1628년에 처음으로, 혈액은 순환하며 심장의 좌심실에서 동맥으로 분포되어 전신으로 나가서 정맥을 통하여 우심실로 들어와 다시 폐로 들어가서 좌심실로 들어온다는 것을 발표하였는데, 이는 한의학의 연구에 비해 약 1800여 년이나 뒤진 것이다.

아랍의 명의 아비센나(Avicenna 980~1037)는 그의 저서 《의전(醫典)》에 맥(脈)에 대해서 처음 소개하였는데, 700년 전인 282년 중국 서진(西晋)시대에 이미 왕숙화(王叔和)는 그의 저서 《맥경(脈經)》에서 요골동맥에서 맥을 측정하여 24가지 맥의 종류를 파악하는 방법을 기술하고 있다. 그는 맥에 대한 최초의 의학자였다.

이탈리아가 낳은 천재 미술가이며 과학자 레오나르도 다빈치(Leonardo da Vinci)가 1472~1519년에 걸쳐 인체 내장의 위치와 형태를 그림으로 묘사하여 혈관에서 심장까지 아름다운 인체해부도를 그려 현대 해부학의 중요한 역할을 하였고, 1513년 해부학자 베살리우스(Andreas Vesalius)는 《인체의 구조》를 저술하였다. 그러나 중국 송(宋)나라 때 양개(楊介)는 인체해부도인 〈존진환중도(存眞環中圖)〉를 그들보다 400여 년이나 앞서 저술하였다. 이 밖에도 그 사례는 무수히 많은데, 이렇듯 한방의학의 역사는 서양의학의 그것보다 앞서 있었다.

우리는 언뜻 한의사는 단순히 진맥을 하고 약을 처방하며, 침을 놓아주는 정도의 치료를 한다고 생각해 왔다. 그러나 이미 수백 년, 아니 천 수백 년 전부터 우리나라와 중국의 한의사들은 외과수술을 시술해 왔고, 정신과 치료를 해왔던 것이다.

특히 한의학의 특징은 인체의 국부적인 치료보다는 몸 전체를 하나의 소우주(小宇宙)로 보고 음양오행의 원리와 기혈(氣穴)의 순환에 주안점을 두고 있다.

이미 저술한 《이야기 본초강목》은 약초에 얽힌 전설이나 실화, 민간설화 등을 약초의 효능과 결부하여 이야기로 엮었다면 이번 《한의열전漢醫列傳》은 선대의 위대한 한의학자들의 심오한 의술과 묘방(妙方), 기방(奇方), 위급한 상황에서의 임기응변, 또한 그들의 기지와 재치, 숭고한 의사정신을 재미있게 이야기로 엮은 이른바 「한의학자 열전」이라고 할 수 있을 것이다.

이 책은 한방의학을 공부하는 의사나, 한의학에 관심 있는 사람들은 물론이고 일반 독자들에게도 널리 읽혀져, 한의학의 신비한 효능과 오랜 전통, 더욱이 서양의학이 미치지 못하는 고유 영역을 가지고 있다는 사실을 이해하는 데 도움이 되었으면 더 바랄 것이 없겠다.

이풍원

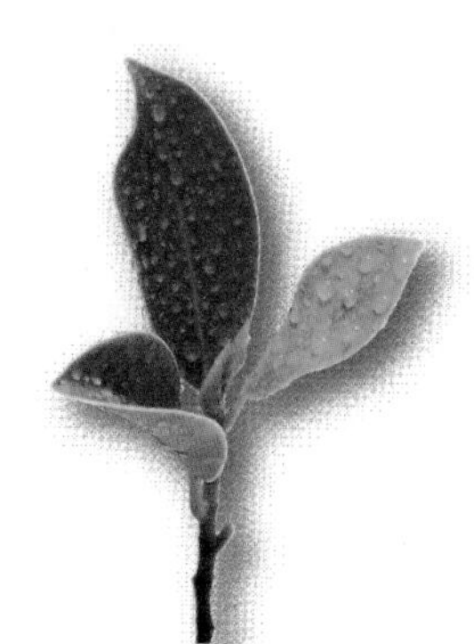

이풍원의 한의열전漢醫列傳

목 차

1. 명의고사名醫故事

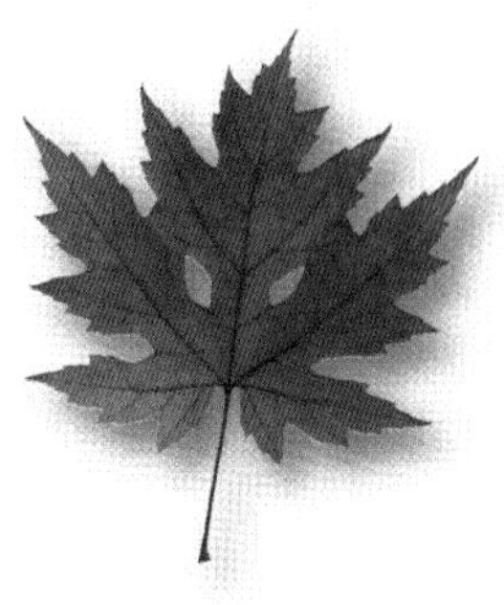

2. 명의名醫의 재치와 한의漢醫의 향취

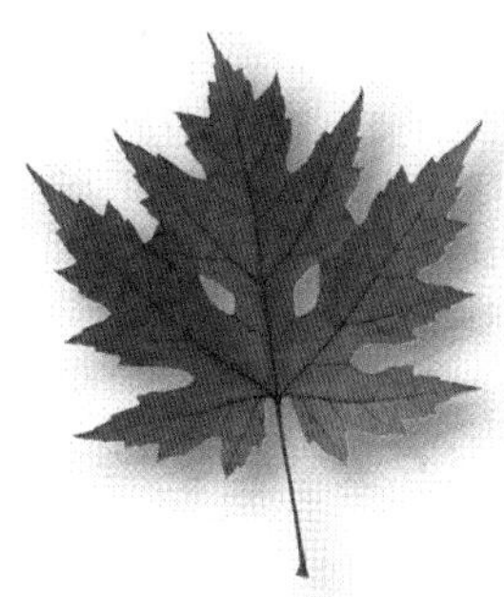

3. 숭고한 정신과 의덕醫德

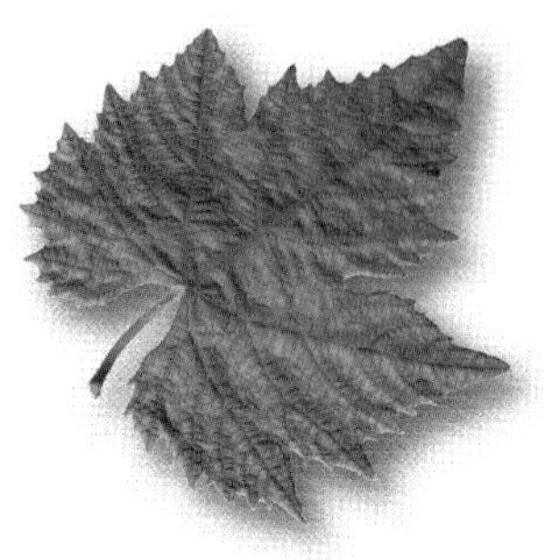

4. 명 처방과 치료

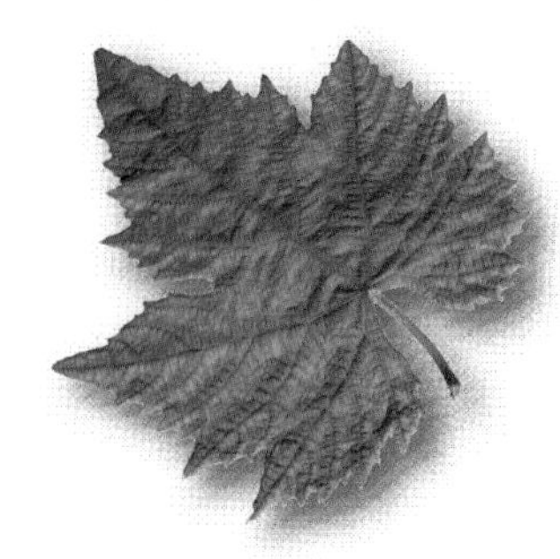

5. 성약成藥과 본초本草의 만남

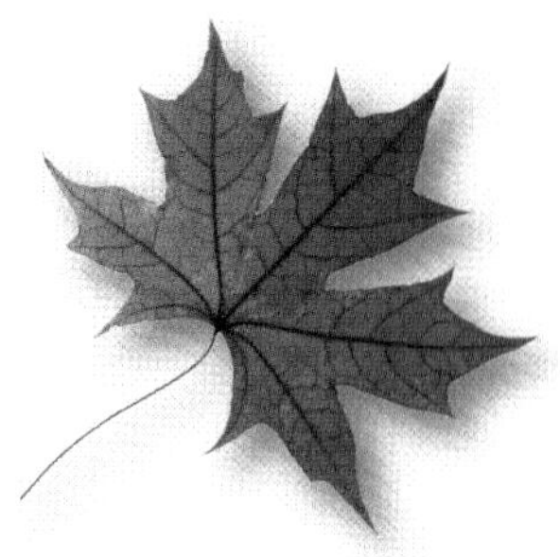

6. 한의漢醫 발전

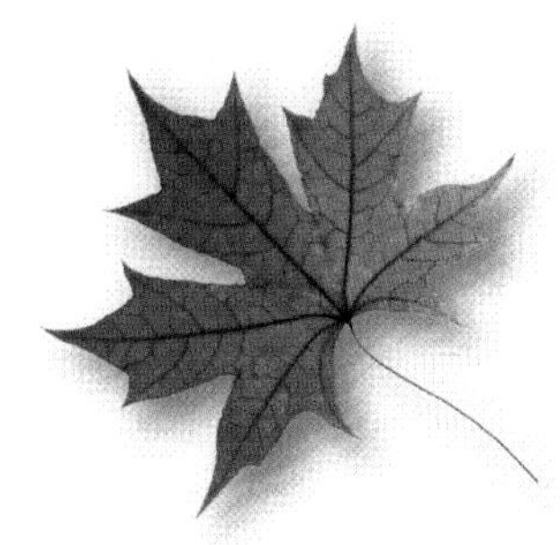

7. 처방의 상식과 허실

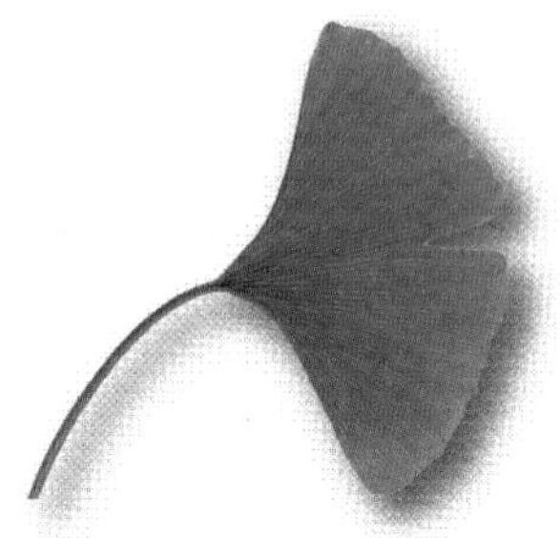

8. 심리처방

제1장. 명의고사

名醫故事

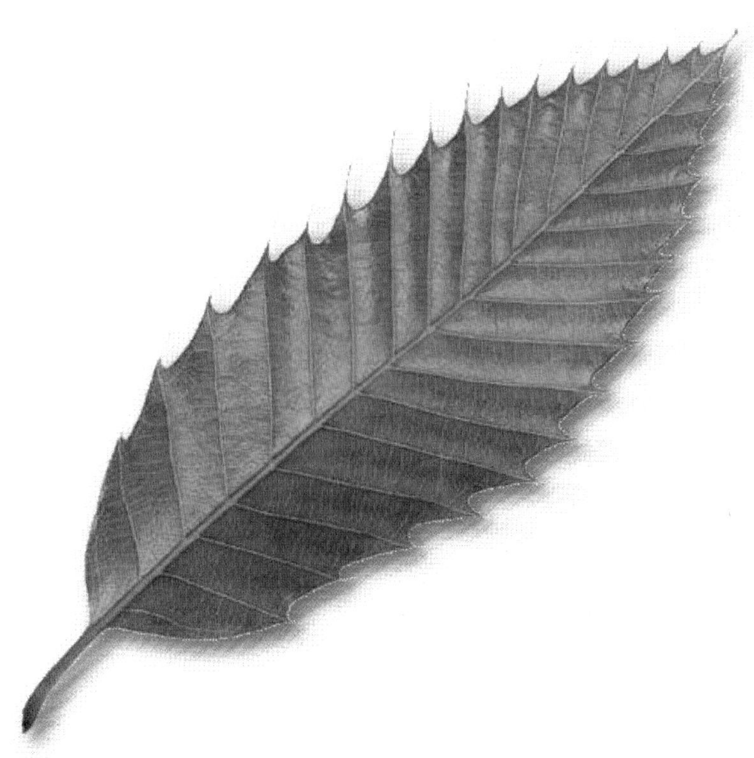

1. 행림 杏林

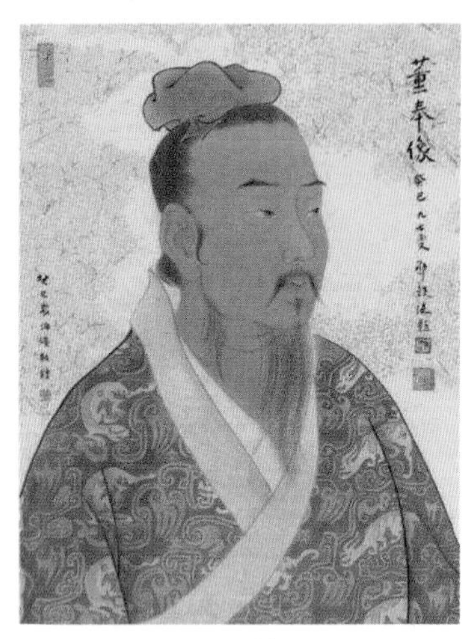

동 봉

중국 삼국시대 위(魏)나라의 조조, 촉한(蜀漢)의 유비, 오(吳)나라의 손권 때, 의술은 인술(仁術)이라는 참된 의사의 도리에 대한 이야기가 있다.

진(晉)나라 때 갈홍(葛洪)이 지은 《신선전(神仙傳)》에 「행림춘만(杏林春滿)」이란 고사가 있다. 「살구나무 숲(杏林)에 봄이 가득하다」라는 뜻으로, 의술이 고명함을 칭송하는 말로서, 행림은 의학계를 지칭하는 말로 쓰인다.

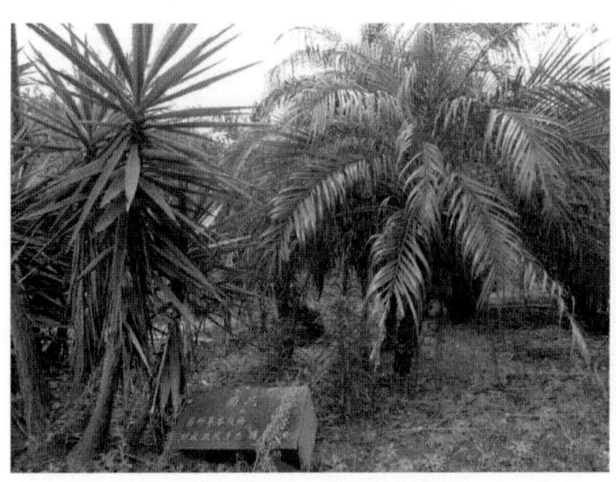
동봉산 백초원(白草園)

삼국시대, 오나라에 동봉(董奉)이라는 의술이 뛰어난 의사가 있었다. 그의 집은 진찰 받으러 온 사람들로 하루 종일 붐볐다. 동봉은 예장(豫章) 지방의 여산(廬山)

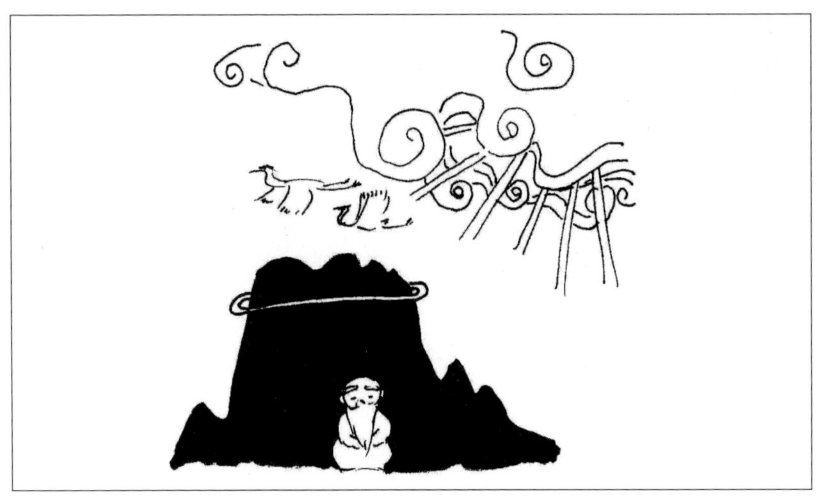

밑에 살면서 사람들의 병을 고쳐 주었다. 그는 치료비를 받는 대신 환자들에게 살구나무를 심게 하였는데, 중병을 치료한 사람에게는 다섯 그루를, 가벼운 질병을 치료한 사람에게는 한 그루를 심게 하였다. 이렇게 몇 년이 지나자 살구나무가 수십만 그루나 되어 울창한 숲을 이루었으므로 사람들이 이를 동선행림(董仙杏林)이라고 불렀다.

동봉은 뭇 짐승들로 하여금 행림 안에서 놀게 하고, 자신을 대신하여 행림을 지키게 하였다. 그는 사람들에게 살구가 익으면 곡식 한 바가지를 살구 한 바가지로 바꾸어 가되, 자신에게 알릴 필요는 없으며 자율적으로 하라고 일렀다.

그래서 간혹 바가지에 쌀을 조금 담아 와서는 살구를 가득 담아 가려는 사람이 생겼다. 그럴 때면 어김없이 호랑이가 나타나 포효하여 놀라게 했다. 욕심 많은 사람은 허둥지둥 도망가느라 바가지에서 쌀을 적지 않게 흘리게 마련이었는데, 집

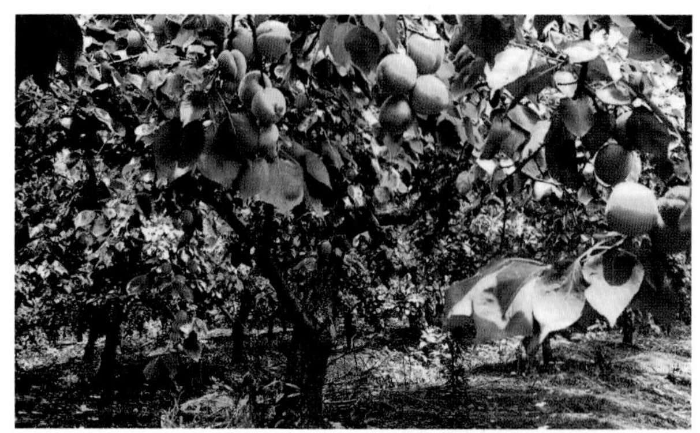
행 림

에 돌아가서 살펴보면 살구의 양이 자신이 가지고 갔던 쌀의 양과 똑같았다.

동봉은 해마다 살구를 팔아 곡식으로 바꾸어 가난한 사람들에게 나누어주었다.

어느 날, 동봉은 신선이 되어 하늘로 올라갔는데, 인간 세상에 3백여 년이나 머물렀으나 승천할 때 그의 용모는 30여 세의 젊음을 유지하였다.

이렇듯 「행림춘만」은 훌륭한 의사의 미덕을 칭송하는 성어로 사용된다.

동봉과 그의 아내 사이에는 자식이 없었다. 그래서 부부는 양녀를 얻었다. 동봉은 삼백 살이 되던 어느 날 홀연히 구름을 타고 사라졌다고 전해지며, 그 후로 그의 아내와 양녀는 살구를 팔며 살았다고 한다.

그런 연유로 살구나무 숲이라는 뜻의 행림이란 말이 유래되었고, 의림(醫林)이라는 말도 나오게 되었다. 행림이란 숭고한 정신에서 올바른 의술로 덕(德)을 펼치는 것을 뜻하는 말이 되었다.

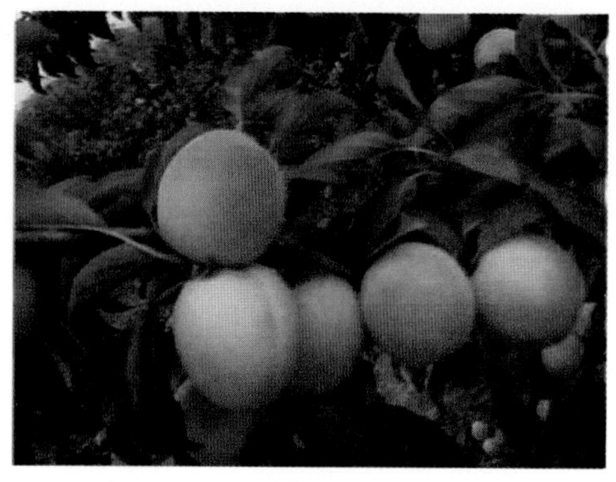
살 구

살구는 달고 열량이 낮아 비만인 사람에게 좋다.

살구는 감귤과 같은 노란색 계통의 과일로 비타민 A가 풍부해 야맹증을 예방하고 혈관을 튼튼히 하는 효과가 있다. 살구 씨에는 올레인산, 리놀렌산 등 불포화지방이 많아 피부 건강에 효능이 있다. 또한 베타카로틴, 퀠세틴, 가바 같은 항산화 물질이 풍부하여 암 예방에도 도움이 되는 식품이다.

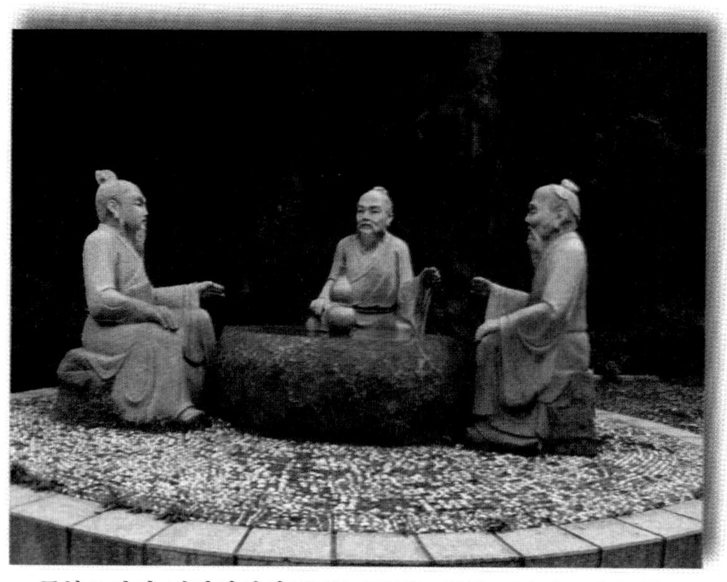
동봉초당의 건안삼신의(建安三神醫, 동봉 • 화타 • 장중경)

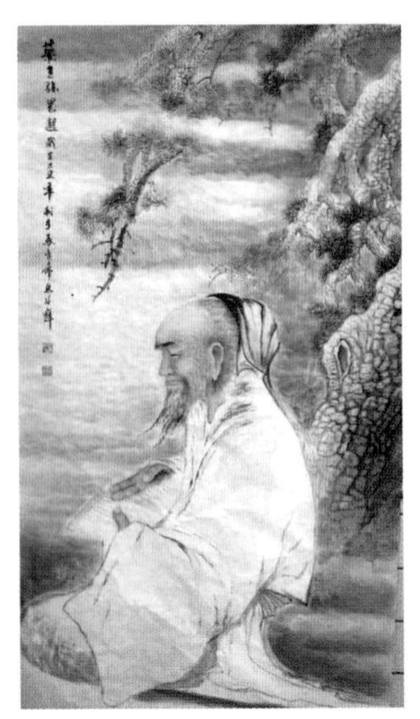
손사막

2. 약왕기호 藥王騎虎

당나라 태종 이세민(李世民)이 심구동통(心口疼痛)으로 고생하여 어의(御醫)가 여러 차례 치료를 하였으나 조금도 호전되는 기미가 보이지 않자 명의 손사막(孫思邈)을 불러 치료하여 마침내 완쾌되었다. 그래서 당태종은 특별히 손사막에게 「약왕(藥王)」의 칭호를 하사하였다.

손사막은 경조화원(京兆華原 : 지금의 협서성 휘현) 사람으로 수(隋)나라 문제(文帝) 581년에 태어나 당나라 고종 682년까지 101살의 장수를 누리고 세상을 떠났다.

어느 날, 손사막이 산 속으로 약초를 캐러 이리저리 헤매 다니다가 느닷없이 큰 호랑이와 맞닥뜨렸다. 손사막은 놀라 도망을 치려해도 발이 떨어지지 않았다. 순간 그는 호랑이에게 물려가도 정신만은 똑바로 차리랬다고, 기왕 이렇게 된 바에야 이판사판의 심정으로 정면으로 부딪쳐 보려고 마음의 준비를 단단히 하였다.

그런데 호랑이를 똑바로 쳐다보고 있자니, 호랑이의 눈이 도움을 구하는 듯 애걸하는 눈빛으로 여겨졌다. 순간 손사막은 이 녀석이 자기에게 해를 끼치지는 않을 것이라는 직감을 받았다.

"참 이상한 일이로군! 호랑이는 영물(靈物)이라더니, 네가 지금 무슨 생각을 하고 있느냐? 네가 나를 잡아먹겠다면 머리를 옆으로 세 번 흔들고, 나를 해치지 않겠다면 머리를 앞으로 세 번 끄덕여라."

호랑이는 정말 말을 알아들었는지 머리를 앞으로 세 번 끄덕였다.

"오호라! 나를 해치지 않겠다면 나에게 무엇을 바라고 있는 게로구나?!"

한결 마음이 놓인 손사막은 호랑이 앞으로 조심조심 다가가서 자세히 살펴보니 호랑이는 늙고 병이 든 것처럼 보였고 병이 가볍지 않은 듯했다.

"나의 천직이 의원이지만, 네가 사람을 해치는 맹수이거늘 어찌 너를 치료해 줄 수 있겠느냐?"

손사막이 호랑이의 치료를 하지 않고 약보따리를 둘러메고 길을 가려하니 호랑이는 손사막의 앞길을 가로막으며 그의 옷자락을 입으로 물고는 가지 못하게 하였다. 마지못해 손사막이 걸음을 멈추고는 늙은 호랑이에게 말했다.

"지금부터 너는 절대로 사람을 해쳐서는 안 된다. 이 약속을 지킨다면 내가 너를 치료해 주마."

호랑이는 말을 알아들었다는 듯이 머리를 세 번 끄덕였다. 손사막은 호랑이를 치료하여 주었다. 치료를 해준 뒤로 손사

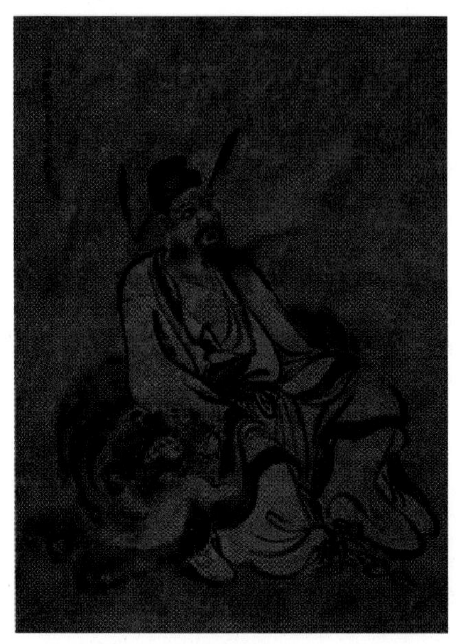
약왕기호

막은 매일 약초를 캐러 산에 올라 호랑이의 이빨을 검사하였다.

"오늘도 사람을 해치지 않았겠지?"

혹시나 사람을 해쳐 살코기가 이빨 사이에 끼어 있지 않나 확인하면서 자기와의 약속을 잘 지키는지를 검사하였다. 호랑이는 자기를 치료한 손사막에게 고마워하며 그와의 약속을 잘 지켰다.

그러던 어느 날, 호랑이는 어디서 났는지 금덩어리 한 개를 입에 물고 와 손사막 앞에 내려놓았다. 그것을 보고 손사막은 크게 웃으며 말했다.

"늙은 호랑이야, 역시 너는 짐승이로구나! 네가 나를 이해하지 못했나 보구나. 수문제·당태종·당고종 세 황제가 나에게 벼슬을 준다 하여도 받지 않고 부귀영화 또한 마다하였는데, 항차 네가 가져온 금덩어리에 욕심을 내겠느냐?"

그러자 영물인 늙은 호랑이는 은혜에 보답할 다른 방도를 생각했다. 그래서 손사막이 산에서 약초를 캘 때마다 따라다니며 보호해 주고, 호랑이등에 약초를 지기도 하고, 손사막을 자기 등에 태우고 약초를 캐러 다니기도 했다. 그리하여 후세 사람들이 손사막을 「약왕기호(藥王騎虎)」라고 불렀다. 즉 약왕 손사막이 호랑이를 타고 다닌다는 뜻이다.

사람뿐만 아니라 동물까지도 병들면 치료자의 자세로 질병에 임하는 손사막은 최초의 한의사이자 수의사였다.

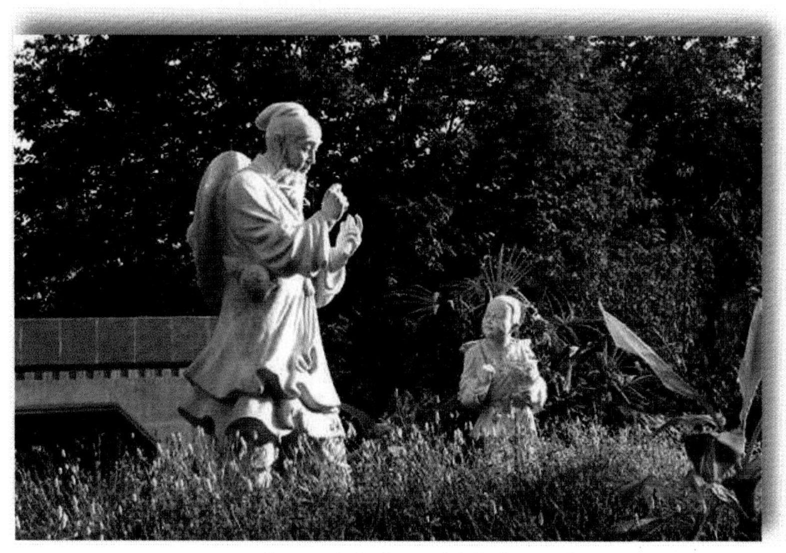

약초 채집하는 손사막

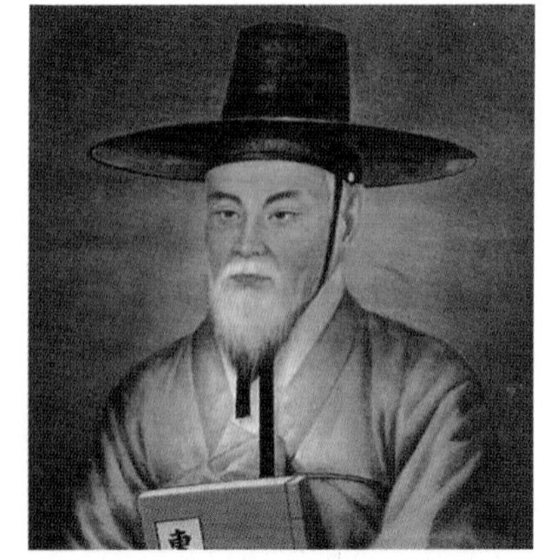
이제마

3. 동무東武 이제마李濟馬

근대 조선시대의 명의인 이제마의 자(字)는 무평(務平), 호(號)는 동무(東武)이며 본관은 전주(全州)이다. 헌종(憲宗) 5년인 1838년 3월 19일에 함흥에서 출생하여 1900년 8월 21일에 62세를 일기로 세상을 떠날 때까지 오직 한의학에 대한 연구와 후학을 양성하고 병자들을 치료하는 데 헌신했다.

근대 조선의 명의 이제마는,

"병의 증상에 따라 약의 처방이 결정될 뿐 사람과는 상관이 없다(藥必隨證不關於人)." 라는 그 때까지의 증후의 철칙에 대해서,

"약이란 사람의 체질에 따라 각기 달리 써야 한다(藥及局限於人)." 라는, 즉 똑같은 병에 걸렸을 경우라도 사상(四象)의 체질에 따라 약을 달리 써야 한다고 주장하였다.

어느 날, 이제마의 조부 충원공(忠源公)이 낮잠을 자는데, 꿈속에서 어떤 사람이 한 마리의 탐스러운 망아지를 끌고 왔다.

"이 말은 제주도에서 난 용마(龍馬)인데 아무도 알아주는 사람이 없으니, 공께서 맡아서 잘 길러주시오. 여기 기둥에 묶

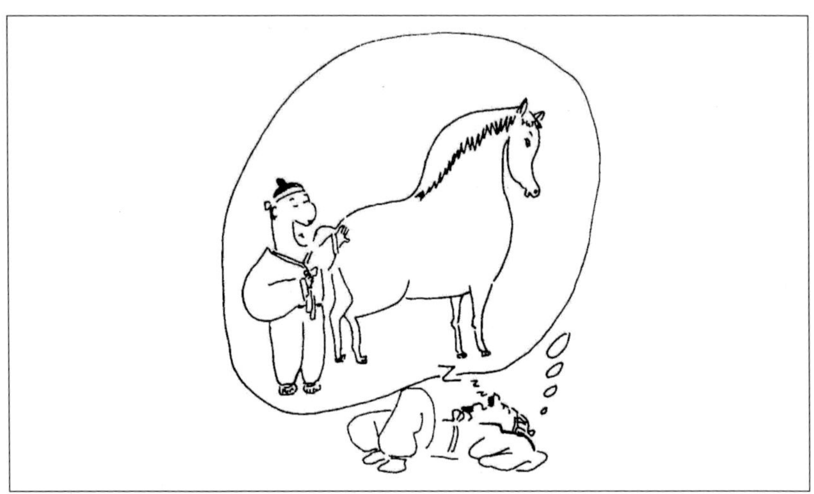

어두고 가겠습니다."

꿈에서 깬 충원공은 이상히 여겨 일어나 앉았다. 바로 그 때 문 밖에서 누군가 찾는 소리가 들려 하인을 시켜서 나가 보게 하였다.

"문 밖에 웬 여인이 간난아이를 안고 와 이진사(충원공의 아들)의 아이라고 합니다."

"뭐라고? 그 여인을 안으로 데려오너라."

잠시 후 여인은 간난아이를 안고 충원공 앞으로 왔다.

"이 아기가 내 아들의 아이라니 무슨 연유가 있는가 보구나?"

"……"

"자세히 말해 보거라."

여인은 그 동안의 사연을 상세히 말하였다.

어느 날, 충원공의 아들 이 진사가 이웃마을에 다녀오다가 주막에서 친구들을 만나 취하도록 술을 마셨다.

"자네, 너무 술이 취했네."

"으으음……"

"몸도 제대로 가누지 못하니 안 되겠네. 이 진사를 그냥 이 주막에다 재워야겠네."

"주모! 이 진사가 너무 취했으니 여기서 하룻밤 재워 주게나."

친구들은 떠나고 이 진사만 주막에 남게 되었고, 술에서 깨어나지 못해 주막 주인 부부는 그를 안방 아랫목에 자리를 깔고 잠자리를 만들었다.

그런데 주막의 주인 부부에게는 오래 전부터 고민이 하나 있었다. 그것은 그들에게 과년한 딸이 하나 있었는데, 너무 못생겨 혼처가 나지 않아 처녀로 늙고 있었다.

주막 주인이 부인에게 말했다.

"여보, 우리 아이가 처녀로 늙어가는 게 참으로 딱하니, 오늘 하룻밤만이라도 처녀 신세를 면해 주는 게 어떻겠소?"

"아니, 어떻게 하시려고요? 설마!?"

"그렇소. 어쩌겠소."

그리하여 주막의 부부는 처녀로 늙어가는 불쌍한 딸을 이진사가 자고 있는 안방으로 들여보냈던 것이었다.

"이렇게 되어 이진사와 우리 아이가 인연을 맺어 이 아이를 낳게 되었습니다. 그런데 이 아이를 우리가 키우는 것보다는 이진사 댁에서 키우는 것이 이 아이의 장래를 위해서도 좋을 것 같아 데리고 왔습니다. 부디 이 아이를 맡아 키워 주십시오.”

사연을 들은 충원공은 꿈에서 일어난 일을 생각하였다.

“이진사를 불러오너라!”

아들 이진사가 충원공 앞에 불려왔다.

“이 여인의 애기를 들은즉 그것이 사실이냐?”

“예. 제 불찰입니다.”

충원공은 꿈속에 있었던 일들이 생생하게 떠올라서 잠시 생각에 잠겼다.

“제주도에서 난 용마(龍馬)라……. 이 아이가 크게 될 인물인 것 같군.”

충원공은 혼자서 생각을 하면서 결단을 내렸다.

“이 아기의 어미를 이 집에 같이 살도록 하라. 그리고 이 아기의 이름을 제마(濟馬)라고 하여라.”

충원공은 꿈속에서 제주도의 말을 맡긴 것을 생각하여 그 아이 이름을 제주도의 말이란 뜻인 제마로 이름을 지었다.

이제마는 어렸을 때부터 총명하고 타고난 기질과 품성이 활달하고 용감하여 장차 커서 훌륭한 장수가 되겠다는 야심을 가졌다. 그러나 차츰 자라면서 서얼(庶孼)에 대한 차별과 사회적 제약에 분노를 느끼고 열세 살 때 가출을 하여 세상을 떠돌며 방랑생활을 계속하는 동안, 도탄에 빠져 있는 백성들이 전쟁보다 무서운 전염병에서 헤어나지 못하는 것을 보고 이들을 질병으로부터 벗어나게 해야겠다고 결심을 하였다.

그는 기회 있을 때마다 신분차별에 대한 모순을 지적하고 인간 생명의 존엄성을 외치다가 만년에 이르러서 서얼이라는 신분을 뛰어넘어 높은 벼슬에 오르기도 하였다. 그는 공연히 거드름만 피우는 양반들 앞에서 두 다리를 쭉 뻗고 앉기도 하고, 그들에게 허리를 굽혀 인사를 하지 않는 당시로는 기인(奇人)이었다.

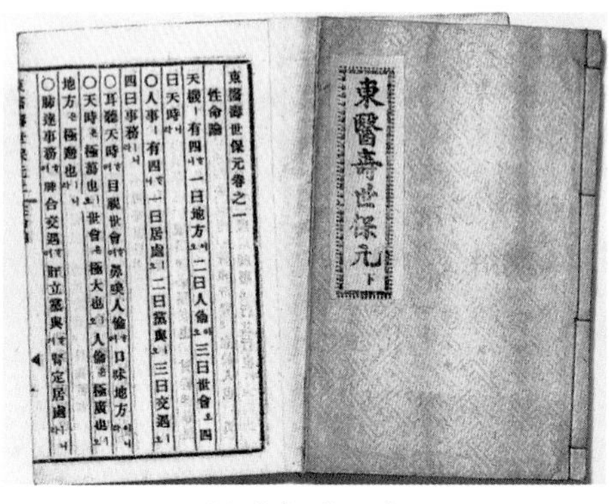
동의수세보원

이제마는 말년에는 함흥 만세교 근처에 「보원국(保元局)」이라는 한의원을 열어 병자를 치유하는 데 힘썼다. 그의 저서로는 《동의수세보원(東醫壽世保元)》 외에도 《천유초(闡幽抄)》, 《광제신편(廣濟新編)》, 《격치고(格致藁)》 등이 있다.

그는 자신의 문도들에게 서양의술의 도래에 따른 한방의학의 나아갈 길과 사상의학(四象醫學)이 빛을 보아 실용화될 날이 반드시 올 것을 예언하였다.

「사상의학(四象醫學)」은 조선 후기 동무 이제마가 창시한 의학이론으로 사람의 체질을 태양인(太陽人)·태음인(太陰人)·소양인(少陽人)·소음인(少陰人)의 네 가지로 나누고 각각의 특성에 따라 병을 치료한다.

이 의학이론에 따르면 자신이 속한 사상체질에 따라 내부 장기의 기능, 마음의 욕심, 타고난 성향과 재주, 몸의 형태와 기운의 형상, 얼굴의 모양과 말하는 기운 등이 서로 다르며, 이에 따라 생리, 병리, 약리 및 건강한 삶을 살기 위한 조건 등이 서로 다르다. 따라서 같은 증상을 보이더라도 각자의 체질에 맞는 치료법을 써야 그 효과를 극대화할 수 있다고 한다.

태양인은 폐대간소(肺大肝小), 즉 폐 기능은 좋은 반면 간 기능이 약하다는 것이고, 태음인은 간대폐소(肝大肺小)로 간 기능이 좋고 폐 기능이 약하고, 소양인은 비대신소(脾大腎小)로 비장 기능은 좋은 데 반해 신 기능이 약하며, 소음인은 신대비소(腎大脾小)로 신기능은 좋은 데 반해 비장 기능이 약하다는 체질적 특성이 있다고 주장했다.

이 이론은 1894년 이제마(李濟馬)가 《동의수세보원(東醫壽世保元)》에서 처음으로 창안하여 발표하였다. 이후 이제마는 1900년까지 다시금 「성명론(性命論)」으로부터 「태음인론(太陰人論)」까지 증보하였으나, 태양인(太陽人) 이하 삼론(三論)은 끝내지 못하고 죽었다.

* 동무 이제마는 중국의 漢醫가 아니고 韓醫지만 「사상의학(四象醫學)」을 주창한 우리나라의 위대한 韓醫로서 열전에 간단한 일화를 소개했다.

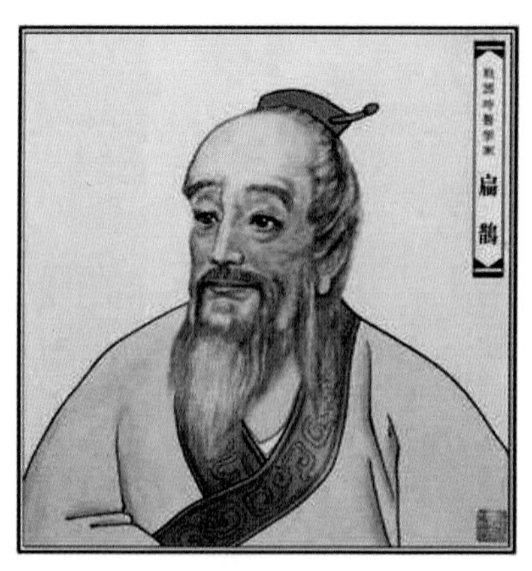

편 작

4. 편작의 육불치 六不治

명의의 대명사 격인 편작(扁鵲)은 전국시대 진(泰)나라 발해(勃海) 군 정(鄭) 땅 사람이다. 그곳은 지금의 하북 임구현(任丘縣)이다. 편작의 성은 진(秦)이고, 이름은 월인(越人)이며, 편작은 그의 아호이다.

편작이 제(齊)나라를 방문했다. 제나라의 환후(桓侯 : 환공)는 진월인을 빈객으로 대우했다. 그는 궁중에 들어 환후를 알현하고 말했다.

“공께서는 병이 있는데, 그 병은 피부에 머물러 있습니다. 치료하지 않으시면 안으로 깊이 들어갈 것입니다.”

환공은 말했다.

나에게는 병이 없소.”

편작이 물러 나간 다음, 환공은 좌우 사람에게 말했다.

“의원이란 자들, 돈을 벌려는 것도 정도가 있어야지. 병이 들지도 않은 사람을 환자로 몰아서 돈을 벌려고 하다니!”

닷새 뒤 편작은 다시 알현하고 말했다.

“공께서는 병이 있는데 혈맥 속에 있습니다. 치료를 하지 않으시면 안으로 깊이 들어갈 것입니다.”

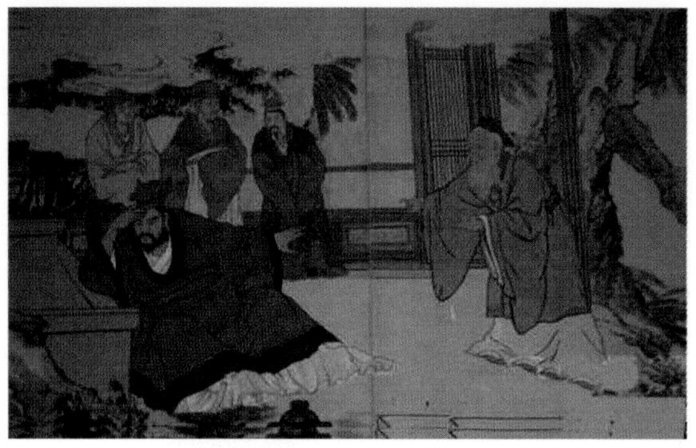
제환공을 진단하는 편작

환공은 또 말했다.

"나에게는 병이 없소."

편작이 나가자 환후는 기분이 언짢았다. 다시 닷새가 지난 다음 편작은 다시 환공을 알현하고 말했다.

"공께서는 병이 있는데, 위(胃)와 장(腸) 사이에 있습니다. 치료를 하지 않으시면 더 깊이 안으로 들어갈 것입니다."

환후는 이 말에 응하지 않고 편작이 물러나가자 더욱 못마땅해 했다. 다시 닷새 후에 편작은 또 환후를 알현했는데, 이때는 알현만 하고 도망을 했다. 환후가 사람을 보내 그 이유를 묻자, 편작이 대답했다.

"병이 피부에 있을 때는 탕약과 고약만으로 효험이 있고, 병이 혈맥에 있을 때에는 금침이나 석침이 아니면 고칠 수 없으며, 병이 위장에 있을 때는 다시 탕약이라야 효험이 있는데, 골수에 있게 되면 비록 사명(司命 : 별 이름. 운명과 수명을 맡은 神)일지라도 어찌할 수가 없는 법입니다. 지금 병은 이미 골수에 이르렀습니다. 나는 치료를 하자는 말도 하지 못했던 것입니다."

다시 닷새 후, 환후는 몸이 아프기 시작했다. 사람을 보내 편작을 불렀으나 편작은 이미 도망하고 난 다음이었다. 환후는 마

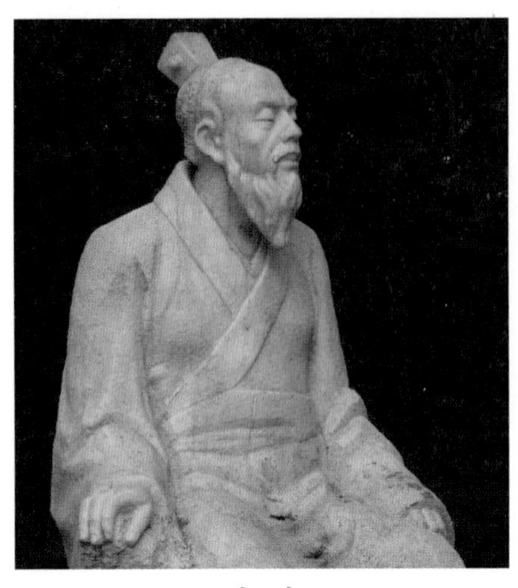
편 작

침내 병사하고 말았다.

사람은 질병을 조기에 알아차리고 양의(良醫)에게 찾아가 조기 치료를 받으면 병을 고치고 몸을 살릴 수가 있다. 사람이 싫어하는 것은 질병이 많은 일이며, 의사가 꺼리는 것은 치료법이 빈약한 데 있다.

편작이 제(齊)나라를 등지면서 남긴 교훈의 말이 있다. 그것이 편작의 「육불치(六不治)」라는 것이다.

"미리 나의 말을 듣고 치료를 하면 치유가 되었을 텐데, 세상 사람들은 누구나 자기 몸에 병이 있다고 하면 좋아할 리가 없지만, 뛰어난 의사는 비록 병후(病候)가 겉으로 나타나지 않더라도 다음에 나타날 질병을 알 수 있는 것이다. 이러한 경우는 의원의 말에 신뢰하고 따르지 않으면 안 된다. 이때 미리 예방하고 치료를 한다면 언제나 질병은 이길 수 있는데, 이럴 때는 의사와 환자 간에 지켜야 할 여섯 가지 규칙이 있다. 이 규칙을 지키지 못하면 병은 낫지 못한다."

첫째는, 교만해서 그 질병을 모르는 것.

둘째는, 제 몸을 함부로 가벼이 여기고 오직 재물만 중하게 여기는 것.

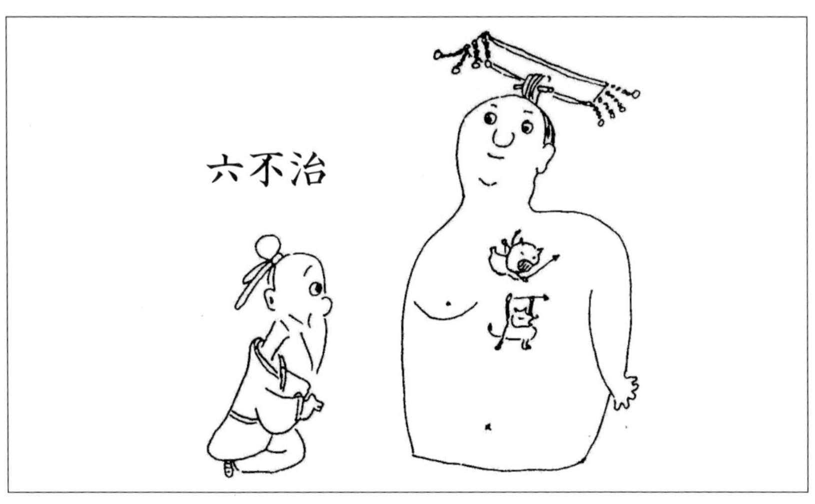

셋째는, 옷과 음식이 적당하지 않아 한열(寒熱)이 교차되어 몸이 적합하지 않는 것.

넷째는, 음양의 조화를 꾀하지 못하고 함부로 과색(過色) 과욕(過慾)하는 것.

다섯째는, 체질이 허약하여 약을 복용하지 못하고 토해 내는 것.

여섯째는, 무당을 믿고 의원의 말을 믿지 않는 것.

一不治. 驕恣不論於理	일불치 : 교자불론어리
二不治. 輕身重財	이불치 : 경신중재
三不治. 衣食不能適	삼불치 : 의식불능적
四不治. 陰陽竝藏氣不定	사불치 : 음양병장기부정
五不治. 形羸不能服藥	오불치 : 형리불능복약
六不治. 信巫不信醫	육불치 : 신무불신의

이 여섯 가지는 모두 중요하며, 한 가지만이라도 있으면 어떤 질병이고 다스리지 못한다. 이것을 편작의 「육불치(六不治)」라 하였다.

제(齊)나라의 환공은 편작이 그저 얼굴만 바라다보고 질병이 어디 있는지를 알리라고는 미처 생각을 하지 못했던 것이다. 이처럼 바라보고 진단하는 것을 한의에서는 망진(望診)이라 한다. 이런 편작을 사람들은 신의(神醫)라 일컬었다.

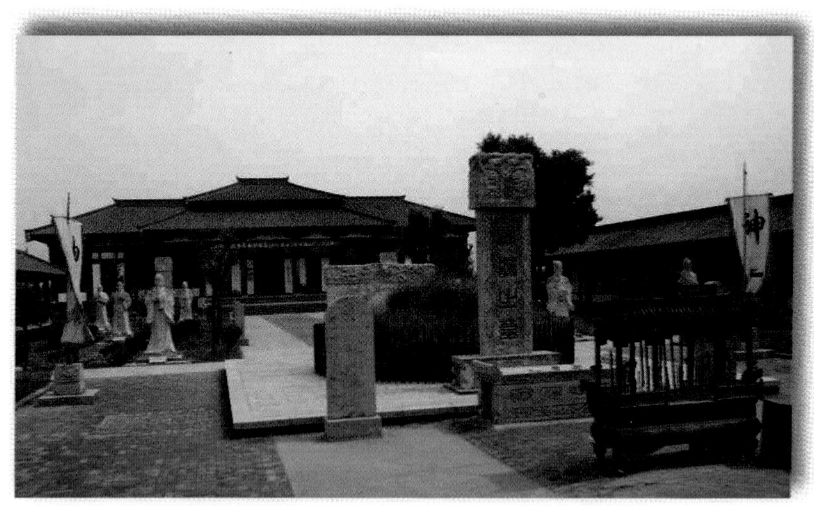

하북성 형태 시에 있는 편작 기념관

5. 귤잎과 우물물

한(漢)나라 문제(文帝) 때 형주(荊州) 괘양군(掛楊郡)에 덕망 있는 의원이 있었는데, 이름을 소탐(蘇耽)이라 했다. 그의 의술은 절묘하고 정밀하여 많은 사람들이 그의 의술에 감탄하였다. 의술뿐만 아니라 병을 치료해 준 후 보수를 받지 않아 더욱 더 그를 존경하였다.

"의원님, 감사합니다. 치료비는 얼마입니까?"

"괜찮네. 치료가 된 것만으로도 나는 만족하네."

보수를 받지 않고 치료를 하는 그의 소문은 먼 고을까지 퍼져나갔다. 그리하여 그에게 치료받고자 하는 사람들이 많았다. 특히 돈 없고 가난한 사람들은 그를 더욱 존경하였다. 사람들은 그를 신선과 같다 하여 '소선공(蘇仙公)'이라고 불렀다.

어느 날, 소선공이 약 3년 예정으로 집을 떠나 있을 일이 생겨 그가 어머니에게 집안일을 부탁드리고 하직인사를 올렸다.

"어머니, 제가 볼일이 있어 한 3년 동안 집을 떠나야 합니다."

"집 걱정일랑은 하지 말고 잘 다녀오너라."

동네 사람들이 소식을 듣고 마을에 있는 정자에 모였다.

"여러분, 소선공이 마을을 비운다고 합니다. 송별 배웅하러 갑시다."

동네 사람들은 마을 어귀까지 소선공을 배웅하러 나갔다.

"동네 어른과 여러분들, 옛말에 '군자의 천릿길을 배웅하러 가도 마침내는 이별을 한다(送君千里 終有一別)'는 말이 있습니다. 여러분의 후의에 감사드리며, 제 마음속 깊이 여러분의 사랑을 새겨 놓겠습니다. 날이 어둡기 전에 집으로 돌아가 주십시오."

동네 사람들은 애석해하고 있으며 어떤 이는 눈물을 흘리고 있었다. 그 중의 한 사람이,

"소선공께서 떠나시면 우리들은 어떡하나요? 돈이 없는 우리들은 중한 병에 걸리면 죽기까지 하는데요."

"사람의 인명은 하늘에 달렸습니다. 너무 염려 마세요."

소선공은 마침내 떠났다. 동네 사람들은 아쉬워하며 소선공이 안 보일 때까지 손을 흔들며 배웅을 하였다.

이듬해 여름, 이 고을에 전염병이 돌기 시작하여 많은 사람들이 질병에 고생하였다. 병의 증세는 몸이 춥고 열이 나며 가슴이 답답하였다. 전염병이 돌자 무당과 돌팔이 의원들이 치료를 한답시고 많은 돈을 요구하여 병자들의 어려운 살림을 더욱 힘들게 하였다.

이때 소선공의 어머니는 병자들에게 뒤뜰에 있는 귤나무 잎과 우물물로 환자들의 병을 치료했다.

"지난번 아들 소탐이 떠나기 전에 가르쳐 준 처방이 있어

요.”

소선공의 어머니는 환자들을 뒤뜰로 데리고 갔다.

“이 우물물을 한 바가지 떠서 이 귤잎과 같이 끓여 복용하세요.”

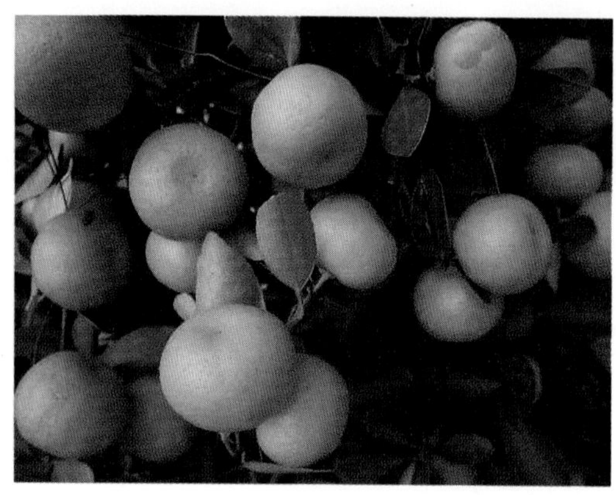

귤나무

환자들이 우물물과 귤잎으로 병이 완쾌되자 사람들의 입에서 입으로 전달되어 많은 환자들이 소선공의 집으로 몰려와서 귤잎과 우물물을 떠가지고 갔다. 그리하여 그 마을 사람들은 전염병에서 해방될 수 있었다.

“소선공 어머님께서는 어떻게 이 귤과 우물물이 전염병을 낫게 한다는 것을 알았습니까?”

“우리 아들 소탐이 작년 집을 떠나기 전에 저에게 간곡히 부탁하였지요. 그가 「오운육기(五運六氣)」로 올해를 풀어보니 전염병이 여름에 크게 돈다는 것을 알고 집 뒤뜰에 있는 우물물과 귤잎으로 환자들을 치료하라고 저에게 당부하였지요.”

오운육기(五運六氣)는 간단히 운기(運氣)라 하며 동양의학에서는 운기학설이라 한다. 이것은 자연계의 기후의 변화가 우주 만물, 특히 인간에게 미치는 영향을 해석하는 이론 방법이며, 음양오행(陰陽五行)을 핵심으로 천인상응(天人相應)이라는 천체 개념의 기반 위에 수립된 것이다.

오운(五運)이란 목화토금수(木火土金水)의 오행에 각기 천(天)의 십간(十干)을 배합하여, 세운(歲運)을 측정하며 육기(六氣)는 풍열화습조한(風熱火濕燥寒)의 여섯 가지 기(氣)를 지칭하며, 거기서 각기 십이지(十二支)를 배합하여 세기(歲氣)를 추측하는 것이다.

오운과 육기를 결합시키면 여러 가지 일을 처리하는 논리의 근거가 되기에 이것을 적용하여 자연환경의 각 방면과 의학상의 여러 가지 관계를 풀어나갈 수 있게 된다.

운기학설을 동양의학에 적용하게 된 것은, 옛날 사람들이 인간과 자연계 사이의 관계가 매우 밀접하여, 인간의 모든 생활이 반드시 자연의 변화와 서로 적응되는 것으로 인식하였기 때문이다.

옛사람들은 항상 인류와 자연의 만물을 비교하여 논하였는데, 운기학설의 내용은 천(天) · 지(地) · 인(人) 3자의 결합을 논술한 것이다.

의학에서 운기학설을 연구하는 것은 주로 기후의 변화를 파악하여 그것으로 육음외감(六陰外感)에 속하는 질병을 일으키는 소인(素因)을 연구하기 위한 목적이지만, 각 계절의 기후변화와 질병의 발생을 관찰하여 임상진료와 치료에 참고하기 위한 것이다.

소선공은 오운육기학에 능통하여 언제 어떤 유행병이 발생할지를 미리 알아 그의 어머니에게 치료 방법을 알려주어 환자들을 고쳤던 것이다. 명(明)나라의 문학가 왕세정(王世貞)이 그의 의덕(醫德)을 찬미하는 시를 지었다.

귤잎과 우물물을 떠낸 후에 푸르게 만들고
살구나무 열매 맺을 때는 빨갛게 만든다.
되풀이 열리는 이 귤나무가 있는데 웬 근심인가?
해마다 봄바람은 불어와 다스리는데.

橘井汲后綠　귤정급후록
杏林種時紅　행림종시홍
此橘復何憂　차귤복하우
年年領春風　연년영춘풍

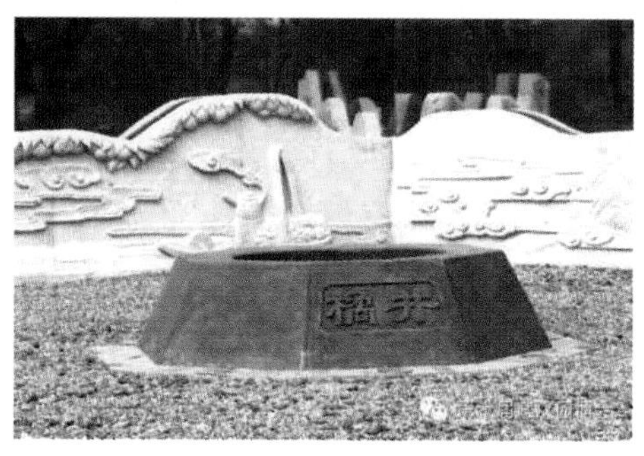
귤 정

이 시에서 귤잎과 우물물은 소탐의 의덕을 나타내고, 살구나무는 행림 동봉(董奉)의 의덕을 나타내고 있다. 귤은 칼로리가 낮아 비만인 사람에게 적합하다. 그러나 과잉 섭취 시 다이어트에 이롭지 않다. 귤의 비타민 C는 신진대사를 원활히 하며 피부와 점막을 튼튼하게 하는 작용이 있으며 겨울철 감기 예방의 효과가 있다. 귤잎 역시 한약재로 쓰인다.

6. 사심 없는 의술醫術

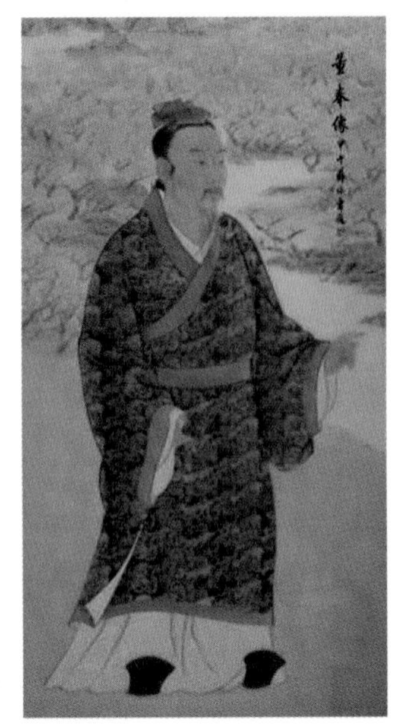

동 봉

동봉이 여산의 행림에 오기 전 어느 날, 길을 가다가 교주(交州)의 자사(刺史)로 지냈던 사섭(士燮)이라는 사람이 사흘 동안 의식불명에 빠져 죽어가고 있다는 소식을 듣고 급히 사섭을 찾아갔다. 동봉은 환자를 찬찬히 망진을 하였다.

한의학에서는 환자를 진료할 때 네 가지로 진단을 하는데, 육안으로 관찰하는 망진(望診), 냄새를 맡는다든지 소리를 듣는 문진(聞診), 환자가 호소하는 증상을 여러 가지 묻는 문진(問診), 손목의 맥을 짚어보거나 배나 등을 만지는 절진(切診)이 있다.

사섭의 가족이 애타게 물었다.

"선생님, 살릴 수 있을까요?"

동봉은 빙그레 웃으면서 품속에 있는 환약을 꺼내 세 알을 환자의 입속에 넣어주고는 물을 먹였다. 머리를 편하게 누이고 환약이 몸 안으로 잘 흘러 들어가도록 하였다.

얼마 후 꼼짝 않던 환자의 수족이 움직이며 점차 혈색도 돌

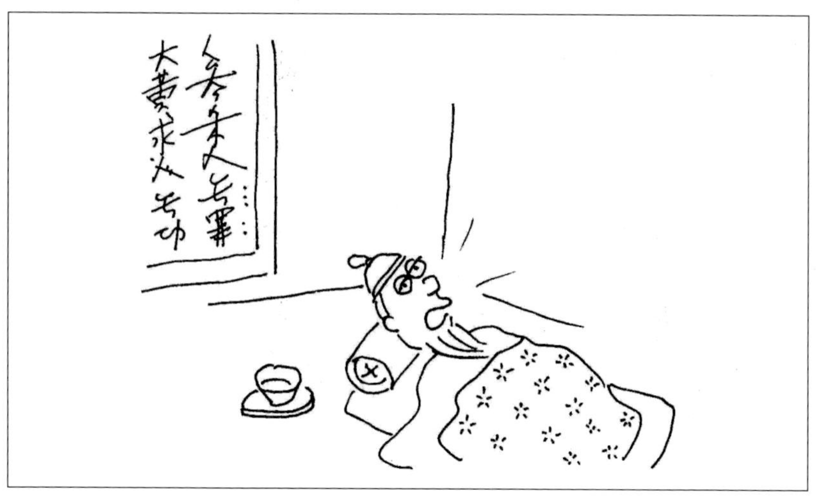

아오기 시작했다. 가족들은 모두 놀라고 기뻐서 어쩔 줄을 몰라 하였다. 반나절이 지나자 환자는 일어나 앉을 정도였고, 그 후 하루하루가 달라져서 나흘 후에는 말도 할 수 있을 정도가 되었다.

"의원님, 감사합니다. 제 목숨을 건져 주셔서. 이 은혜를 어떻게 갚아야 할지……."

"은혜는 무슨……. 의원으로 마땅히 해야 할 일을 한 것뿐인데."

"아닙니다. 의원님께서 죽었던 저를 살려 주셨습니다. 원하는 것을 말씀해 보십시오. 저의 전 재산을 털어서라도 은혜에 보답하고 싶습니다."

동봉은 빙그레 웃으며 말했다.

"난 그대가 나은 것으로 족하오. 이제 그만 가봐야겠소."

"무슨 말씀이십니까. 조금이나마 은혜에 보답할 수 있도록

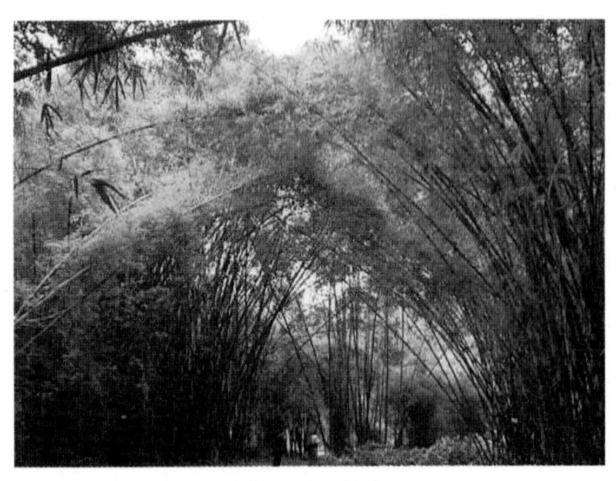

동봉산 풍경

저희 집에 머물러 주십시오."

동봉은 사섭의 간절한 애원에 마지못해 사섭의 집에 잠시 머물기로 하였다. 사섭은 정원에 누대를 짓고 동봉을 거처하게 하고 정성으로 모셨다. 동봉의 명성을 듣고 환자들이 사섭의 집으로 구름처럼 몰려들었다. 동봉은 정성껏 환자들을 치료하여 잠시 머물기로 한 것이 어느덧 1년이 지났다. 동봉은 사섭을 불러 조용히 말했다.

"섭섭하지만, 이곳을 떠나야 할 때가 온 것 같네."

사섭은 깜짝 놀라 말했다.

"떠나시다니요? 제 정성이 부족해서 떠나시려는 겁니까?"

"아니, 이제 떠날 때가 되었네."

동봉의 태도가 단호하고 더는 붙잡을 수 없다고 판단한 사섭은 울면서 말했다.

"정 떠나시겠다면 더 이상 붙잡지 않겠습니다만, 마지막 제 마음을 받아주십시오."

그러면서 사섭은 동봉에게 노잣돈으로 상당한 금액을 내놓았다. 그러나 동봉은 이를 사절하였다. 사섭이 몹시 서운해 하

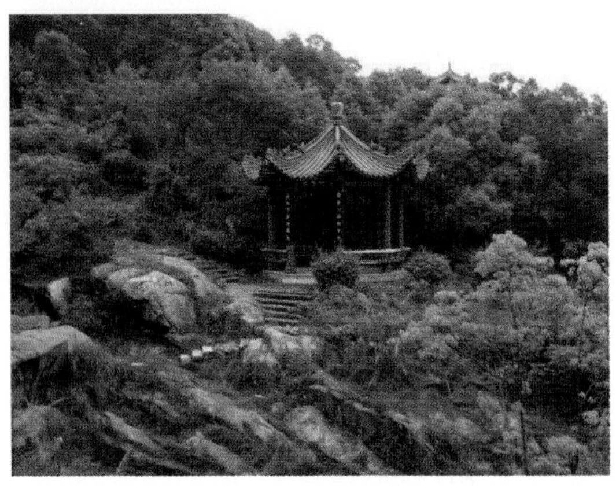
동봉초당 용천선사

자 동봉은 빙긋이 웃으며 이유를 설명하지 않고 조용히 입을 열었다.

"정 그렇다면 내일까지 관이나 하나 준비하여 주시게. 내게 필요한 것은 그것뿐이네."

사섭은 소스라치게 놀라며 이유를 물었으나 동봉은 끝내 대답을 하지 않고 빙그레 웃기만 하였다. 사섭은 서둘러 사람을 시켜 좋은 나무로 관을 만들도록 지시하였다.

그런데 이튿날, 관이 다 만들어졌을 때 갑자기 동봉이 죽은 것이다. 갑자기 당한 일이라 사섭은 너무 놀란 나머지 슬퍼할 겨를도 없이 정성스럽게 장사를 잘 지냈다.

장사를 지낸 지 일주일 후에 웬 낯선 사내가 사섭을 찾아왔다.

"나는 동봉이라는 분을 용창(容昌)에서 만났는데, 그분이 이곳에 가거든 당신께 그동안 호의에 감사하더라고 얘기를 전하라는 부탁받고 왔습니다."

"예! 동봉 선생께서? 그분은 돌아가셨는데, 동봉 선생이 분명히 맞습니까?"

"내가 뭣 때문에 거짓말하러 여기까지 오겠습니까?"

사섭은 믿을 수 없었지만 사내의 진지한 모습을 보고 이상한 일이라고 생각하고 급히 동봉의 묘소로 달려가 묘를 파헤치고 관을 열어 보았다. 그런데 놀랍게도 분명 있어야 할 시신은 온데간데없고 오직 비단에 그려진 그림과 붉은 인주로 쓴 부적만 놓여 있을 뿐이었다.

동봉은 그 후 여산의 행림으로 와서 환자를 돌보았는데, 이처럼 동봉에 관해서는 전설과 같은 얘기가 많이 전해오지만 뛰어난 의술을 사심 없이 수많은 환자들의 병을 고쳐 주었다는 것만은 틀림없는 애기이다.

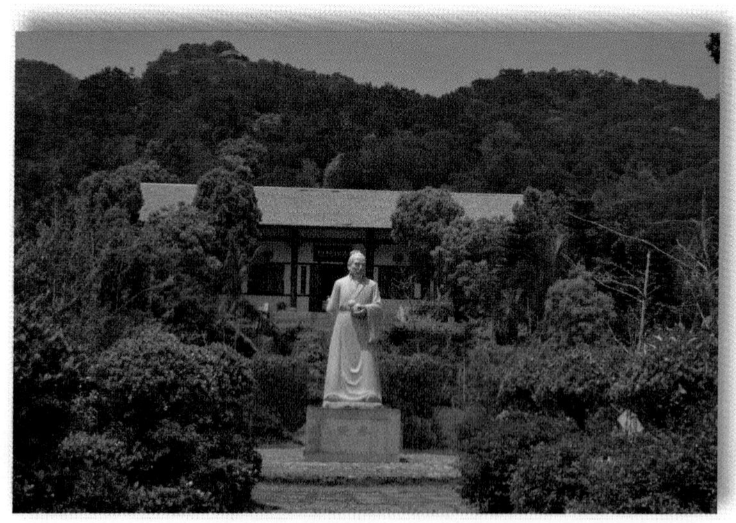

동봉초당

7. 호탱 虎撑

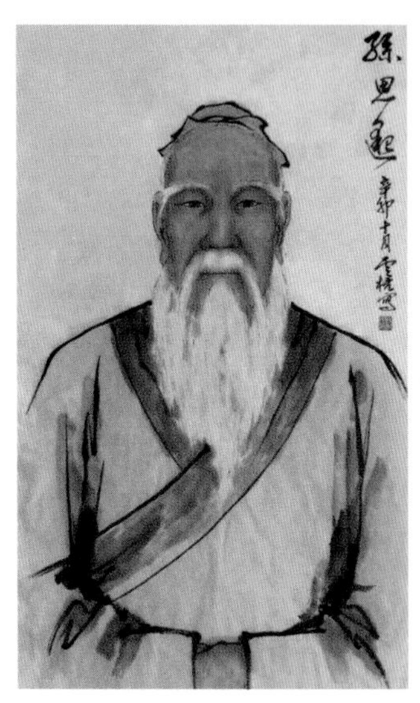

손사막

명(明)나라와 청(清)나라 때 안휘성(安徽省) 안경(安慶) 지방에서는 의원들이 약주머니를 메고 다니면서 손에는 호탱(虎撑)을 들고 흔들면서 거리를 돌아다녔다. 당시 호탱을 흔들고 다니는 사람을 보면 의원으로 알고 모셔다가 치료를 받기도 하고, 약재를 구입하기도 하였다.

호탱은 구리나 철로 만든 공같이 둥그런 모양이다. 호탱은 의원의 표시로서, 이 호탱에 대하여 안경지방에 전해 내려오는 재미있는 전설이 있다.

당(唐)나라 때 명의(名醫) 손사막이 하루는 약초를 캐러 깊은 산속으로 들어갔다. 산 중턱쯤 올라가자 돌연 큰 회오리바람이 일며 흙먼지가 자욱해지더니, 얼마 후 바람이 잠잠해지고 먼지가 가라앉자 눈앞에 커다란 호랑이 한 마리가 무릎을 꿇고 앉아 있는 것이었다. 호랑이는 큰 입을 벌리고 손사막을 향해 고통의 신음소리를 냈다.

"어흥! 어흥!"

손사막은 놀란 가슴을 간신히 진정시키고 조심스럽게 호랑

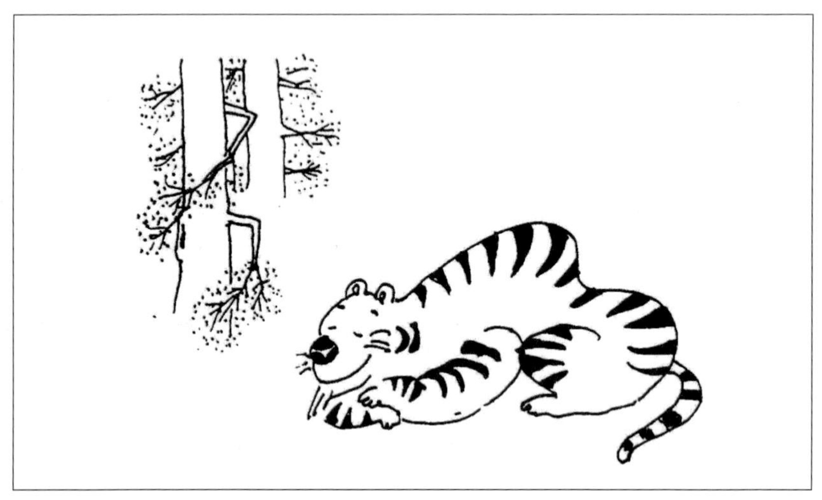

이 앞으로 다가갔다.

"이놈이 아픈가 보군!"

호랑이는 입을 벌리고 손사막에게 입 안을 봐달라는 시늉을 하였다. 손사막이 주춤주춤 다가가 호랑이의 입 안을 살펴보니 목구멍 안쪽에 큼지막한 뼈가 걸려 있었다.

"오호라! 이놈이 목구멍에 뼈가 박혀 고생하고 있구나!"

손사막은 뼈를 빼내는 것은 아주 간단한 일이지만, 뼈를 빼내다가 호랑이가 그만 입을 다물어 버리면 손은 잘려지고 말지 않겠는가! 오른손을 못 쓰게 되면 약초를 캐지 못할 뿐만 아니라 침도 놓지 못하고 진맥도 하지 못하게 될 게 아닌가!?"

손사막은 호랑이에게 말했다.

"내가 저 아래 마을에 가서 네 목구멍에 걸린 뼈를 빼낼 기구를 가지고 올 테니 여기서 기다리고 있거라."

호랑이는 영물인지라 말을 알아들었는지 머리를 끄덕였다.

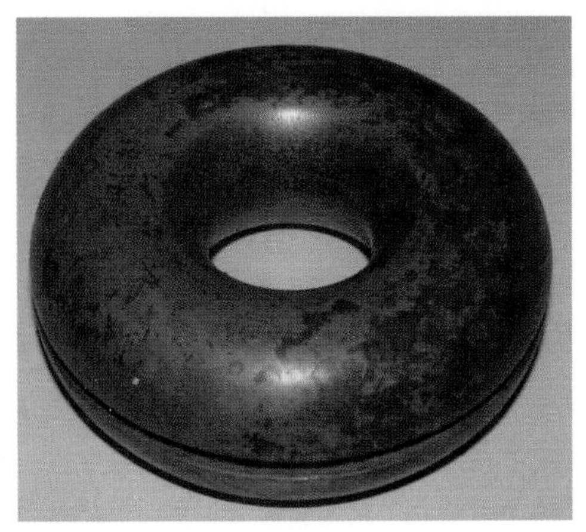
호 탱

손사막은 급히 산을 내려와 마을 대장간으로 갔다.

"쇠로 둥그런 큰 고리를 만들어 주시오."

손사막은 큰 고리를 만들어 가지고 다시 산으로 올라갔다. 호랑이는 손사막을 보자 반가워하며 꼬리를 흔들었다. 손사막은 호랑이 입에다 쇠로 만든 둥그런 큰 고리를 넣어 입을 다물지 못하게 하고 고리 안으로 오른손을 넣어 뼈를 빼냈다.

호랑이는 손사막에게 고맙다고 머리를 조아리더니 나는 듯 숲속으로 사라져 버렸다.

이 사실이 온 마을에 전해지자, 돌아다니며 환자를 보는 의원들은 자기도 명의 손사막처럼 의술이 높다는 것을 알리기 위해 철로 만든 큰 고리를 손에 들고 다녔다. 그로부터 의원들의 표시인 큰 고리를 호탱이라고 불렀다. -

당시 의원들은 호탱을 흔들면서 다녔는데, 몇 가지 규칙이 있다. 호탱을 가슴 앞에서 흔들면 일반 의원이라는 것을 표시하고, 어깨에다 놓고 흔들면 의술이 높다는 것을 나타내었고, 높이 들고 머리 위에서 흔들면 의술이 아주 고명하다는 것을 상징하였다.

그러나 의원(醫院) 앞을 지나갈 때에는 호탱을 흔들지 않았다. 그 이유는 의원마다 손사막의 위패(位牌)가 걸려 있었기 때문이다. 만약 의원 앞에서 호탱을 흔들면 의원을 무시하는 것이 되므로 호탱을 빼앗기고, 동시에 의원에 걸려 있는 손사막의 위패 앞에 향불을 피우고 잘못을 빌어야 했다.

이렇듯 호탱은 의원을 지칭하고, 의원의 지위를 나타내기도 했다.

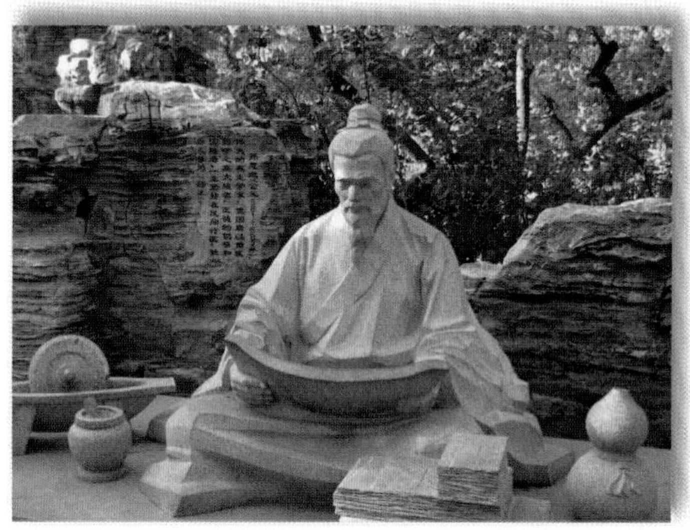

약왕 손사막

8. 대기만성 大器晩成

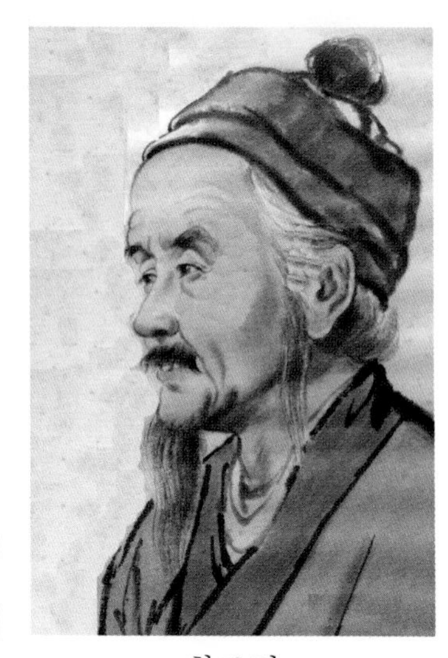

황보밀

옛날 유명한 의원들은 대부분 청소년 시절부터 의학을 공부하여 위대한 업적을 남겼는데, 황보밀(皇甫謐)은 중년에 들어서 의학공부를 시작하여 만년(晩年)에 학업을 성취하여 명의가 되었다. 황보밀은 어렸을 때 이름을 정(靜)이라 불렀으며, 자는 토안(士安), 호는 현안(玄晏)선생, 안정조나(지금의 감숙성 영태) 사람으로 후에 신안(新安, 지금의 하남성)으로 옮겨 거주하였다.

황보밀은 동한 건안 20년(AD 215년)에 태어나 서진(西晋) 태강 3년(282년)에 67세로 세상을 떠나기까지 대기만성 형 의사로서 서진시대 이전 역대 침구학의 경험을 총괄하여 편찬한 것이 《황제삼부침구갑을경(黃帝三部鍼灸甲乙經)》이다. 이것을 약칭하여 《갑을경》이라고 한다.

황보밀은 명문집안에서 태어났는데, 후에 가세가 기울어 가난해진 데다 부모까지 어렸을 때 돌아가셨다. 그리하여 그는 숙부의 양자로 들어가게 되자, 하고 싶은 공부를 마음대로 할 수 없어 자연히 책과 멀어지게 되었다. 하루 종일 빈둥거리며 허송세월을 보내는 그를 사람들은 바보라고 놀렸던 어린 시절이 있었다.

위(魏)나라 감로(甘露) 원년(256년) 그의 나이 42세가 되던 해 날씨가 매우 습한 어느 날, 갑자기 황보밀에게 병마가 찾아왔다. 돌연 몸의 반쪽에 통증이 오더니 금세 몸놀림이 부자연스러워졌다. 집안 식구들은 급히 의원을 불렀다.

"풍을 맞아 마비가 되었습니다."

그 당시 중풍은 비교적 난치병이었다. 의원이 그에게 말했다.

"옛 사람들은 중풍을 치료할 때 침과 뜸으로 경락을 소통시키고 혈기를 조절하여 효과를 보았습니다."

중풍으로 황보밀은 심한 마음의 충격을 받았다. 반신불수는 그의 일상생활에 크나큰 영향을 주었을 뿐 아니라, 독서를 하는 데도 대단한 불편을 겪었다. 그러나 그는 끈기 있게 침구치료를 계속하는 한편 의학을 공부하기 시작하였다. 결국 병으로 말미암아 그의 인생 진로는 의학으로 방향이 잡힌 것이었다.

황보밀의 학문은 무르익어 마침내 그의 해박한 지식은 제자백가의 원전(原典)을 숙독하였고, 《내경(內經)》, 《명당공혈침구치요(明堂孔穴鍼灸治要)》 등의 의학서적을 연구 탐독하였다.

그는 의학서적에서 얻은 지식을 실제로 실험해 보기 위해서 자기 몸에 직접 침 시술을 하면서 어떤 혈자리는 반신불수인

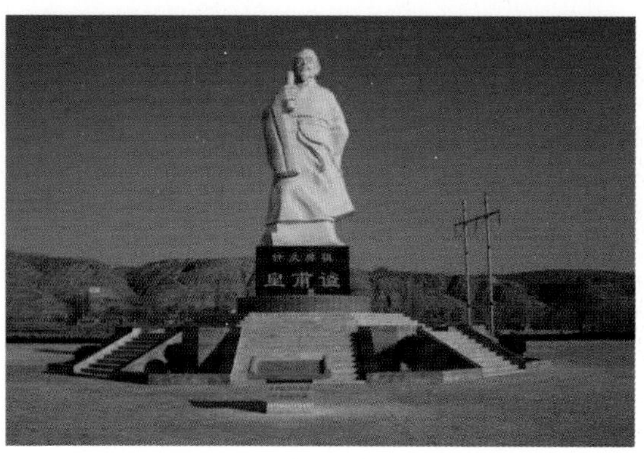

황보밀

자신의 몸으로 찌르기가 힘들면 집안 식구를 불러 대신 찌르게 하였다. 공부를 하면서 치료를 하여 몸은 점점 회복되어 갔고, 따라서 의학에 한층 더 흥미를 가지고 깊이 빠지게 되었다.

그러나 거의 완치가 되어 가고 있을 무렵 한 차례 심중한 타격을 받았다. 그는 침술을 사용하며 동시에 약을 복용하였다. 약 처방은 한석탕(寒石湯)이었다. 한석탕은 다섯 가지 돌 종류이므로 오석산(五石散)이라고 불리었다. 그 당시 관료나 지식인은 보편적으로 장수하는 보약으로 한석탕을 복용하였다. 한석탕을 복용하고 난 다음부터 그는 혀가 뻣뻣해지고, 등에 종창이 생기고, 허리에 살이 문드러지는 부작용이 생겼다.

그는 반신불수에다 약화(藥禍)로 인한 부작용까지 겹치자 의기소침해져서 자살을 생각하기까지 했으나 마음을 고쳐먹었다.

"그래! 내가 자살을 하면 지금까지 해온 의학공부는 모두 수포로 돌아가 버리고 말 거야!'

그는 의학연구에 책임감을 느끼고 열심히 살고자 결심했다. 위병 치료의 중요한 혈자리인 중완(中脘)을 고대에는 태전(太

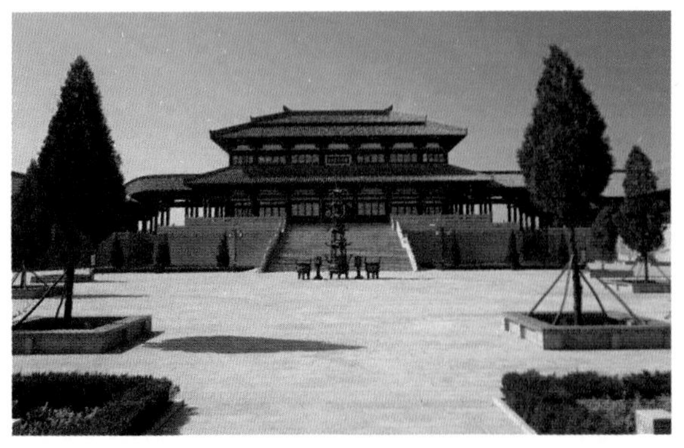
황보밀 문화원

全)이라고 불렀는데, 삼국시대 오(吳)나라 태의령(太醫令) 여광(呂廣)의 의서에서는 배꼽 위 세 치로 기술하고 있었다. 그러나 황보밀은 반복하여 조사하고 침을 시술하여 배꼽 위 네 치(寸)로 정정하여 확실한 위치를 기록하였다.

황보밀은 부단한 의학연구로 그의 성망은 날이 갈수록 높아지고 학문 또한 깊어져 지방관리가 그를 효렴(孝廉)으로 추천하였지만 그는 사절하였고, 그 당시 재상 사마소(司馬昭)가 친히 그에게 관직을 주려고 초청하였지만 사양하였다. 또한 황태자의 스승으로 수차 청하였지만 그 역시 사양하였다.

"왜 좋은 벼슬을 사양하십니까?"

"나는 전에 질병으로 고생하였습니다. 그러기에 나는 의학공부에 정진하여 질병으로 고생하는 사람들의 치료에 힘쓰고자 합니다."

그의 저서로는 《침구갑을경》, 《맥결(脈訣)》, 《의제방찬(依諸方撰)》, 《고사전(高士傳)》, 《제왕세기(帝王世紀)》, 《현안춘추(玄晏春秋)》, 《일사전(逸士傳)》, 《열녀전》 등이 있는데, 아깝게도 대부분 분실되었다.

9. 손사막의 사진맥 絲診脈

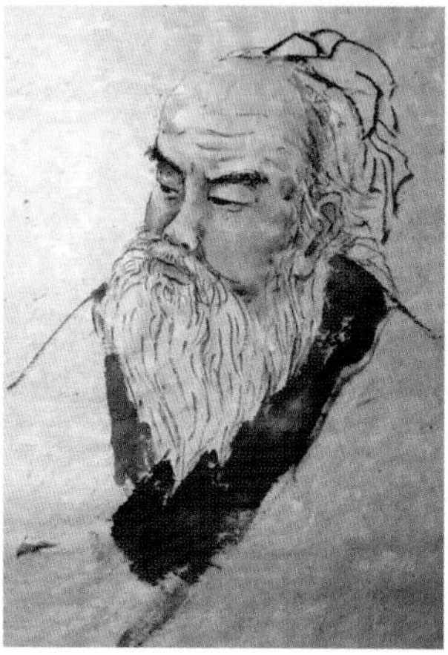

손사막

손사막은 수당(隋唐) 시대의 명의다. 그는 경조화원(京兆華原) 사람으로, 경조화원은 지금의 섬서요현(陝西耀縣)이다. 지금도 그의 고향에는 실(絲)로 진맥을 하는 사진맥의 전설이 전해 내려오고 있다.

어느 해, 당나라 태종의 부인 장손황후(長孫皇后)가 난산으로 오랫동안 아기를 낳지 못하고 고생을 하고 있었다. 그러나 궁중 태의원(太醫院) 어의들은 속수무책이었다. 태종은 마음이 조급해졌다. 이때 한 대신이 손사막을 추천하였다.

"오태산(五台山)에 유명한 의원이 있는데 이름은 손사막이고, 비록 평민이지만 백성들로부터는 대단한 의술로 존경을 받고 있습니다. 특히 부인과에 정통하고, 사람들은 그를 편작(扁鵲)이 다시 살아왔다고 하고 있는데, 어찌 그를 청하지 않습니까?"

태종이 대신의 말을 듣고 급히 오태산으로 손사막을 청하러 사람을 보냈다.

황제의 명을 받은 손사막은 밤새 말을 달려 수도 장안(長安)

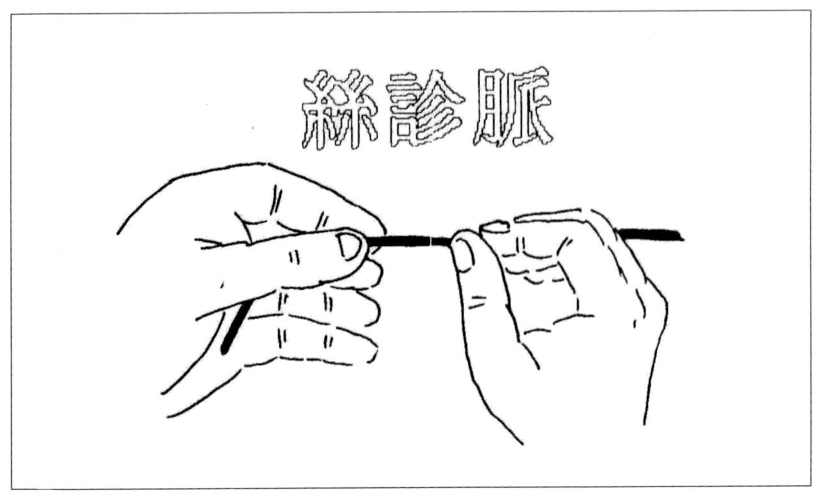

에 도착하여 황궁으로 들어가려 하였다. 그때 태감(太監)이 시골에서 막 올라온 시골뜨기 의원을 보고 황후가 있는 대전으로 들어가지 못하게 길을 막으며 냉소를 보냈다.

"한낱 시골의원 따위가 감히 황후 저하를 뵈려고 하느냐?"

손사막은 화가 났다.

"나는 황제 폐하께서 직접 사람을 보내서 온 의원으로서 황후 저하의 용태를 보려고 하는데, 그렇다면 나는 다시 돌아가겠소."

그러자 태감이 당황해서 그를 붙들고 말했다.

"황제께서 너에게 황후 저하의 진맥을 하라고 하였는데, 감히 치료도 하지 않고 돌아가려 하느냐? 지체하다 만에 하나 황후께서 어찌 되기라도 한다면 네 목은 성하지 못할 것이다."

손사막은 잠시 생각을 하더니 말했다.

"황후 저하를 직접 뵙지 못해도 진맥을 할 수 있소."

그는 보따리에서 3장(丈, 약 100m)이나 되는 긴 실을 꺼내 똑같은 크기로 3등분한 다음 태감에게 부탁하였다.

"이 실을 황후 저하의 오른쪽 손목의 촌(寸)·관(關)·척(尺)의 맥 위치에 매고 난 다음 실의 끝 부분을 나에게 주시오."

태감이 실을 가지고 황후의 방으로 들어가 얼마 있다가 나와서는 실 끝을 손사막에게 주었다. 손사막은 호흡을 멈추고 마음을 가다듬고 실에서 오는 맥박의 진동을 손끝으로 감지하였다. 실로 진맥을 한 뒤 손사막은 머리를 흔들며 말했다.

"이것은 나무의 맥이지, 사람의 맥이 아니오!"

태감은 놀랐다. 그는 시골의원인 손사막을 깔보고 동청(冬靑)나무 뿌리 위에다 실을 잡아매었던 것이다. 그리고는 조금 있다가 다시 실 끝을 손사막에게 갖다 주면서 말했다.

"이번엔 진짜 황후 저하의 손에다 잡아매었네."

손사막은 다시 마음을 진정시키고 호흡을 멈추며 맥박을 손끝으로 감지하였다. 또다시 손사막은 머리를 저으며 말했다.

"이것은 새의 맥이로군! 이렇게 놀리지 마시오. 만약 황제께서 아시면 당신은 문책을 당할 것이오."

태감은 손사막 의원을 깔보았으나, 손사막의 의술에 놀라움을 금치 못했다. 그는 새장에 있는 앵무새의 다리에다 실을 묶어 놓았기 때문이었다. 태감은 손사막의 의술에 입을 다물지 못하고 실을 황후의 오른손목에 묶어서 손사막에게 주어 진맥을 다시 하게 하였다.

손사막이 실 끝을 잡고 황후의 진맥을 하고는 처방을 했다.

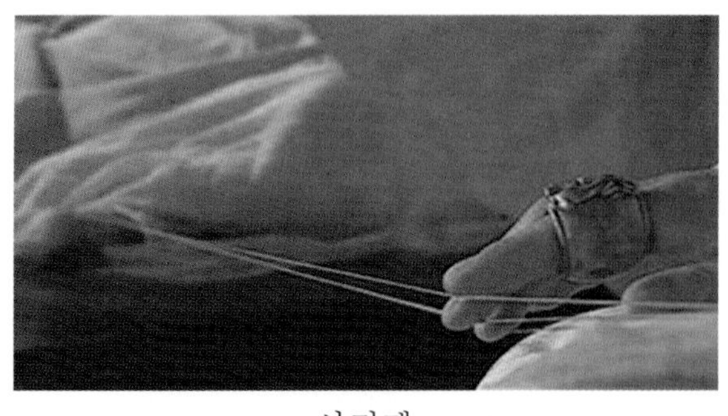
사진맥

즉각 처방에 따라 약을 달여와 황후가 마시고는 마침내 아기가 출생하였다. 대신들과 태감은 손사막을 깔본 것을 부끄러워하였다. 더구나 실 끄트머리를 쥐고 진맥을 하는 그의 신기(神技)에 그저 혀를 내두를 뿐이었다.

손목의 요골(橈骨)동맥 부위의 촌(寸)·관(關)·척(尺) 세 부위에 의원의 중지로 관(關)을 정하고 식지로 촌(寸)을, 무명지(無名指)로 척(尺)을 정하고 맥의 상태를 살피는 것을 절맥(切脈) 또는 진맥이라고 한다.

옛날 궁중에서는 맥을 살피는데, 왕이나 왕후와 같이 높은 위치에 있는 사람들의 얼굴을 보지 못하게 하여 실로써 진맥하는 것이 발달되어 왔다. 실로 맥을 보는 사진맥은 고도의 의술을 요하는 진찰 방법이다.

10. 동봉행림의 행인 杏仁

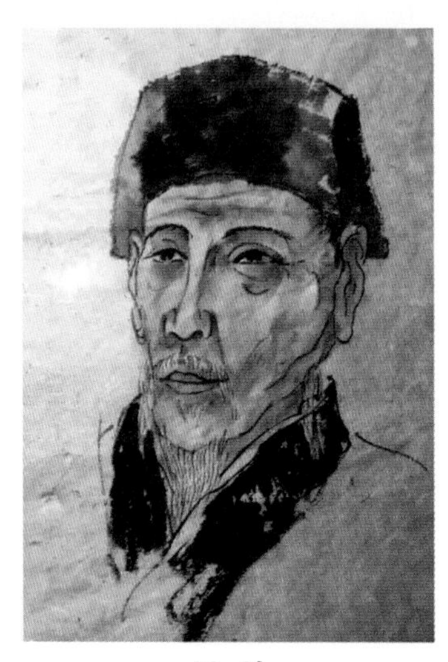
동 봉

오(吳)나라에 동봉(董奉)이라는 선인(仙人)이 있어 많은 환자를 치료하였는데, 환자들에게 치료비 대신 살구나무를 심게 하여 살구나무가 숲을 이루었다 하여 행림(杏林)이라는 이야기가 있다.

동봉이 살고 있는 집 뒷산은 살구나무가 십만 그루나 꽉 들어차 있었다. 동봉은 살구가 익을 무렵이면 살구나무숲에 큰 곡식창고를 만들어 놓고 인근의 주민들에게 말했다.

"누구든지 살구를 사고 싶으면 똑같은 양의 곡식을 가지고 와서 창고에 놓아두고, 그 대신 똑같은 양의 살구를 가져가시오."

한 바구니의 곡식을 가지고 오면 한 바구니의 살구를 가지고 가게 하였다. 어느 날, 한 욕심 많은 사람이 곡식은 바구니에 절반가량 가지고 와서 살구는 한 바구니를 가지고 갔다.

"아무도 안 보는데, 가득 담아 가야지."

그는 살구가 가득 찬 바구니를 메고 집으로 가려고 산길을 내려오는데, 별안간 "어흥!" 하는 소리가 들리더니 호랑이

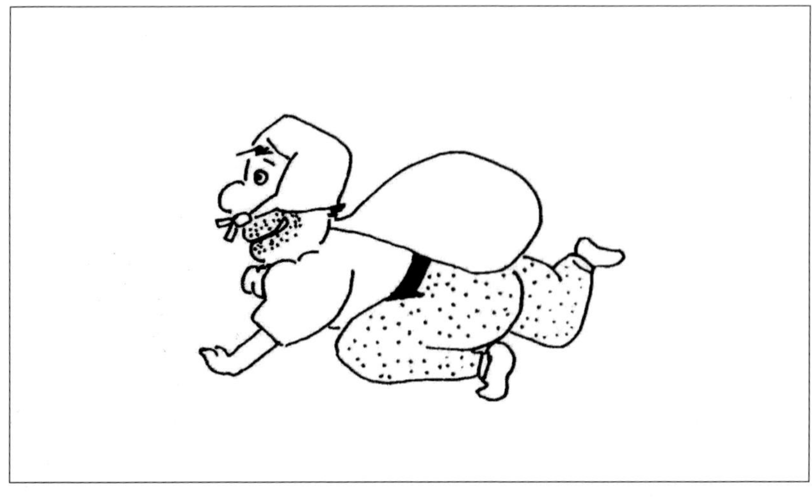

몇 마리가 등 뒤에 나타났다. 그는 너무 놀라서 급히 바구니를 메고 달아나다가 그만 돌부리에 걸려 넘어져 살구가 쏟아졌다. 그리고는 걸음아 날 살려라 하고 달려서 집으로 돌아왔다.

"휴, 살았다!"

그는 바구니에 있던 살구가 길바닥에 쏟아진 것을 그제야 알았다. 그가 살구의 무게를 달아 보니 가져간 곡식의 분량과 똑같았다. 그제야 그는 깨달았다.

"아니, 어찌 이렇게 똑같은 양이 되었나. 내가 욕심이 너무 많았군."

하루는 어떤 사람이 살구나무숲에 몰래 들어가 살구를 따고 있었는데, 그때 호랑이가 나타났다. 그는 놀라서 도망을 쳤다. 그러자 호랑이는 줄곧 쫓아오더니 그가 살고 있는 집 안마당까지 따라와서는 그를 물어 죽였다.

방안에서는 호랑이 소리가 나서 꼼짝 못하던 부인과 자식들이 호랑이가 돌아가자 나가 보니 자기 아버지가 죽어 있었는데, 옆에 주머니가 떨어져 있고 그 주머니 속에는 살구가 들어 있었다.

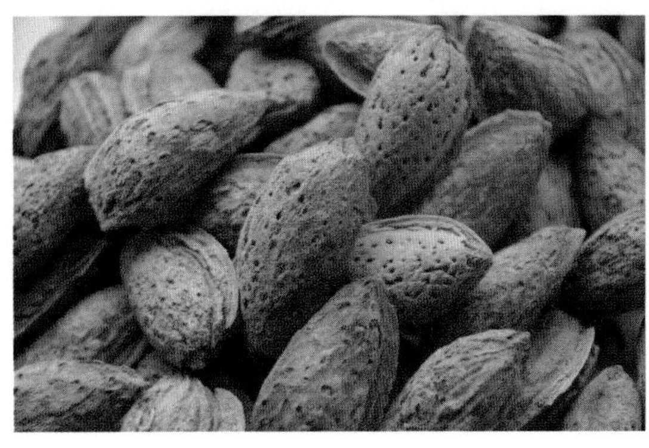
행 인

"살구를 훔치다가 호랑이한테 물려 죽었군!"

집안 식구들은 살구가 들어 있는 주머니를 가지고 동봉 의원에게 가서 잘못을 빌었다.

"의원님, 제 아비가 살구를 훔치다가 호랑이에게 물려 죽었습니다. 잘못하였으니 제 아비를 살려주세요."

간절하게 살려 달라고 애걸하자, 동봉은 식구들의 속죄한 마음을 보고 말했다.

"돌아가시오. 그는 이미 살았소."

집으로 돌아와 보니 과연 호랑이에 물려 죽었던 아버지가 살아 있었다.

동봉이 살구를 팔아 얻은 곡식은 2만 곡(斛)이 되었고, 이 곡식은 가난한 사람을 구제하는 데 쓰였다. 그의 이러한 선행은 후세 사람들에 의해 「동봉행림(童奉杏林)」이라는 이야기와 함께 그의 의술이 고명한 것을 칭송하는 말로 「행림춘만(春林春滿)」, 「예만행림(譽滿杏林)」이라는 말이 생겨났다.

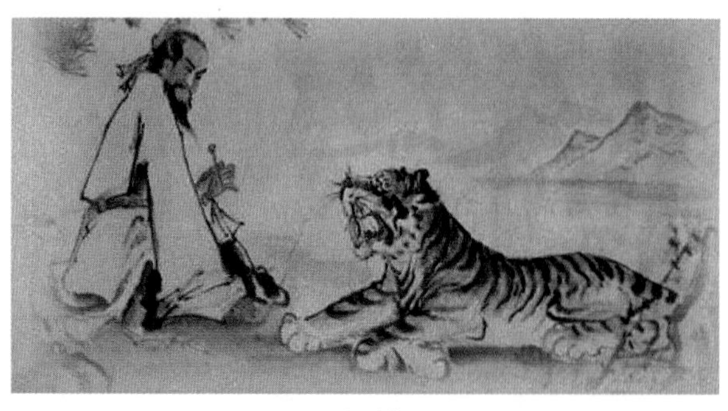
동 봉

살구 씨를 까보면 그 안에 행인(杏仁)이 있는데, 한방에서 많이 쓰이는 것으로 해수를 멎게 하고, 장의 윤장운동을 원활하게 하여 변을 잘 통하게 한다. 최근의 임상보고에 의하면, 만성기관지염과 외음부의 가려움증이 있는 환자 136명에게 행인 3량(兩)을 볶아 가루로 만들어 참기름 1.5량을 섞어 뽕나무잎을 끓인 물로 외음부를 씻은 다음에 하루에 한 번씩 대략 7회 정도 바르니 90%가 가려움증이 없어졌다고 한다.

행인을 너무 많이 먹으면 머리가 어지럽고, 가슴이 두근거리며, 구토도 나고, 정신을 잃으며, 동공이 확대되는 부작용이 있으므로 적당한 양을 먹는 것이 좋다.

11. 장중경과 늙은 원숭이

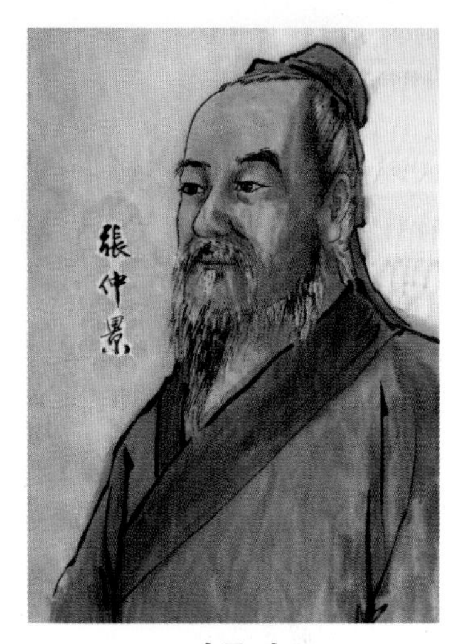

장중경

장중경(張仲景)은 동한 시기의 의학자로 후대에 의성(醫聖)으로 일컬어질 정도로 저명한 중의학자(中醫學者)이다. 전래되는 의서와 비방을 수집하여 《상한잡병론(傷寒雜病論)》을 저술했다. 그 밖의 저서로 《상한론》,《금궤요략(金匱要略)》 등이 있다.

같은 시대 사람인 화타 또한 신의(神醫)로 불리어지는데, 화타는 저서를 남기지 못하였지만, 《삼국지연의》에도 등장하면서 민간전설을 풍부하게 남겼다. 반면 장중경은 《상한론》을 비롯한 의서의 저자로 동양의학에 큰 영향을 미쳤지만, 그 자신에 관한 일화는 별로 남기지 못했다.

남양에서 태어난 장중경은 어려서부터 총명했는데, 10여 세쯤 춘추시대의 전설적인 의사인 편작이 제환후의 병을 단지 보기만 하는 것으로 알아내고는 치료했다는 이야기를 듣고 의술에 뜻을 두었다.

장중경은 같은 마을의 장백조를 스승으로 모시고 의술을 배웠는데, 장중경은 실력도 뛰어났고 열의도 지극했기에 장백조

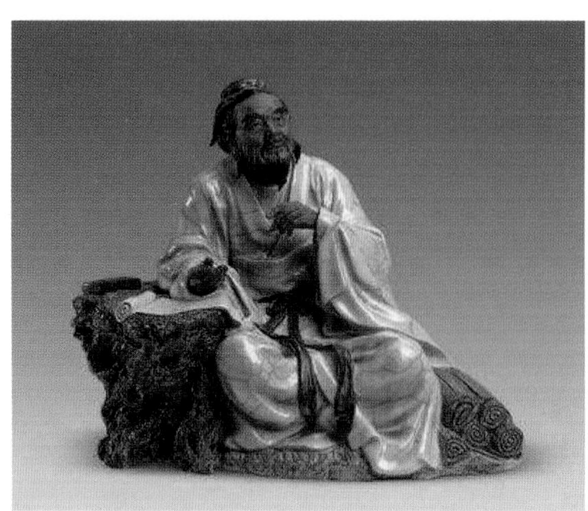

의성 장중경 조소(彫塑)

는 자신이 평생 배운 의학지식을 그에게 모두 물려주었다.

어느 날, 장중경이 약초를 캐러 동백산(桐栢山)으로 올라갔다. 약초를 캐는 데 정신이 팔려 점점 깊은 산속으로 들어가게 되었다. 장중경이 약초를 찾아 심산계곡을 누비던 중 어디서 나타났는지 저만큼 앞에 백발노인이 지팡이를 짚고 서 있는 것이었다. 노인은 장중경을 향하여 천천히 다가오더니 그에게 말했다.

"이 늙은 사람의 몸에 병이 있습니다. 진맥을 하여 치료를 좀 해주십시오."

장중경은 심산계곡에서 백발노인이 자기를 보자마자 다짜고짜 진료를 부탁하는 것이 이상하였다.

"아마, 이 노인께서 내가 약초를 캐는 것을 보고 의원인지 알았나 보군."

장중경은 이상하다고 혼자 생각하면서도 노인에게 다가가서 맥을 짚으려고 인지 · 중지 · 명지를 조심스럽게 노인의 손목 위에 올려놓았다. 장중경은 숨을 죽이고 촌관척(寸關尺)의

맥을 감지하다가는 깜짝 놀랐다.

"아니 어찌된 일일까? 이것은 사람의 맥이 아니라 짐승의 맥인걸!?"

"어찌하여 당신의 손목에서 짐승의 맥이 뛰는 건가요?"

"실은 제가 사람이 아니고 원숭이입니다."

노인은 웃으면서 말했다. 노인은 이 심산계곡에 사는 늙은 원숭이였던 것이다. 늙은 원숭이가 노인으로 변신하여 장중경 의원이 약초를 캐러 산에 오르는 것을 발견하고 치료를 받으려고 온 것이었다.

"제 병을 좀 고쳐 주십시오."

"그리하리다. 사람이 아닌들 어떻겠소. 원숭이인들 소중한 생명인데, 병을 고쳐 드리겠소."

장중경이 다시 맥을 짚어 보고 나서는 늙은 원숭이에게 약초를 주었다. 노인으로 변한 원숭이는 약초를 받아 가지고는 어디론가 사라져버렸다.

이튿날, 늙은 원숭이는 다시 노인으로 변신하여 장중경을 찾아왔다.

"정말 고맙습니다. 의원님께서 주신 약을 먹고 이렇게 나았습니다."

"병이 다 나았다니 다행이군요."

노인, 아니 늙은 원숭이는 감사의 표시로 만년이나 된 오동나무를 선물로 주었다.

훗날 장중경은 가야금 선생을 청하여 늙은 원숭이로부터 받

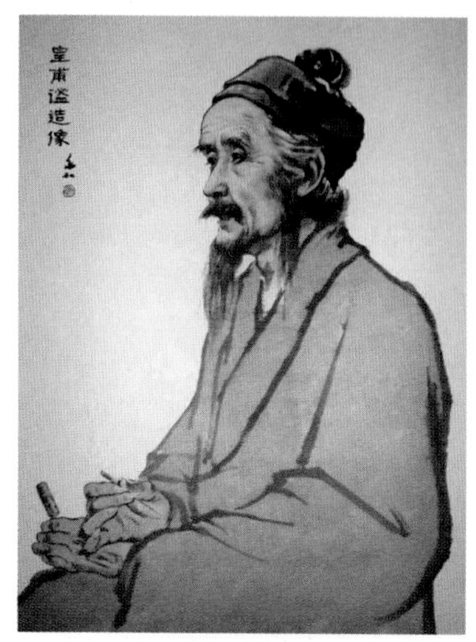

황보밀

은 만년 된 오동나무로 두 개의 가야금을 만들어 주도록 부탁하였는데, 가야금의 소리는 맑고 깨끗한 소리를 내었다. 그 두 개의 가야금을 하나는 「고원(古猿)」이라 부르고, 다른 하나는 「만년(萬年)」이라고 불렀다.

진(晋)나라 황보밀(皇甫謐)의 《갑을경(甲乙經)》 서론에 장중경에 대한 이야기가 있다.

장중경은 「건안칠자(建安七子)」 즉 헌제 시대에 이름을 날린 일곱 명의 문인 중 한 사람인 왕찬(王粲)과 사이가 각별했다. 건안이란 후한 헌제(獻帝, 189~220)의 연호로, 위나라 조조(曹操)가 한말의 혼란을 틈타 제(帝)를 옹위하여 도읍을 허(許)로 옮기고 스스로 패권을 장악하여 촉(蜀)·오(吳)와 더불어 천하를 다투던 시기이다.

「건안칠자」는 조조와 그의 두 아들 조비(曹丕)와 조식(曹植)의 이른바 삼조(三曹)와 공융(孔融)·진림(陣琳)·왕찬(王粲)·서간(徐幹)·완우(阮禹)·응창·유정(劉楨)의 7인을 말한다.

장중경이 하루는 왕찬을 만나보니 안색에 병의 기운이 도사리고 있었다. 그래서 왕찬에게 충고했다.

"오석탕을 빨리 들게. 그렇지 않으면 마흔 살쯤 되어 눈썹이 떨어지게 될 걸세. 그때가 되면 약도 듣지 않고 목숨이 위태로워질 테니 서둘러야 하네."

하지만, 왕찬은 "그래, 그래야지." 하면서 장중경의 말을 듣지 않았고, 끝내 40이 되자 눈썹이 떨어지더니 187일 만에 죽었다고 한다.

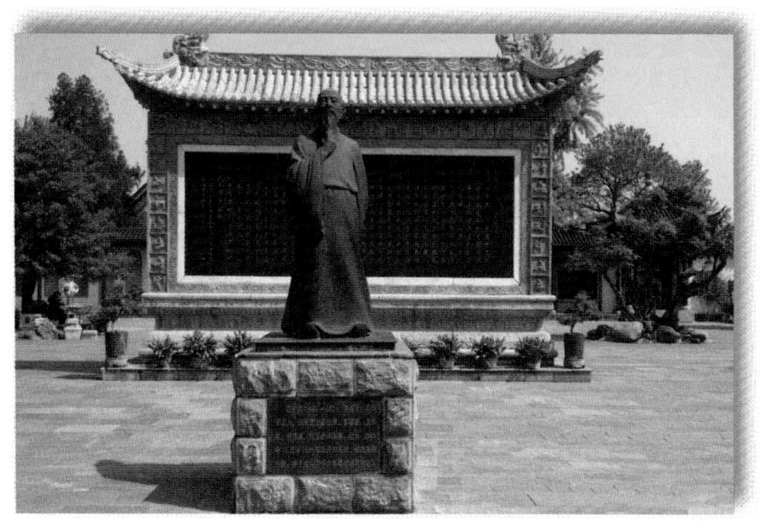

장중경 석상

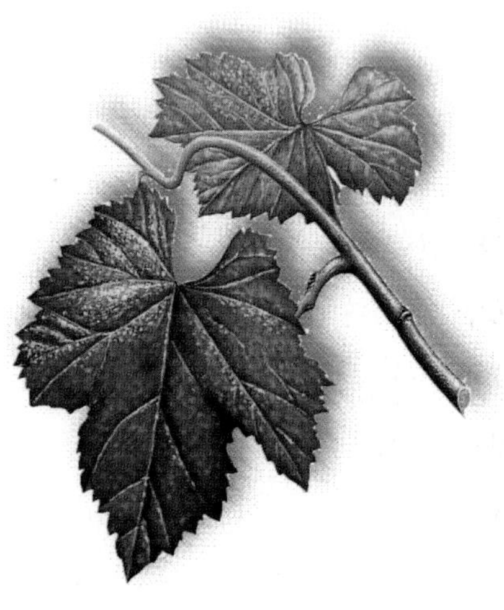

제2장. 명의名醫의 재치와 한의漢醫의 향취

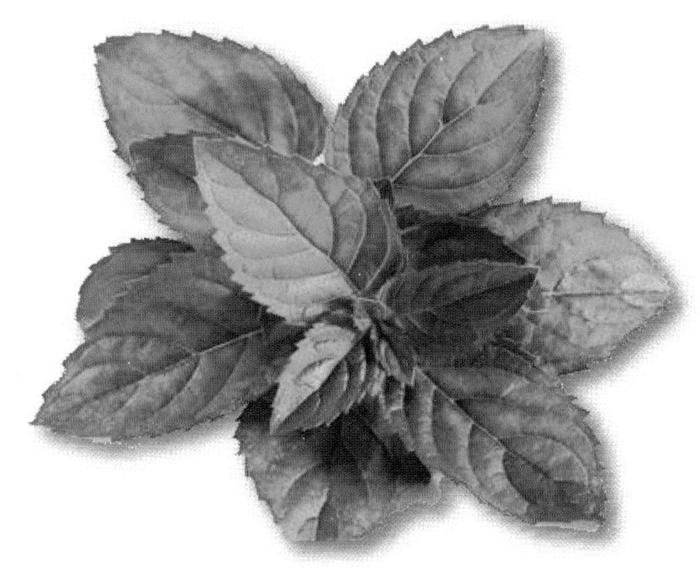

장중경

1. 의학 전수傳授

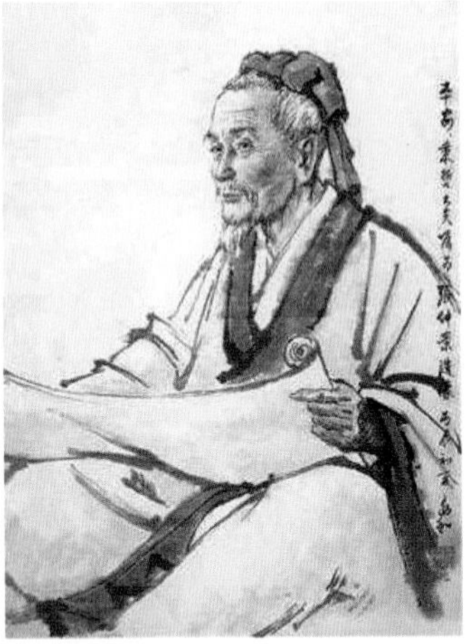

후한(後漢)시대 때 남양(南陽)에 심괴(沈槐)라는 의원이 살고 있었다. 그는 50여 년 동안 의원을 하였는데, 남달리 의술이 높아 그가 치료한 사람의 수는 헤아릴 수가 없을 정도였고, 백성들 또한 그를 존경하였다. 그러나 그는 70세가 넘도록 슬하에 자식이 없어 자기의 의술을 전수해 줄 수 없음을 매우 안타까워 했다.

"자식이 있으면 그동안 치료한 처방과 나의 비방을 전수해 주면 여한이 없겠는데, 내가 이 세상을 떠나면 이것도 없어지겠구나."

그는 그 일로 날마다 근심을 하였다. 그는 너무 근심한 나머지 밥맛을 잃었고, 밤에는 잠을 이룰 수가 없었다. 그러던 중 그는 만성질환이 생겼다. 그것은 일종의 우울증이 심하여 생긴 병이었다.

그 지방에는 많지 않은 의원들이 있었는데, 그들은 심괴 의원의 병을 진단하였다. 어떤 의원은 맥(脈)을 짚어 본 뒤에는 머리를 저으며 약의 처방을 내리지 못했다. 어떤 의원은 진맥

후 처방 약을 내리지만, 약을 복용해도 효과를 보지 못하였다. 그런 와중에 그의 증세는 점점 더 악화만 되어 가고 마침내 목숨이 위태한 지경에까지 이르게 되었다.

"아니, 다른 의원들은 왜 내 병을 왜 치료하지 못하는가?"

어느 날, 장중경(張仲景)이라는 젊은 의원이 소문을 듣고 심괴를 찾아가 진찰을 하였다.

"선생님, 맥을 짚어 보겠습니다."

그는 망진(望診)과 맥진으로 병을 관찰하였다. 그는 병이 우울증에서 기인된 것으로 진단을 내렸다.

"아하! 이 분이 고민이 있구나!"

장중경은 처방을 적어 심괴 의원에게 주었다.

"오곡(五穀) 잡곡 2근(斤)을 가루로 내어 환을 만든 다음 환에다 주사(朱砂)를 발라서 식후에 복용하십시오."

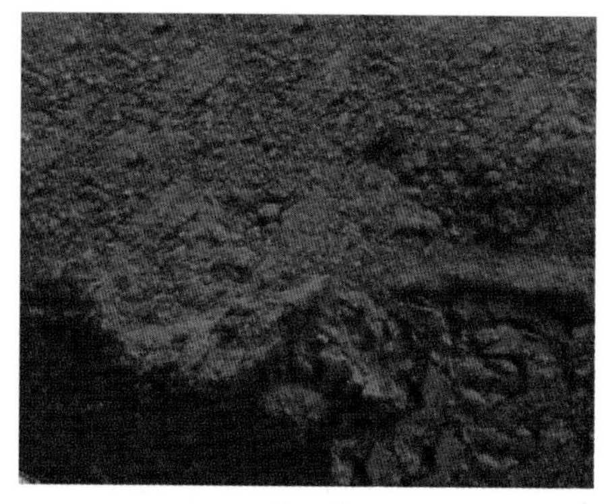
주 사

장중경이 돌아가자, 심괴는 처방전을 들고 중얼거렸다.

"하하하! 이런 처방은 처음 보는군."

심괴 의원은 처방전을 문설주에 붙여 놓았는데, 문병 오는 사람마다 처방을 보고는 손가락질을 하면서 비웃었다. 한번은 그의 친한 친구가 문병 차 방문을 하였다.

“여보게, 저것 좀 보게나, 내 평생 오곡잡곡으로 병을 치료한다는 애기는 처음 들어보네, 하하하! 그것 참 웃기는 의원일세.”

의원들이 그의 집을 찾아왔는데, 그들에게도 애기를 했다.

“당신들 보게나, 장중경이 준 처방을. 이 처방으로 내 병을 낫게 한다는구먼. 내 의원생활 몇 십 년을 했어도 이런 괴상한 처방은 처음 대한다네. 하하하!”

그는 찾아오는 사람마다 처방을 가리키며 웃었다. 그러던 중 그의 우울증에서 기인했던 병은 점점 좋아져 입맛도 돌고, 잠도 잘 자고 병이 완전히 치유가 되었다.

며칠이 지난 후, 장중경은 심괴 의원의 집을 찾았다.

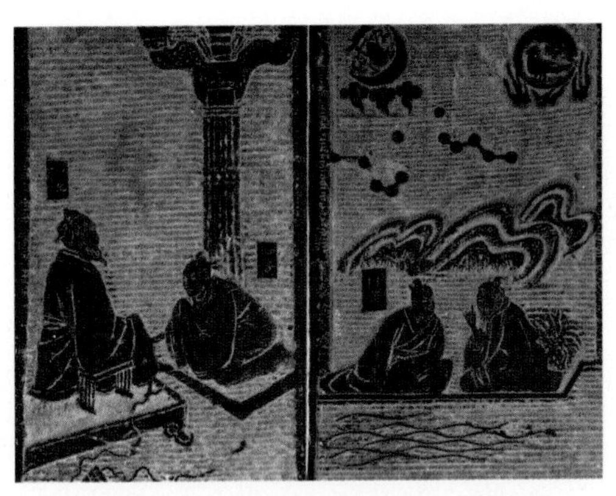

심괴로부터 의술을 전수받는 장중경

“선생님의 병이 어떤지 보러 왔습니다. 선생님은 병이 완전히 나으셨습니다. 선생님께 괴방(怪方, 희한한 처방)으로 희롱하여서 죄송합니다. 하지만 선생님께서 완쾌하여 기쁩니다.”

심괴는 장중경의 말에 크게 뉘우쳤다. 장중경의 처방은 처방 그 자체보다는 그것을 통하여 마음을 즐겁게 하여 우울증 치료에 목적을 두었던 것이었다. 장중경은 심괴에게 조심스럽게 말했다.

“우리는 의원입니다. 의원의 천직은 백성들의 질병을 치료하는 데 있습니다. 선생님은 풍부한 임상경험이 있으시고 의술 또한 높으십니다. 자손이 없어 의술 전수에 고민하고 계시는데, 우리 젊은 의원들은 선생님의 자손이 될 수 없습니까? 믿어 주십시오. 우리 젊은 사람들이 선생님의 의술을 계승하여 많은 백성들을 병으로부터 해방시키겠습니다.”

“이제야 나의 의술을 전수받을 인재가 나타났구나!”

심괴는 장중경의 말에 감동하여 머리를 끄덕였다. 그 후 심괴는 자기의 의술과 임상경험을 장중경과 젊은 의원들에게 남김없이 전수해 주었다.

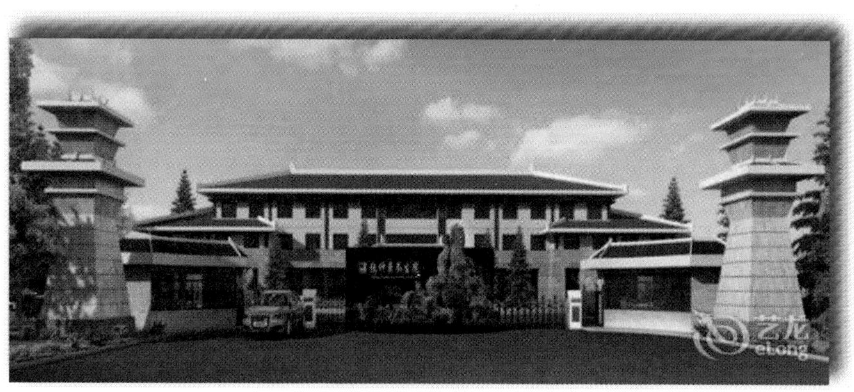

장중경 양생원

2. 모란정 牡丹亭

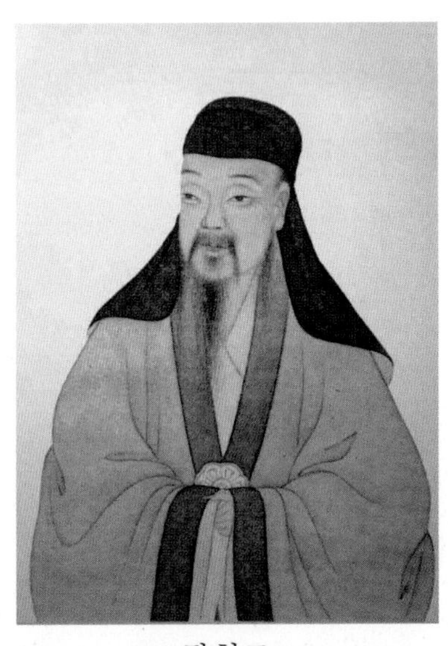
탕현조

명(明)나라 때 희곡가 탕현조(湯顯祖)가 수창(遂昌)에서 현(縣)의 관리로 있을 때이다. 낮에는 관리로서의 업무를 보고, 밤에는 극본을 쓰는 일에 몰두하였다. 탕현조는 오랜 동안 이런 생활을 계속하다 보니 마침내 두통을 얻었다. 그래서 그는 당시 「섭반선(葉半仙)」이라고 불리는 명의를 청하여 치료를 받게 되었다.

섭반선의 섭은 성이고, 반선은 신선과 같이 치료를 잘하는 명의라는 뜻으로 사람들은 그렇게 불렀다. 섭반선은 탕현조의 맥을 진찰한 다음 조용히 입을 열었다.

"탕 대인(大人)! 이 병은 약을 먹을 필요가 없습니다. 백초원(百草園)을 거닐면 병은 자연히 나을 것입니다."

탕현조는 그의 말대로 섭반선 의원의 집안에 약초를 심어

놓은 백초원으로 가서 의학과 양생법을 서로 이야기하며 반년 동안 다정하게 지내는 사이 두통은 어느덧 사라졌다.

어느 날 오후, 탕현조는 식사를 마치고 하급관리에게 일을 지시하고 나서 극본 구상을 하기 위해 책상 앞에 앉아 막 붓을 들고 글을 쓰려고 하는데 다시 두통이 발작하였다. 그는 붓을 놓고 섭반선의 집으로 갔다. 머슴아이가 탕 대인을 보자 말했다.

"탕 대인님! 잠깐 기다려 주십시오. 의원님께서는 지금 낮잠을 주무시고 계시니, 제가 가서 깨워 접견하게 해드리겠습니다."

"그러지 마라!"

그는 급히 손을 저으며 말했다.

"주무시면 굳이 깨울 필요 없다. 나 혼자 백초원에 가서 약초 향기를 맡고 머리를 좀 식힐 테니, 그냥 주무시게 두어라."

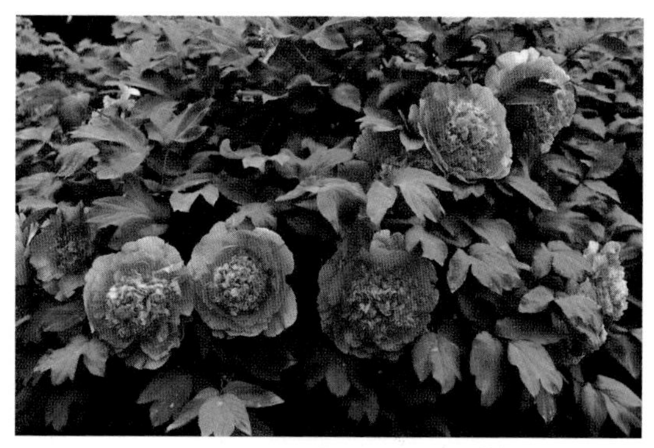

모란꽃

탕현조는 백초원 쪽으로 걸어갔다.

원래 섭반선 의원은 약초 심기를 즐겨하여 집 옆 약 3백여 평 되는 마당에 수천 그루의 약초를 심었다. 그 한가운데에는 정자를 만들고, 정자 주위에는 모란꽃을 가득 심어 놓아 모란정이라 불렀다. 모란꽃의 근피(根皮)가 약재로 쓰이는 목단피(牧丹皮)이다. 우리들이 즐겨 노는 화투의 육목단은 6월의 목단을 말하는데, 목단은 모란꽃을 말하고, 목단이라고도 한다.

그때가 바로 모란꽃이 만발하는 시기여서 만자천홍(萬紫千紅)으로 붉게 물들었고, 향기로운 꽃 냄새는 코를 찔렀다. 탕현조는 정원을 한 바퀴 돌자 모란꽃 향기로 기분이 상쾌해졌다. 그는 모란꽃의 맑은 향기에 도취되어 천천히 모란정으로 걸어가서 돌난간에 걸터앉았다.

"희곡 극본에 너무 신경을 쓰다가 여기 오니 몸과 마음이 편안해지는구나."

따스한 햇볕이 그의 심신을 노곤하게 만들어 그는 자신도 모르게 잠에 빠져들었다.

"탕 대인!"

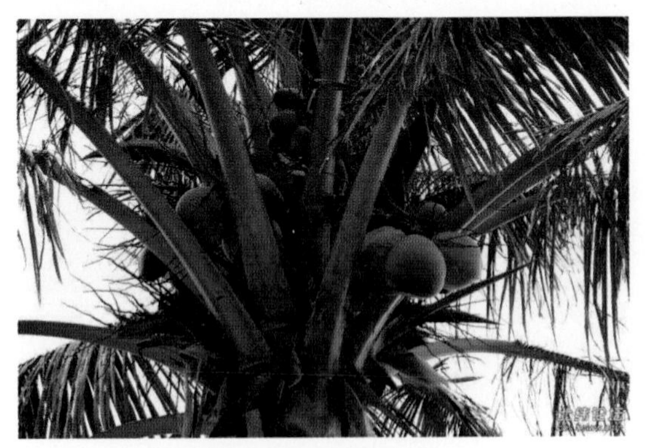

빈 랑

돌연 등 뒤에서 부르는 소리가 들려 탕현조가 뒤를 돌아보니 붉은 옷을 입은 아름다운 여인이 서 있었다.

"제가 대인의 두통을 치료해 주었는데, 왜 은혜를 보답하지 않습니까? 대신 저에게 극본을 하나

써주세요."

"당신은 누구요?"

탕현조는 놀라서 물었다.

"저는 홍모란(紅牡丹)이라고 합니다."

붉은 옷을 입은 여인은 웃으면서 말했다. 탕현조는 다시 물으려고 하는데, 주위에 갑자기 사람 머리가 움직이더니 마치 한 잎 한 잎 꽃 같은 여인들이 떠들었다.

"탕 대인의 병을 치료한 것은 당신 혼자 한 것이 아니고 우리들의 공로도 있습니다."

탕현조는 도무지 이해할 수 없어 다시 물었다.

"당신들이 어떻게 내 두통을 치료했단 말이오? 말해 보시오. 내가 보답을 하리다."

"탕 대인! 섭반선 의원께 물어 보시면 즉시 알게 될 것입니다."

여인들은 웃고 있었다.

"그런데 당신들은 누구입니까?"

"저는 빈랑(檳榔)입니다."

"저는 부용(芙蓉)입니다."

"저는 작약(芍藥)이라고 합니다."

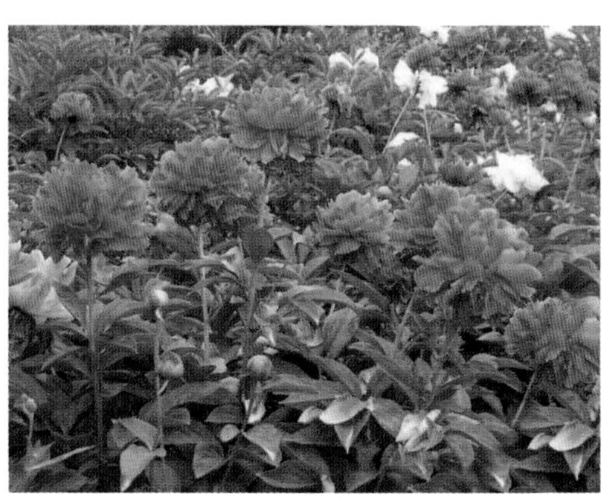

작 약

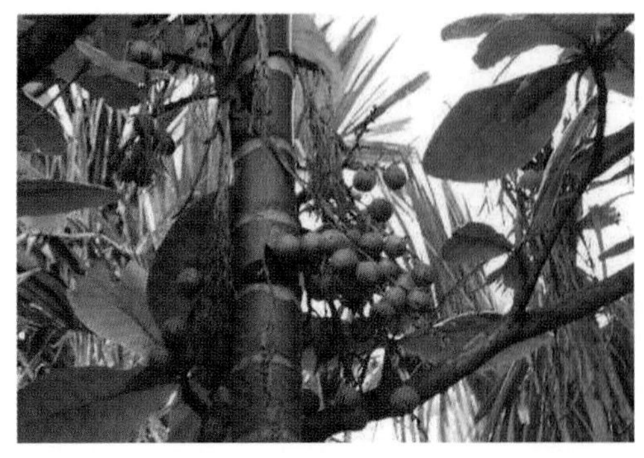
대복피

그때 갑자기 매화나무 아래서 배가 부른 한 여인이 일어나 말했다.

“저는 대복피(大腹皮)입니다.”

“에이 천한 것!”

다른 여인들이 한결같이 비웃었다.

“얼굴도 두껍지 어디 감히 이름을 대느냐?”

대복피라는 여인은 얼굴을 붉히며 말을 하려 하는데, 여인들 속에서 백발노인이 벌떡 일어났다.

“여러분! 웃지 마시오. 저 여인이 빈랑을 사랑하여 아침저녁으로 같이 지내 서로 좋아하여 이미 부부가 되었습니다. 제가 중매를 한 백두옹(白頭翁)인데, 중매로 서로 알게 되어 결혼하였는데 뭐가 잘못 되었나요? 화냥질을 한 것도 아닌데, 탕대인, 제 말이 틀립니까?”

탕현조는 머리를 끄덕이며 말을 하려고 하는데, 갑자기 자신을 부르는 소리가 들렀다.

“대인, 실례가 많았습니다.”

깜짝 놀라 눈을 뜨니 그동안 깜빡 잠이 들어 꿈을 꾸었던 것이다. 그는 섭반선에게 꿈 이야기를 하였다.

“여인들 모두가 내 고질병인 두통을 치료하였다는데, 맞습

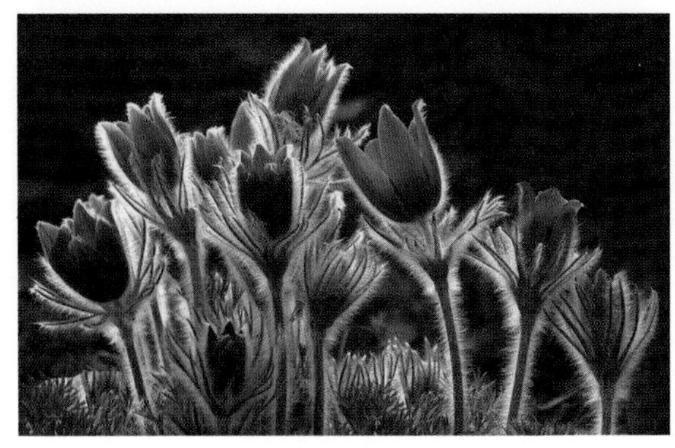
백두옹

니까?

"섭반선이 웃으면서 말했다.

"맞습니다. 확실히 약초들의 공로입니다. 원(元)나라 때 주진형(朱震亨)은 《약초훈료법(薰療法)》으로 뇌(腦)의 병을 치료한 적이 있습니다. 탕대인께서도 평소에 지나치게 머리를 써서 이런 방법으로 치료했던 것입니다."

탕현조는 머리를 끄덕였다. 약초 훈료법은 약초의 기운을 냄새로 맡아서 병을 치료하는 방법이다. 그는 또 꿈을 상기하여 대복피 여인에 대한 조소와 백두옹 노인의 논리적으로 이치에 맞는 말이 가슴에 와 닿았다.

"섭 의원! 내 극본을 하나 쓰려고 합니다. 방금 꿈속에서 있었던 일들을 소재로 삼아 쓰겠습니다."

섭반선은 오른손으로 짧은 수염을 쓰다듬으며 머리를 끄덕이고는 사색을 하더니, 반나절이 지나서 섭반선은 입을 열었다.

"탕 대인! 부족한 제가 약초 이름으로 시를 지어 보았으니 참고해 주십시오. 어떻게 잘 지었는지 모르겠습니다."

섭반선은 하인을 시켜 지필묵을 가져오도록 하였다. 그는 머릿속으로 생각했던 시를 거침없이 써내려갔다.

모란정 옆에 있는 빈랑 홍낭자의 용모는
마치 하늘의 선녀 같아,
작약 있는 덤불 속에 둘이 정을 쏟아,
백발노인 백두옹이 중매 서고,
금은화는 다리를 놓아, 8월 청록이 우거질 때
경사스런 일이 성사된다.
부용꽃 장막 속에서 인연을 맺고
모두가 10월에 환호하니,
뱃속이 편안해지더라.
힘 있는 자는 원대한 꿈을 품고
분발하여 큰 창을 들고
도적(木賊)을 평정하고
비적(匪賊 : 草寇)은 더욱 소멸되더라.
돌아오면 금란전(황제를 알현하는 곳)에서
대장군에 봉하리라.

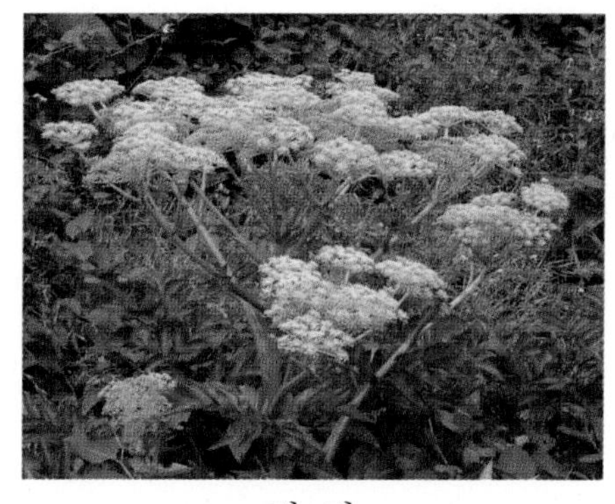
당 귀

牡丹亭邊 檳榔紅娘子 貌若天仙 모란정변 빈랑홍낭자 모약천선
芍藥叢中兩鍾情 白頭翁爲媒　작약총중양종정 백두옹위매
金銀花牽線 八月藍開時成佳伴　금은화견선 팔월람개시성가반
芙蓉帳中 結幷帝連 合歡十月　부용장중 결병제련 합관시월

大腹皮便便	대복피편편.
生大力子 奮遠志 持大戟	생대력자 분원지 지대극
平木賊 更誅草寇	평목적 갱주초구
當歸期 封大將軍于金鑾殿	당귀기 개대장군우금란전

이 시에는 18가지 약명이 사용되었다. 탕현조는 머리를 끄덕이며 섭반선 의원의 글재주에 탄복하였다. 마침내 탕현조는 이 시에다 내용을 더 추가하여 중국 희극 역사상 불후의 명작이라 불리는 「모란정」을 창작하였던 것이다.

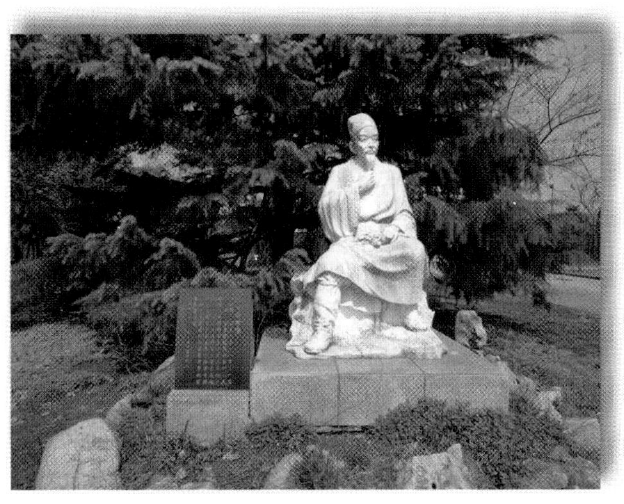

백초원의 섭반선 조상(彫像)

3. 강유와 어머니

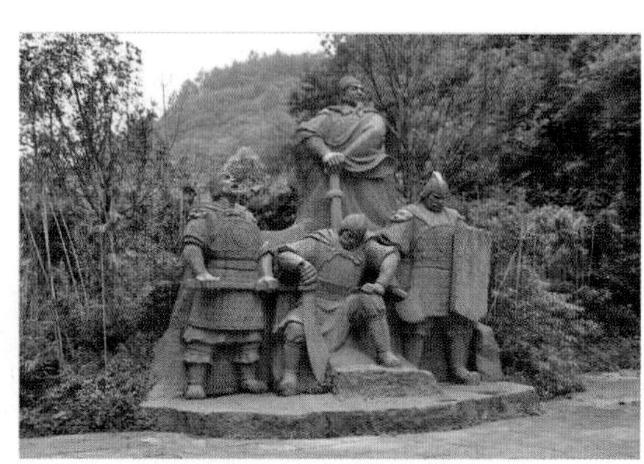
강유 수관상(守關像)

삼국시대 때 촉(蜀)나라의 유명한 대장 강유()의 군대와 위(魏)나라 군사 사마소(司馬昭)의 군대 간에 싸움이 벌어졌다. 강유는 지세가 험난한 곳에서 진을 치고 있었다. 교활한 사마소는 강유가 평소에 어머니에 대한 효심이 지극하다는 것을 알고 강유의 노모(老母)를 인질로 잡아오도록 명령을 내렸다. 강유의 어머니를 인질로 강유가 투항하도록 하기 위한 것이었다.

당시 사마소는 대장 종회(鍾會)와 등애(鄧艾)를 선봉장으로 촉을 공격하여 촉은 대패하고 무능한 왕 유선(劉禪)은 항복을 했다. 주군의 항복으로 강유는 더욱 곤란한 지경에 처해졌다. 이런 사면초가인 상황에서 강유는 거짓투항을 하기로 했고, 기회를 보아 촉나라를 다시 회복하려 하였다.

강유의 노모는 사마소에게 인질로 붙잡힌 이후 아들이 투항하였다는 소식을 듣고는 크게 실망을 하였다. 그리고는 한 통의 편지를 써서 몰래 사람을 시켜 강유에게 보냈다.

강유는 늙은 어머니의 편지를 받고 죄송스러워 마음이 편치 않았다. 그렇다고 어머니에게 거짓으로 투항하였다고 말할 수도 없었다. 그렇게 되면 군사기밀이 누설되어 대사(大事)를 그르치게 되기 때문이었다.

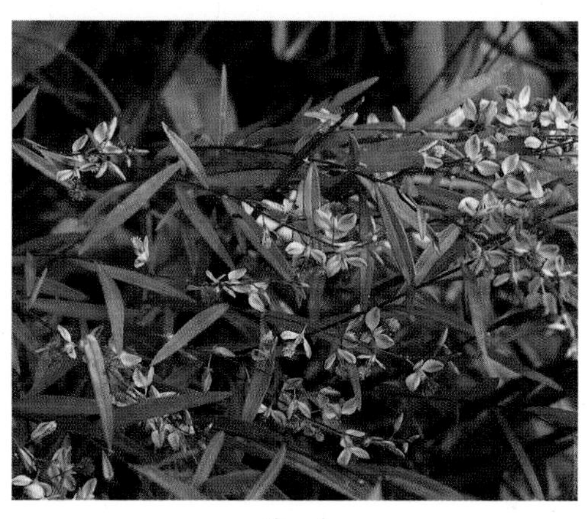
원 지

강유는 어머니의 고통과 상심된 마음을 달랠 길이 없었다. 그리하여 그는 궁리 끝에 마침내 묘안을 생각해 냈다. 그것은 노모에게 두 봉지의 약을 싸서 보내는 방법으로 대답을 대신하는 것이었다. 두 봉의 약은 원지(遠志)와 당귀(當歸)였다. 강유는 어머니가 이 두 약봉지로 아들의 깊은 뜻을 알 수 있을 것이라고 생각했다.

굳은 의지를 의미하여 원지(遠志)를 보냈고, 또한 사직(社稷)을 중요시하여 당연히 촉나라를 탈환한다는 뜻으로 당귀(當歸)를 보냈던 것이다.

그의 어머니는 아들의 깊은 뜻을 알아차렸다.

"나로 인하여 마음이 흔들려 대사를 그르치지 않게 아들에게 강한 신념을 주어야만 해."

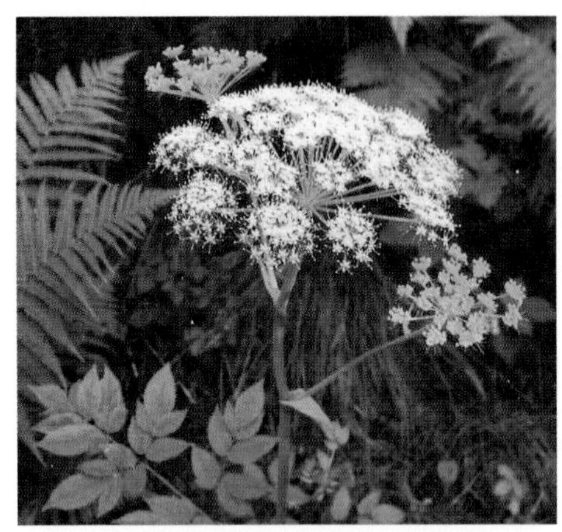
당 귀

강유의 어머니는 마침내 머리를 벽에 부딪쳐 피를 흘리고 세상을 떠났다. 어머니를 생각하여 조금이라도 나라를 구하는 데 마음이 흔들릴까 보아 아들에게 굳은 신념을 가지라고 노모는 목숨을 버렸던 것이다. 훗날 사람들이 강유를 기리기 위하여 사천 검각(劍閣) 강유의 묘 앞에 두 약재의 이름으로 시를 지었다.

한쪽 벽에는,

웅장한 초소의 고각은 영웅의 기풍을 나타내고,
뜨거운 마음을 드러내며, 대담한 가슴을 열어 헤치고

雄關高閣壯英風　　웅관고각장영풍
捧出熱心 披開大膽　봉출열심 피개대담

또 다른 쪽 벽에는,

남은 물이 산을 휘돌아가고 해가 지는데,
원대한 의지를 품고 하늘에 의해 돌아왔구나.

剩水殘山餘落日　　잉수잔산여락일
虛懷遠志 空寄當歸　허회원지 공기당귀

4. 삼장법사의 시詩

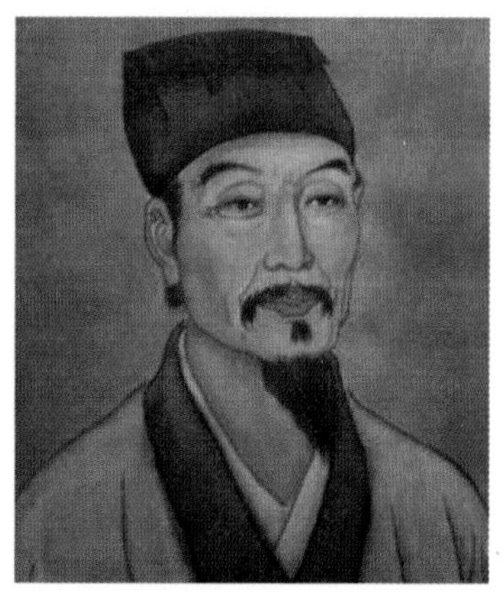
오승은

고전소설 중에 약 이름으로 깊은 맛을 함축하여 아치(雅致)를 이루는 시(詩) 한 편이 중국의 4대 기서 가운데 하나인 《서유기(西游記)》 36장에 나온다. 《서유기》는 손오공이 삼장법사의 제자가 된 후 스승의 애를 태우는데, 삼장법사는 관음보살의 도움으로 손오공의 머리에 긴고(緊箍)라는 머리태를 씌우고 긴고주(緊箍呪) 주문을 외어 손오공을 꼼짝 못하게 하여 《대승경(大乘經)》을 가져온다는 이야기다.

《서유기》 36장에서 삼장법사가 한 수(首)의 시를 읊는다.

自從益智登山盟　　자종익지등산맹
王不留行送出城　　왕불류행송출성
路上相逢三稜子　　노상상봉삼릉자
途中催趲馬兜鈴　　도중최찬마두령

尋坡轉澗求荊芥　심파전간구형개
近嶺登山拜茯苓　근령등산배복령
防己一身如竹瀝　방기일신여죽력
茴香何日拜朝廷　회향하일배조정

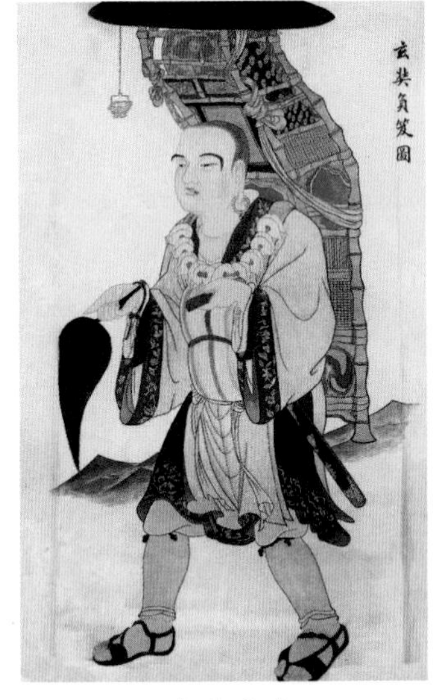

삼장법사

이 한 수의 시에는 약재의 이름 여덟 가지를 사용하였는데, 익지 · 왕불류행 · 삼릉자 · 마두령 · 형개 · 방기 · 죽력 · 회향이 그것이다. 약의 효능이 시의 내용과 무관할지라도 약의 이름이 《서유기》의 소설 내용에 알맞게 제시되었다.

익지(益智)는 당태종의 어명을 받고 천축(天竺)의 대뇌음사(大雷音寺)에 있는 《대승경》 불경을 가져오겠다는 변치 않는 신념을 나타냈고, 왕불류행(王不留行)은 당태종이 삼장법사를 배웅하고자 관민들이 장안으로 배웅하는 것을 말하고 있다. 삼릉자(三稜子)는 손오공 · 저팔계 · 사화상 3명의 삼장법사 제자를 의미

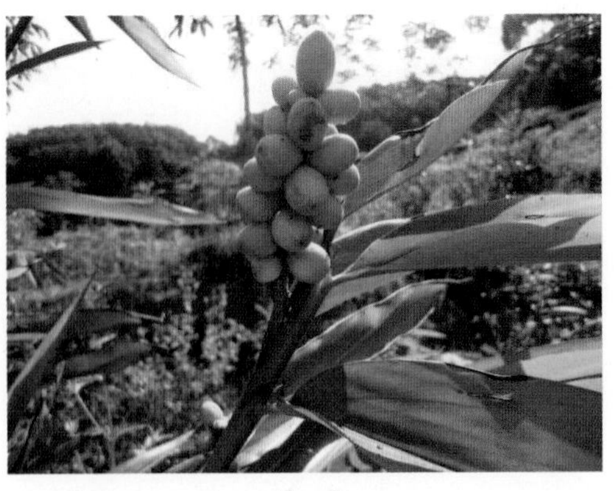
익 지

하며, 마두령(馬兜鈴)은 삼장법사가 제자와 백룡마(白龍馬)와 함께 위험을 피해 빠른 행동으로 빠져나가는 형상과 소리를 의미하였다.

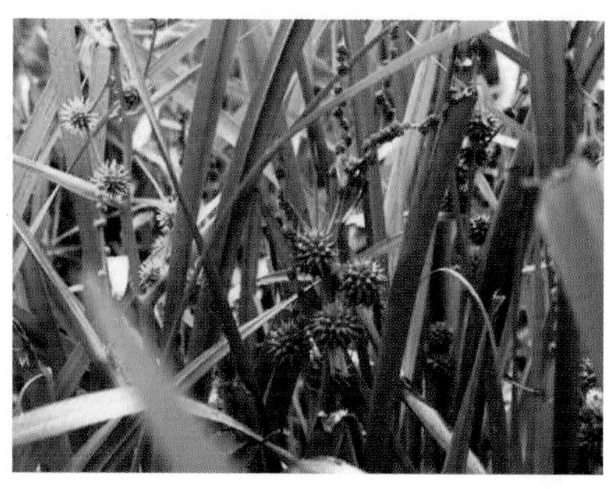
삼 릉

《서유기》의 작가 오승은(吳承恩)은 천가지가 넘는 약재 가운데 이런 약을 선택했던 것은 소설 내용의 뜻을 아름답게 표현하려 했던 것 같다.

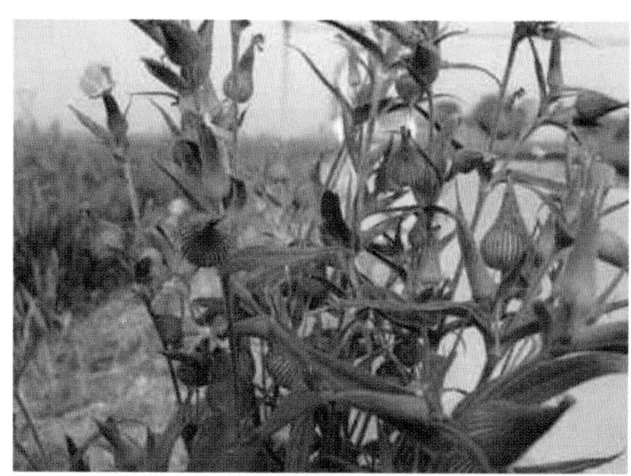
왕불류행

우선 작가 오승은은 약재를 잘 알고 있었기에 사용하였으리라는 생각이 든다. 약의 명칭 사용과 이 시의 내용이 혼연일체가 되어 기묘하게 소실의 중요한 감정표현을 토해 놓았으며, 질감 있는 문학

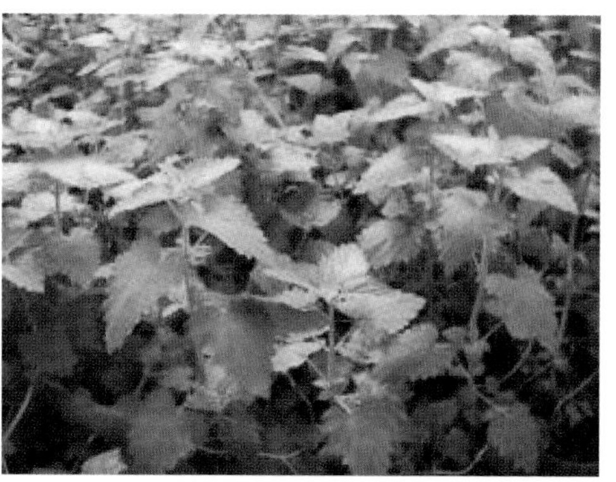
형 개

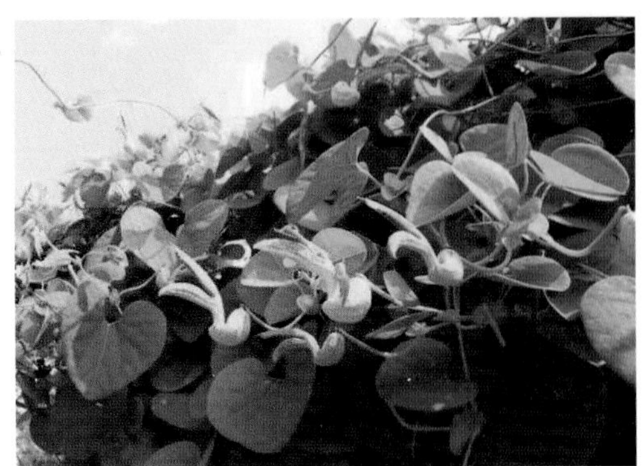

마두령

의 수준을 나타냈다.

5. 귀중한 처방 處方

범문보(范文甫)는 학식이 뛰어난 청(淸)나라의 명의로서 임상경험이 풍부하여 많은 사람들로부터 존경을 받았다. 또한 그는 의술이 높고 정직하며, 돈 많은 부자들이 그에게 무리한 청탁을 해오면 단호하게 거절하였다. 그는 평소에 왕진을 갈 때는 큰 밀짚모자를 쓰고 나가며, 성격이 괴팍하였다.

절강(浙江)의 영파(寧波) 일대에서는 그를 「범대호(范大湖)」라 불렀는데, 그는 자기의 별명에 대해 즐거워하여 그것이 아호(雅號)가 되었다.

어느 날, 돈 많은 부호가 그에게 왕진을 부탁하였다. 그를 보자 부호는 돈은 얼마든지 들어도 좋으니 아주 귀중한 약재를 처방해 달라고 하였다. 그것은 두 가지를 의미하였는데, 첫째는 자기가 부자라는 것을 과시하고 싶었고, 둘째는 돈의 효과로 약효가 신효하게 듣기를 바랐다.

범문보 의원은 그 말을 듣고 마음이 대단히 상했다.

"예, 알겠습니다. 좋은 약제로 치방을 써 드리죠."

그는 마음에 없는 말로 대답을 하고 처방을 써 내려갔다. 처방 끝에는 「황마괘(黃馬掛) 1필, 석사자(石獅子) 한 쌍」이라

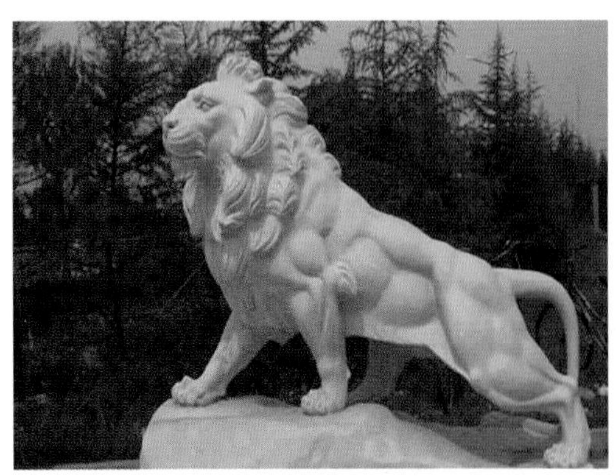
석사자

고 썼다. 약방에서는 처방을 보고 고개를 갸우뚱했다.

"황마괘와 석사자라니, 이런 약은 금시초문인데?"

하인은 처방을 다시 가지고 가서 부호인 주인에게 아뢰었다. 부호는 다시 범문보에게 물어보았다.

"범의원, 선생의 처방 중에 황마괘와 석사자라는 약재는 없다고 하는데, 처방이 혹 잘못된 건 아닌지요?"

"잘못된 게 아니지요."

"그럼 그 두 가지 약이란 대체 무슨 약입니까?"

범문보는 웃으면서 말했다.

"주인장께서 귀중한 약재를 원한다기에 귀(貴)하고 중(重)한 것을 처방했지요. 황마괘는 왕이 입는 옷이니 천금을 주고도 살 수가 없는 귀한 것이요, 석사자는 돌로 만든 사자 한 쌍이니 그 중(重)하기가 족히 천 근(斤)은 되지요."

그제야 부자는 크게 깨닫고 부끄러워하였다. 그러자 범문보는 다시 입을 열었다.

"저에게는 환자 한 사람 한 사람이 모두 귀중하지요. 어찌 처방에 귀하고 천한 게 있겠습니까?"

"송구스럽습니다. 남보다 나은 처방을 기대한 제가 어리석

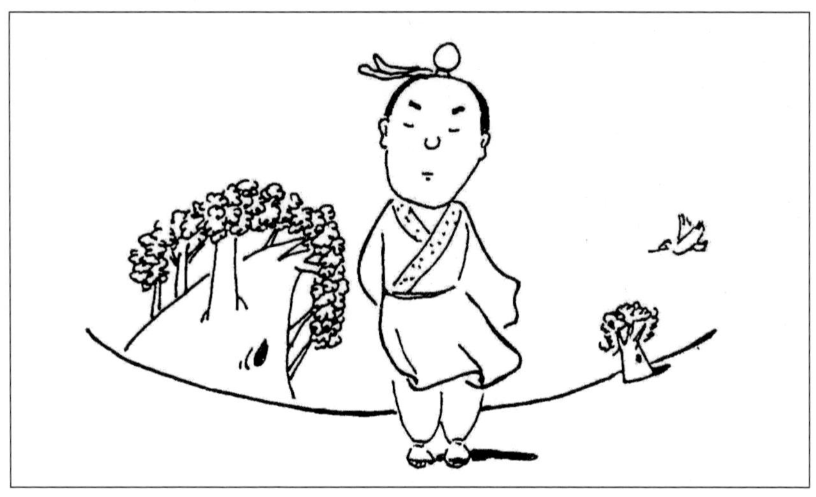

었습니다."

그제야 범문보는 진짜 처방전을 써 주었다.

하루는 절강성 자계삼칠시(慈溪三七市)에 사는 어느 집 외아들이 병이 났다. 자계삼칠시는 지금의 여요현(余姚縣)이다. 환자의 병은 위독하였다. 의원들이 여러 차례 와서 진단을 해 보았지만 속수무책이었다. 마침내 환자의 집에서 범문보 의원에게 왕진을 청했다. 범의원은 그 외아들을 진단한 후 처방을 써주었다. 환자의 집에는 약재에 대해서 식견이 있는 사람이 있었다. 그가 써준 처방 가운데 마황(麻黃) 8돈(錢, 24g)이 있는 것을 보고 좀 이상하다고 생각했다.

"마황의 성질이 급해 어린아이에게는 무리일 텐데?"

마황의 양이 많아 생각 끝에 반으로 줄여서 쓰기로 하였다. 약을 복용한 외아들은 완쾌되어 집안 식구들은 기뻐하였고, 마황의 양을 반으로 줄이기를 잘했다고 생각하였다.

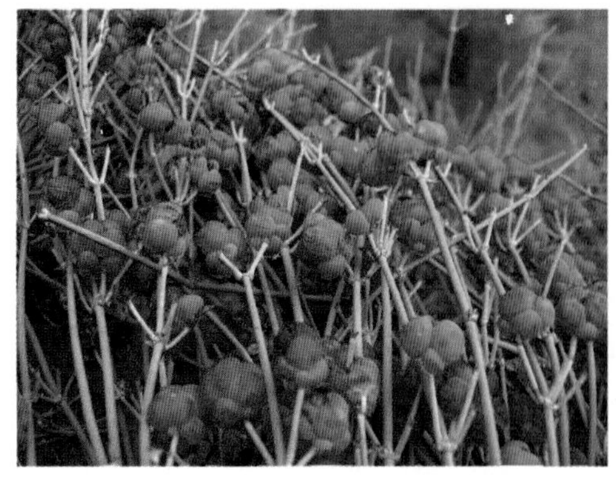
마 황

이튿날, 범의원은 다시 왕진을 와서 병이 호전된 것을 보고 주인에게 말했다.

"어제 마황을 얼마나 덜어 냈습니까?"

주인이 머뭇거리며 대답을 못하자, 범문보는 다시 물었다.

"절반을 덜어 냈죠?"

범문보는 크게 웃으며 말했다.

"이 병은 실제로 마황 4돈(12g)이 들어가는데, 당신들이 맘대로 약을 덜어낼 것 같아서 8돈으로 처방을 했어요. 만약 4돈으로 처방했더라도 약을 덜어냈을 것입니다."

6. 당백호의 처방 시

어느 날, 당백호(唐伯虎) 의원이 축하연회가 열리는 집에 초대를 받아 갔는데, 술이 3배가 돌 때 갑자기 어린아이 울음소리가 들렸다. 당백호는 주인 축윤명(祝允明)에게 물었다.

"어린아이 울음소리가 나는데, 무슨 병이라도 났습니까?"

주인은 긴 한숨을 쉬며 말했다.

"아, 네! 실은 사흘 전부터 아이의 배가 북처럼 커지더니 소변을 보지 못하고 있습니다. 그래서 젊은 의원 몇 사람이 보고 갔지만, 별 차도가 없습니다. 당형께서는 좋은 치료법이 있습니까?"

당백호는 잠시 생각하더니 말했다.

"어디 한번 봅시다."

환자를 보고 난 당백호는 지필묵을 가져오게 한 다음 처방을 일필휘지로 써내려갔다. 붓을 놓고 처방을 주인에게 주며 말했다.

"이것을 큰 것으로 3개와, 해백(부추의 근경)을 가루를 내어 환자의 배꼽에다 붙여 놓으면 2, 3일이면 좋아질 것입니다."

주인 축윤명이 처방을 펼쳐 보니 거기에는 시(詩) 한 수가 적혀 있었다.

뾰족한 탑이 5, 6층 되는데
스님들은 천천히 문에서 나가는구나
부채로 얼굴 반쪽을 가리면서
사람소리를 들으면 문을 닫는다

尖頂寶塔五六層　　첨정보탑오육층
和尙出門慢步行　　화상출문만보행
一把圓扇半遮面　　일파원선반차면
聽見人來就關門　　청견인래취관문

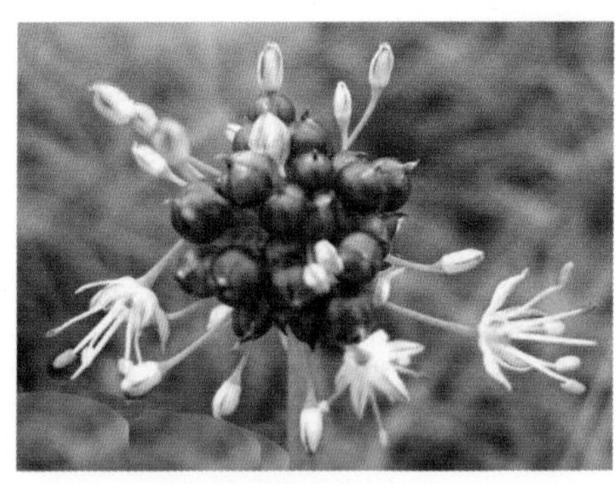
해 백

축윤명은 이 시를 보고 웃으며 붓을 들어 시의 하단에 두 줄의 문장을 써 내려갔다.

집안사람은 처방 약을 가지고
당백호 의원이 시키는 대로 하면 치료가 된다.

家人接方波抓藥　　가인접방파조약
遵照唐伯虎的囑咐醫治　　준조당백호적촉부의치

과연 하루가 지나지 않아 어린아이는 음식을 전과 같이 먹

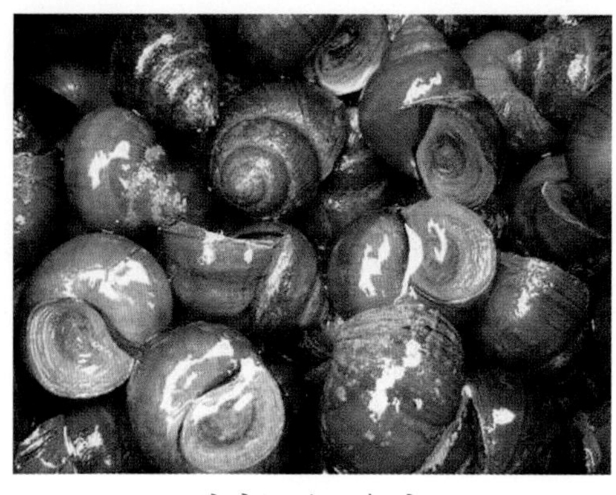
전라(田螺, 우렁)

으며 건강이 회복되었다. 원래 당백호가 써준 처방은 우렁이였다. 위의 시(詩)는 우렁이를 가리킨 시다. 우렁이는 맛도 있을 뿐만 아니라 영양이 풍부하고, 소아의 배가 나와 소변을 못 볼 때, 치질 등에 다양하게 쓰인다.

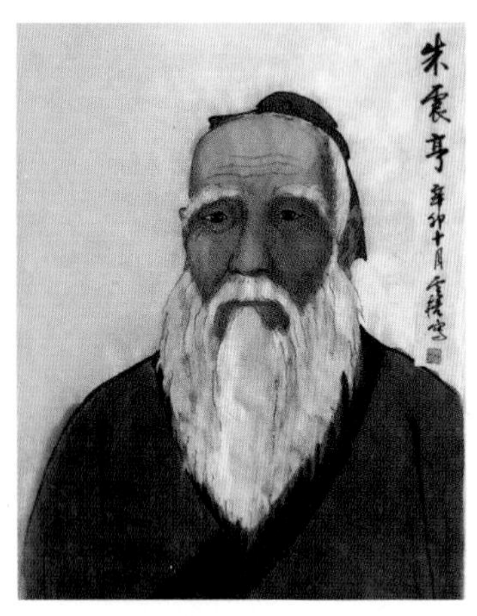

주단계

7. 신선과 주단계의 의술 대결

팔동신선(八洞神仙) 여동빈(呂洞賓)은 주단계의 병 치료가 뛰어나다는 소문을 들었지만 자기가 직접 보지 않고는 믿지 않았다.

"사람들이 말하기를 주단계(朱丹溪)가 천하의 명의라는데, 내가 직접 시험을 해봐야지!"

여동빈은 주단계가 살고 있는 지금의 절강(浙江)인 의오(義烏)에 가서 직접 만나 시험을 해보려고 하얀 수염의 노인으로 변신을 한 다음 지팡이를 짚고 절뚝거리며 주단계 의원을 찾아가서 진찰을 청했다. 주단계가 진맥을 해보더니 말했다.

"노인장의 맥은 육맥(六脈)이 상통하여 선인(仙人)이 아니면 도인(道人)의 맥입니다."

여동빈은 주단계가 단지 맥을 짚어보고 단번에 선인이라고 말하는 그의 의술에 놀라움을 금치 못했다. 여동빈은 가만히 생각해 보니 사람들이 주단계를 주일첩(朱一帖)이라고 부르는 것이 과연 명불허전(名不虛傳)임을 알게 되었다. 주단계는 단 한 번의 진단으로 병을 치료하여 사람들이 주일첩이라고 불렀기 때문이다.

그래도 여동빈은 짐짓 모른 체하고 수염을 쓰다듬으면서 말했다.

"의원께서는 농담이 지나치십니다. 그래, 당신이 보기에 내가 병이 있습니까?"

"없습니다."

"그렇다면 나에게 한 수 가르쳐 주시오. 가르침을 받으러 왔소이다."

"아닙니다. 제 의술은 보잘 것이 없습니다."

"우선 주점으로 가서 한잔 하면서 이야기합시다."

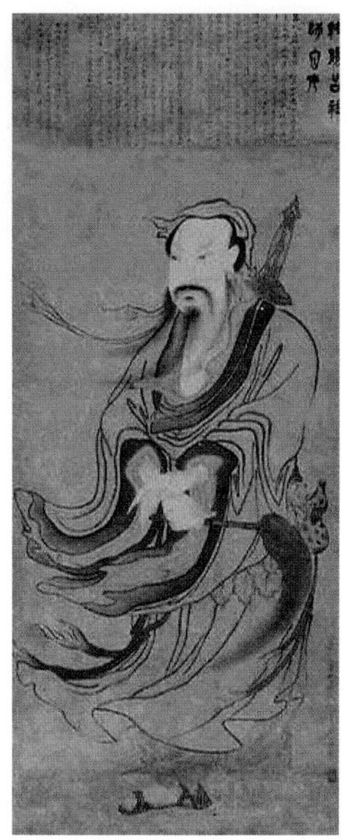
여동빈

여동빈은 주단계에게 동가(東街)에 있는 주점에 가서 술이나 한잔 하자고 청했다. 두 사람은 걸어서 동가에 있는 주점으로 갔다.

주점 앞에 다다르자 여동빈은 손가락으로 어떤 집을 가리켰다. 주점 앞에 있는 그 집에서 오늘 아침 젊은이가 별안간 죽었다는 것이었다. 집 안에서 사람들이 곡하는 소리가 들려왔다. 여동빈과 주단계는 집 앞에 모여 있는 사람들을 헤치고 안으로 들어갔다.

"주 선생! 사람들이 당신을 명의라고 하는데, 당신은 죽은 사람도 살릴 수 있소?"

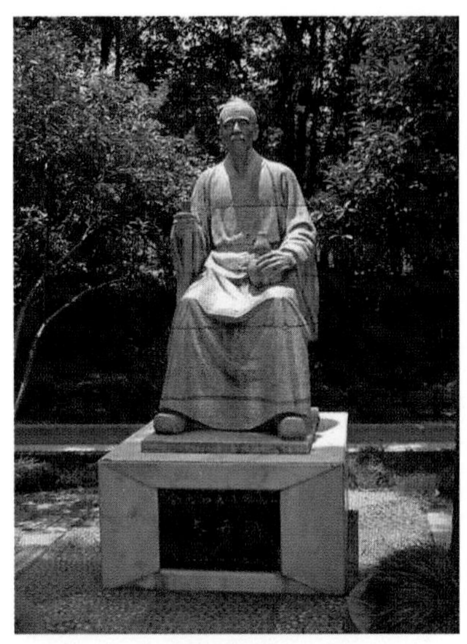
주단계

주단계는 죽은 사람에게 다가가서 맥을 짚어 보았다. 그 사람의 맥은 이미 끊어져 있었고, 몸은 차고 굳어져 있었다. 주단계는 심각한 표정을 지으며 여동빈에게 물었다.

"그렇다면 선생께서는 살릴 수 있습니까?"

"물론이오!"

"선생께서 직접 치료하여서 우리 같은 속세(俗世) 사람에게 한 수 가르쳐 주십시오."

"그런데 조건이 있소."

"조건이라니요?"

"내가 죽은 사람의 상반신만 살릴 터인즉, 당신은 하반신을 살리시오."

주단계는 잠시 생각에 잠겼다.

"이 양반은 정말 신선(神仙)인가!?'

주단계가 입을 열었다.

"선생께서 먼저 하십시오."

여동빈은 작은 호리병에 몇 개의 환약을 꺼내 죽은 사람의 입을 열고 집어넣었다. 조금 있으니 정말 이상한 일이 일어났다. 죽은 사람이 눈을 뜨고 기(氣)가 통하더니 이윽고 살아났다. 주위에 모여 있던 사람들은 눈을 둥그렇게 뜨고 벌어진 입을 다물지 못했다.

여동빈은 웃으면서 주단계에게 말했다.

"당신이 본 대로 묘수회춘(妙手回春)시켰소. 그러니 이젠 당신 차례요."

주단계는 서두르지 않고 천천히 자기 몸 안에 지니고 다니는 알약 세 개를 꺼내서는 여동빈을 향해 말했다.

"이 알약을 가지고 계십시오. 이 약은 따뜻한 물과 같이 복용해야 하기 때문에 제가 따뜻한 물을 가져오겠습니다."

주단계는 알약 세 알을 여동빈의 손에다 건네주고는 집 안으로 들어가 따뜻한 물을 가져왔다. 여동빈의 손에 있는 회약환(回藥丸)을 살아난 사람 입에다 넣어주었다. 조금 있으니 하반신이 움직이기 시작하였다. 여동빈은 경탄하며 말했다.

"주 선생! 당신이야말로 하늘에서 내려온 의원이구려!"

주단계는 임기응변의 기지를 발휘해 환약을 신선인 여동빈의 손으로 쥐게 만들어 신선의 기운이 약에 스며들게 함으로써 약에 효능을 크게 불어넣었던 것이다. 이 이야기는 의오 지방에 널리 퍼졌고, 사람들은 모두 주단계가 사람이 아닌 신이라고 말하였으며, 신선인 여동빈마저 그를 꺾지 못하였다.

주단계의 이름은 주진형(朱震亨)이다.

8. 팔의론 八醫論

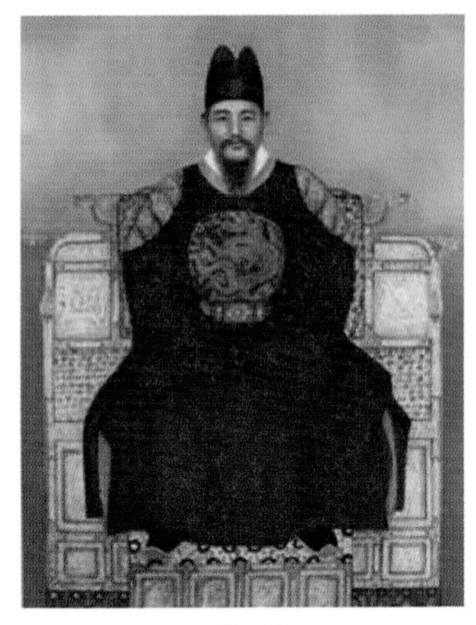
세 조

세종대왕의 차남인 수양대군은 단종을 죽인 죄책감에 시달렸고, 왕(世祖)이 된 그는 말년이 되어 체력의 한계를 느껴 왕이 지명한 한명회, 신숙주, 구치관이 승정원에 상시 출근하여 왕자와 국정을 상의하는 대리 서무제인 원상제(院相制)가 1468년에 탄생되었다.

세조는 만년에 가서 단종의 어머니이자 형수인 현덕왕후의 혼백에 시달리게 되었고, 마침내는 그녀의 무덤을 파헤치기까지도 하였다. 한번은 꿈에 현덕왕후가 나타나 세조에게 침을 뱉는 꿈을 꾸고 피부병에 걸려 고생을 하였다.

조선왕조 7대 세조는 평소 몸이 약해 자주 어의(御醫)들에게 치료를 받아오곤 했다.

"어의를 들라 하라!"

어의들마다 출세에 눈이 멀어 세조에게 아부하는 자가 있는가 하면, 질병의 고통에서 진정 벗어나도록 성심성의껏 치료하는 어의도 있었다. 심지어 병도 없는데 병이 있다 하며 치료약을 주어 공명을 얻으려 노력하는 자 등등, 의원들 중에는 여

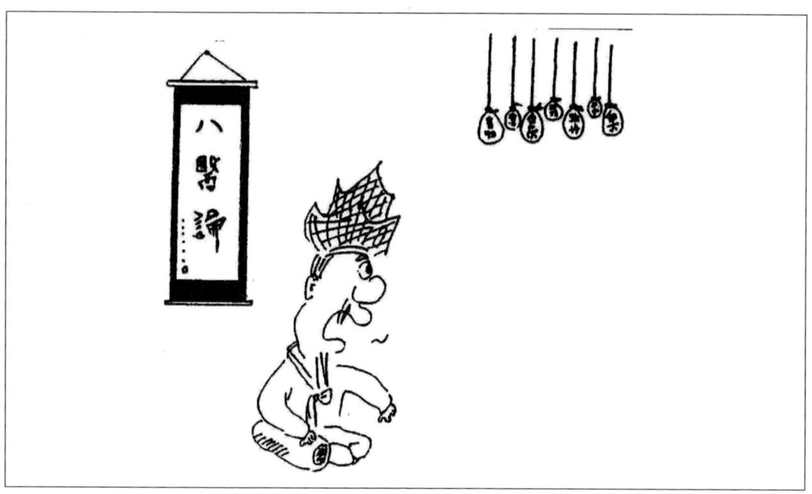

러 부류의 의원이 있었다.

한편, 왕이 복용하는 약은 아무리 좋은 약이라도 쓴 약을 주지 않고 복용하기 좋게 맛이 단 약을 사용하였다. 질병을 빨리 치료하기보다는 왕의 입에 감히 쓴 약을 복용시키기를 꺼려하여 왕과 왕가(王家)의 환자들에게는 약의 맛에 신경을 썼다. 지위가 높을수록 쓴 약을 복용하기 싫어하여 의원들이 여간 애를 먹지 않았다. "좋은 약은 입에 쓰다(良藥苦口)" 라는 속담도 있다.

"약이 왜 이리 쓴가? 나에게 무슨 나쁜 감정이라도 있는가?"

"아닙니다. 좋은 약은 입에 쓰기 마련입니다."

세주는 《세조실록(世祖實錄)》 9년에 사신이 직접 의원을 평가하는 《팔의론(八醫論)》을 저술하여 전국 8도에 보급시켰다.

"의원에게는 심의 · 식의 · 약의 · 혼의 · 광의 · 망의 · 사의 · 살의가 있으니 팔의론을 전국에 보급하여 인체를 다루는 의원들이 잘 깨닫게 하라."

"심의는 무엇입니까?"

"심의(心醫)는 대하는 사람으로 하여금 늘 마음이 편안케 하는 인격을 지닌 인물로 병자가 의원의 눈빛만 보고도 마음의 안정을 느끼는 경지로서, 그것은 의원이 병자에 대하여 진실로 긍휼히 여기는 마음가짐이 있는 품격 있는 의원을 말한다."

"식의는 무엇입니까?"

"식의(食醫)는 병자의 병세를 판단함에 항상 정성이 모자라며, 병자가 말하는 병명만 생각하고 약을 지어 먹이는 의원이다."

"그러면 약의는 무엇입니까?"

"약의(藥醫)는 스스로 병자의 성색(聲色)을 판단하여 병의 경함과 중함을 찾아내려 하지 않고 병자의 말대로 약방문을 의지해 약을 짓되, 병의 성쇠(盛衰), 병자의 근력과 내장의 허실까지를 비교하지 않고 병자가 아프다고 호소하는 부위의 약만 마냥 먹이며 차도를 기다리는 의원이다."

"혼의는 무엇입니까?"

"혼의(昏醫)는 병자가 위급해지면 같이 허둥대고, 병자가 쓰러져 잠들면 저도 같이 앉아 눈만 껌뻑이며, 오로지 비싼 약팔 궁리만 일삼는 의원이다."

"광의는 무엇입니까?"

"광의(狂醫)는 병자란 제 고통을 호소하는 것이 항상 과장된다는 것을 모르고 오로지 병자의 말만 듣고 강한 약을 함부로 지어 먹이는 의원이다."

"망의는 무엇입니까?"

"망의(妄醫)는 병자의 고통보다 병자의 차림새를 보아 약값을 많이 내는 자인가에 더 관심이 있고, 또한 밤중에 찾아오면 문구멍으로 내다보고 행색이 가난하면 따돌리기 일쑤인 의원으로, 낮에 찾아가도 병자의 허실(虛實)을 보지 않고, 오로지 누구에게 무슨 약으로 고쳤다는 것만 자랑하여 비싼 약이 잘 듣는다고 우기는 의원이다."

"그러면 사의는 무엇입니까?"

"사의(詐醫)는 오로지 의사의 행색만 흉내 내어 스스로 아프지 않은 이도 찾아다니며 병을 보는 체하다가 자기가 처방한 한 가지 약이 비방이라며 만병통치라 우기는 의원이다."

"살의는 무엇입니까?"

"살의(殺醫)는 춘하추동 계절이 바뀌는 이치와 생명이 살고 죽는 이치를 알지 못하며, 하물며 아파서 고통 받는 이를 보고도 함께 아파하는 마음이 없고, 나아가 남이 지은 약 처방에 대해 사사건건 좋은 처방이다 나쁜 처방이다 요란을 떨어 제 이름만 파는 의원이다."

이렇게 의원을 여덟 가지 부류로 분류해서 귀중한 생명에 대한 존엄성과 의술로 펼치는 덕행을 마음속에 남기게 하고,

의원들 자신을 비추어 생각하게 하는 귀한 의원의 자질 분류를 세조(世祖)가 직접 만들었다.

세조도 역시 마음을 편안하게 하는 인간적 의사를 으뜸으로 쳤다 21세기는 바야흐로 심의(心醫) 시대인 것이다.

「병불능살인(病不能殺人), 약불능활인(藥不能活人)」이라는 말은 병이 사람을 죽이는 것이 아니요, 약이 사람을 살리는 것이 아니라, 즉 「사람이 죽고 사는 것은 명에 달려 있다」라는 뜻이다.

9. 명의와 명환자

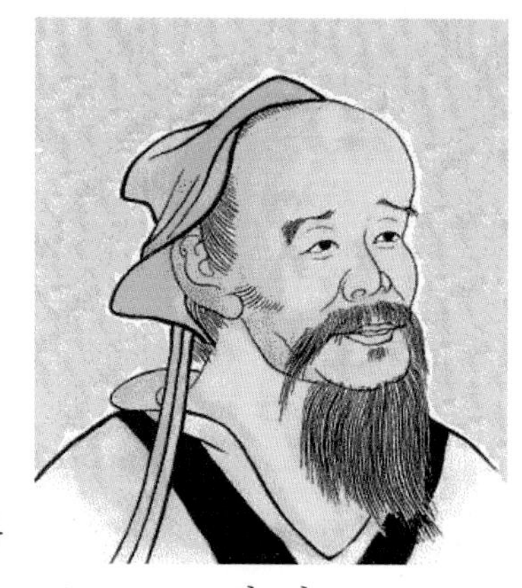
화 타

관우가 군대를 이끌고 위(魏)나라의 번성(樊城, 호북성)을 공격하다가 팔에 독화살을 맞고 낙마한 적이 있었다. 부하들의 도움을 받아 진지로 되돌아갔지만, 상처는 이미 시퍼렇게 부어올랐다.

이때 어디선가 한 사람의 의사가 나타나더니 자신을 소개했다. 바로 화타였다. 관우가 독화살을 맞았다는 이야기를 듣고 치료를 하러 왔다는 것이었다.

화타라면 천하가 다 아는 명의가 아닌가. 그런 사람이 자신을 위해 달려왔다는 이야기를 들은 관우는 크게 기뻐했다.

화타는 수술준비를 하며 밧줄과 수건, 칼을 끄집어냈다.

"아니, 치료하는 데 밧줄, 수건, 칼은 왜 꺼내는 거요?"

촉(蜀)나라의 관운장은 화타(華陀)의 행동에 의아해 하며 얼굴을 쳐다보았다. 관운장의 오른쪽 팔이 오두(烏頭)의 독화살을 맞아 독이 뼛속까지 스며들어 한시바삐 치료하시 않으면 팔을 영영 쓰지 못하게 되고 급기야는 목숨이 위태로운 지경이었다. 화타가 관우의 얼굴을 보며 말했다.

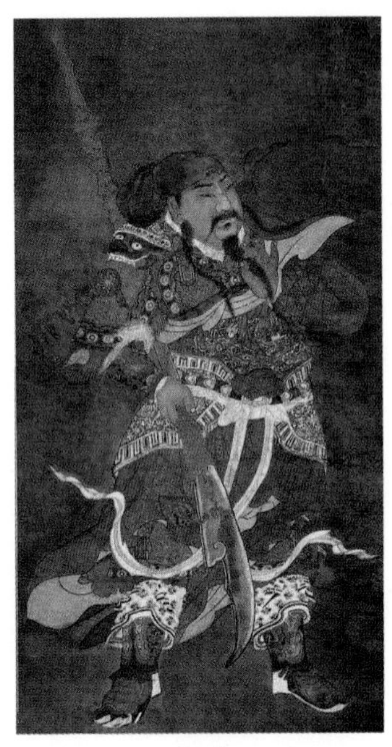
관 우

"장군께서는 독이 이미 뼛속으로 침투하여 뼈를 깎아내야 하는데, 이 수술을 할 때는 어떤 환자라도 통증이 극심해 몸부림을 치고 또한 정신을 잃기까지 하므로 움직이지 못하도록 몸을 밧줄로 묶고 시술을 하고자 합니다."

"허허! 팔에서 독쯤 긁어내는데 밧줄에 수건까지 쓸 필요가 있겠소. 그냥 그대로 치료하시오."

관운장은 말을 마치자 명령을 했다.

"술상을 차려 오너라"

관운장은 마량과 바둑을 두면서 팔을 들어 화타에게 내맡겼다.

마량(馬良)은 눈썹에 흰털이 나서 사람들은 백미마량(白眉馬良)이라 불렀다. 「읍참마속(泣斬馬謖)」 고사로 유명한 마속(馬謖)의 형이며, 삼국시대 촉한(蜀漢)의 관리다.

"곧 수술을 시작합니다. 관공께서는 놀라지 마십시오."

"내 어찌 아픈 것 따위를 두려워하겠소."

바둑판에서는 돌 떨어지는 소리가 땅땅 울리고, 화타는 뾰족한 칼끝으로 관운장의 팔의 살을 가르고 뼛속까지 날카로운 칼날이 헤집고 들어갔다. 화타의 날카로운 칼끝은 사정없이

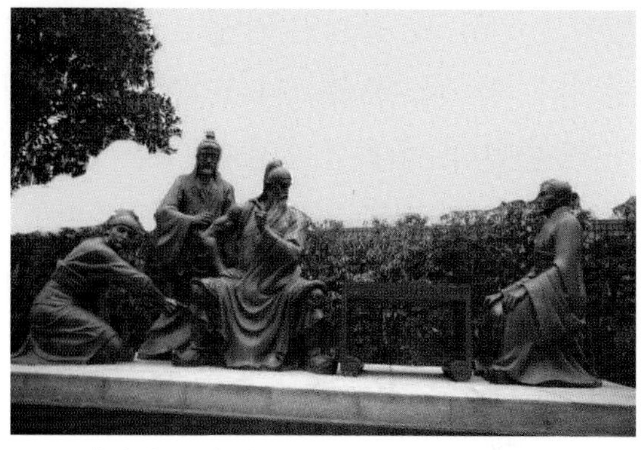

화타가 관운장을 치료하는 조상(彫像)

관운장의 팔뼈를 박박 긁어냈다.

독을 제거하는 수술을 하는 화타의 이마에선 쉴 새 없이 굵은 땀방울이 뚝뚝 떨어졌다. 적막이 흐르고 바둑돌이 반상에 떨어지는 소리가 간간이 들리는 가운데 칼로 뼈를 긁어내는 소리가 소름을 끼치게 하고 있었다.

"사각 사각……"

관우는 수술의 통증이 극심하여 몇 차례 정신을 잃을 뻔하였지만, 입을 꾹 다물고 들릴 듯 말 듯 신음소리만 간간이 새어나오고 있었다. 말 그대로 뼈를 깎는 아픔을 이를 악물고 견뎌내며 태연히 바둑을 두고 있었다.

"음, 음!"

곁에 앉아 있던 장수들은 칼로 뼈를 긁어내는 소리에 소름이 끼쳐 모두 얼굴을 가리고 외면을 하는데 오로지 당사자인 관운장만은 태연하게 바둑판만 내려다보고 있었다.

독을 제거한 후에 제독안신생육고(除毒安身生肉膏)를 바른 후에 화타는 이마의 땀을 닦아내며 안도의 긴 한숨을 내쉬었다.

"이제 다 끝났습니다. 제가 이제껏 많은 환자들을 치료하였지만, 장군처럼 이런 극심한 고통을 참아내는 환자는 처음입니다. 장군이야말로 명환자이십니다."

긴 수술 후 화타는 관우를 칭찬하였다. 관운장도 껄껄 웃으며 자리에서 일어나 모든 장수에게 말했다.

"천하의 명의를 만나 이제 팔은 전과 같이 맘대로 움직일 수 있게 되었다. 선생은 참으로 신의(神醫)이시오!"

관운장은 화타의 손을 덥석 잡았다.

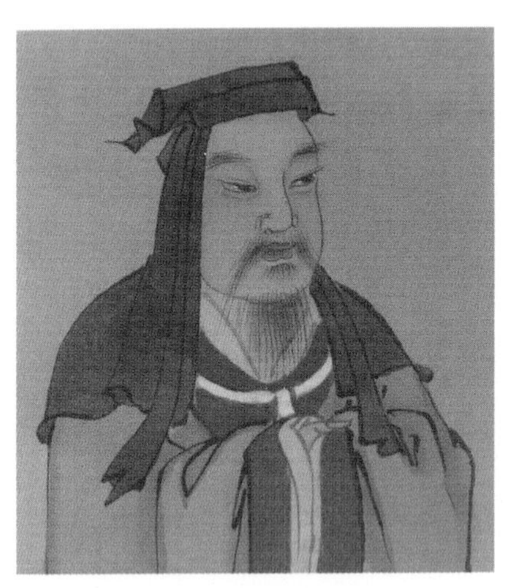
조 조

"제가 의원노릇을 한 지 수십 년인데 군후(君侯) 같은 분은 처음 뵈옵니다. 참으로 명환자입니다!"

바로 이 만남이야말로 명의와 명환자의 잔잔한 대화였다.

위(魏)나라의 조조(曹操)가 신의 화타의 소문을 듣고 그를 시험해 보려고 4형식으로 된 한 수의 시를 적어 화타에게 전해왔다.

마음속에 피는 꽃, 항주(杭州)에 있는 서호(西湖)의 가을꽃
맑은 밤하늘에 반짝이는 별들, 그 속에 빠져들고 싶어라
불로장생 영원히 몸이 건강하고 마음을 편안하게
늙은 어머님을 돕고자 하는데 두려워 경계하는 집안사람
한 달에 5일을 뺀 정한 기간에 돌아와

가슴속에 큰 뜻을 품고 있으며 군(軍) 통솔하기 쉽지 않구나
의사는 뼈를 맞추며 오랫동안 충실하게 충성하는데
결단성과 기지 없는 무능함이 약방문을 굳게 닫게 하누나.

胸中荷花 西湖秋英　흉중하화 서호추영
晴空夜珠 初入其境　정공야주 초입기경
長生不老 永遠康寧　장생불로 영원강녕
老娘茯利 警惕家人　노랑복리 경척가인
五除三十 假滿期歸　오제삼십 가만기귀
胸有大略 軍師難混　흉유대략 군사난혼
醫生接骨 老實忠誠　의생접골 노실충성
無能缺技 藥店關門　무능결기 약점관문

화타는 이 시를 읽은 후 미소를 지으며 4형식에 맞추어 16가지 약 이름으로 앞의 시 뜻에 맞추어 답장을 써서 조조에게 보냈다.

마음속에 피는 꽃, 항주에 있는 가을꽃
맑은 밤하늘에 반짝이는 별들처럼 온 대지에 자라나
만년 동안 푸르고 천년 동안 건강하게
어머니를 돕고 자기도 예방하며
상(商)나라 땅으로 돌아올 때
원대한 뜻을 품고 고생스럽게 참전하여
계속하여 끊임없이 소박하고 충실하며
헛된 말만 하고 실천이 없는 자에게는 약도 없어라.

穿心蓮	杭菊	滿天星	生地	천심련	항국	만천성	생지
萬年靑	千年健	益母	防己	만년청	천년건	익모	방기
商陸	當歸	遠志	苦參	상륙	당귀	원지	고삼
續斷	厚朴	白朮	沒藥	속단	후박	백출	몰약

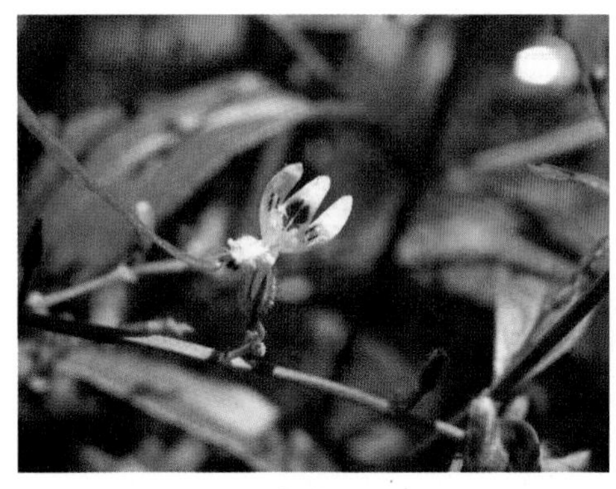
천심련

조조는 답장을 읽은 후 마음속으로 그의 글 재주와 재치에 놀랐다. 화타는 어렸을 때부터 《시경(詩經)》, 《예기(禮記)》, 《역경(易經)》, 《춘추(春秋)》 등을 탐독하여 글재주가 뛰어났다.

조조의 시 가운데 흉중하화(胸中荷花)를 화타는 천심련(穿心蓮)으로 답하였고, 서호추영(西湖秋英)을 항국(杭菊), 즉 항주(杭州)의 가을꽃인 국화로 답했다.

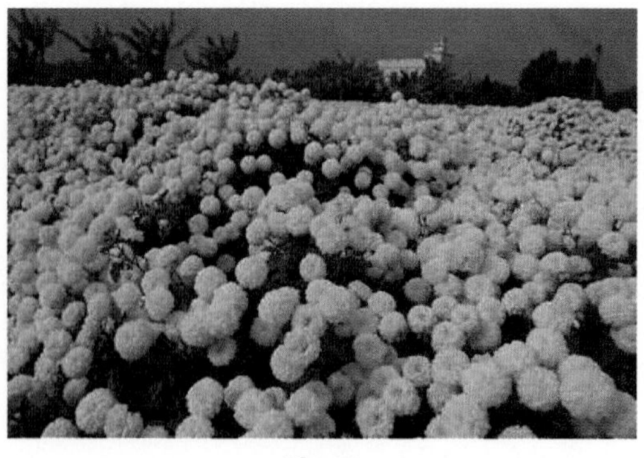
항 국

이렇듯 모든 문장을 약명으로 화답하는 그는 의술에 대하여 마음은 언제나 환자들을 치료하겠다는 생각에 차 있었기 때문에 조조가 화타를 자기 진중에 와서 있으면 어떻겠느냐는 의중을 묻는 글에 화타는 자기는 아픈 환자들의 의원이지 어떤 특정인의 의원이 아니라는 것을 마음속에 담아 시로 표현하였다.

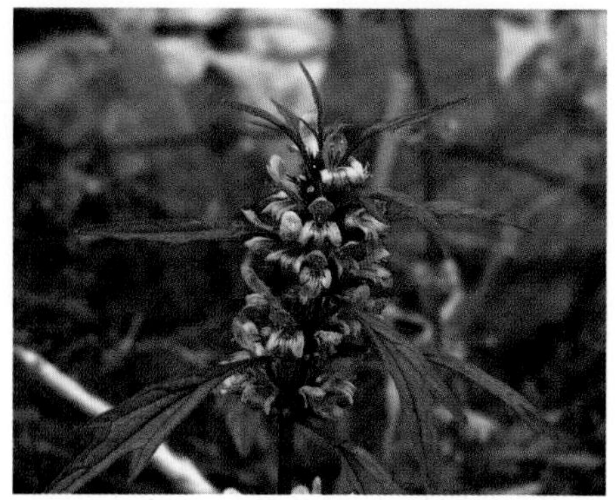

익모초

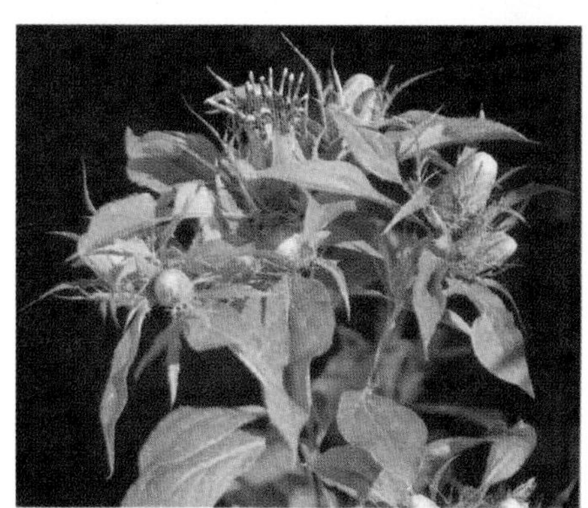

백 출

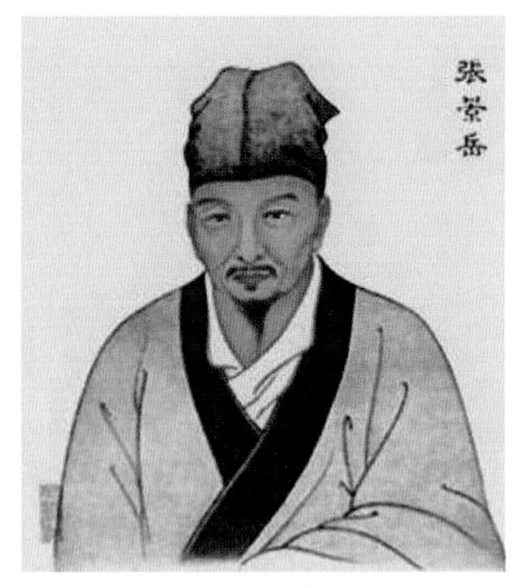

장경악

10. 장경악의 순발력

명(明)나라 때 저명한 의학자인 장경악(張景岳)은 절강 소흥(紹興) 사람이다. 한번은 소흥지방 왕(王)씨 집안의 아이가 놀다가 쇠못을 삼켜 토해도 나오지 않았다. 그의 어머니는 아이가 캑캑거리는 것을 보고 크게 놀라 급히 어린아이 두 발을 잡고 거꾸로 들어 쇠못을 토해내려고 하였다. 그러나 쇠못은 나오지 않고 코에서는 피가 흐르고 있었다.

상태가 아주 급해지자 어린아이 부모는 소리를 질렀다.

"사람 좀 살려줘요!"

그때 마침 장경악 의원이 그곳을 지나다가 보고는 어린아이 어머니에게 다가가서 말했다.

"아이를 바로 앉히시오."

어린아이는 울기 시작하였다. 장경악은 아이 엄마에게 말했다.

"이미 쇠못은 위 속으로 내려갔습니다."

아이 엄마는 놀라서 정신을 차리지 못하며 장경악에게 애원했다.

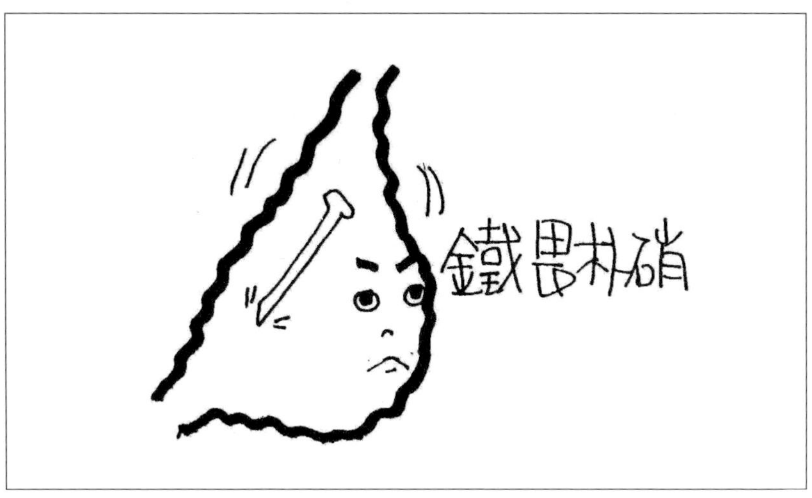

"우리 애를 좀 살려주셔요!"

장경악은 문득 《신농본초경(神農本草經)》에 「철외박초(鐵畏朴硝)」라는 구절이 생각이 났다. 철외박초란 「철은 박초를 싫어한다」는 뜻이다.

"옳지!"

그는 사람을 시켰다.

"빨리 영자석(靈磁石) 1돈(錢), 박초(朴硝) 2돈을 가져오시오."

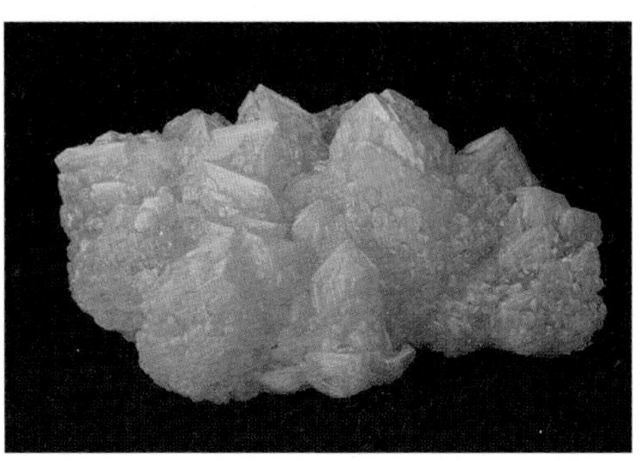

망 초

그것들을 곱게 가루를 낸 다음 익은 돼지기름과 꿀로 잘 섞어서 어린아이에게 먹였다. 오래 되지 않아서 아이는 마치 고구마 덩이 같은 변을 보았는데, 변 덩어리는 고운 가루에 물기가 묻은 것같이 윤기가 있었다. 장경악이 변 덩어리를 헤쳐 보니 안에는 방금 먹은 쇠못이 싸여 있었다.

"아이를 살려주셔서 감사합니다."

장경악의 위급할 때 치료하는 처방은 기묘하였다.

"어떻게 그렇게 간단히 고칠 수 있으셨습니까?"

장경악은 웃으면서 대답했다.

"여기 사용한 망초(芒硝), 자석(磁石), 저유(猪油, 돼지기름), 봉밀(蜂蜜) 이 네 가지 약이 중요합니다. 한 가지라도 빠지면 안 됩니다."

장경악은 계속해서 설명을 했다.

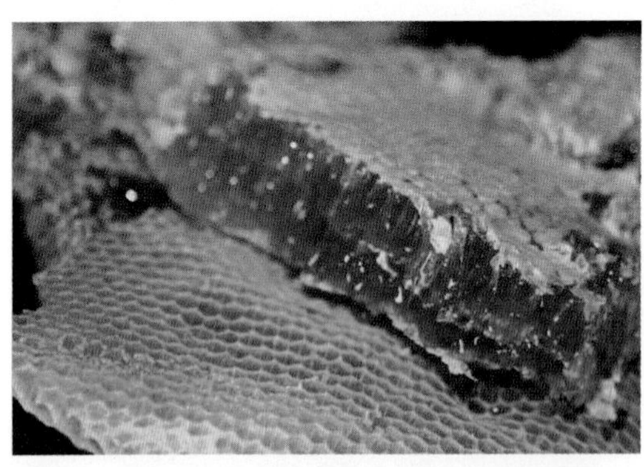

봉 밀

"망초는 만약 자석이 없다면 쇠못이 붙지 않으며, 자석은 설사시키는 망초가 없다면 쇠못을 배출할 수 없으며, 돼지기름과 꿀은 장(腸)을 윤활시키는 작용으로 윤장운동을 원활하게 하여 쉽게 배출시키며, 꿀은 아이들이 먹기 좋아하는 식품이라 서로 배합하여 쇠못을 싸서 장도(腸道)로부터 배출시키게 됩니다."

그의 처방은 실로 기묘하고 순발력이 있어 위급한 환자를 구할 수 있었다.

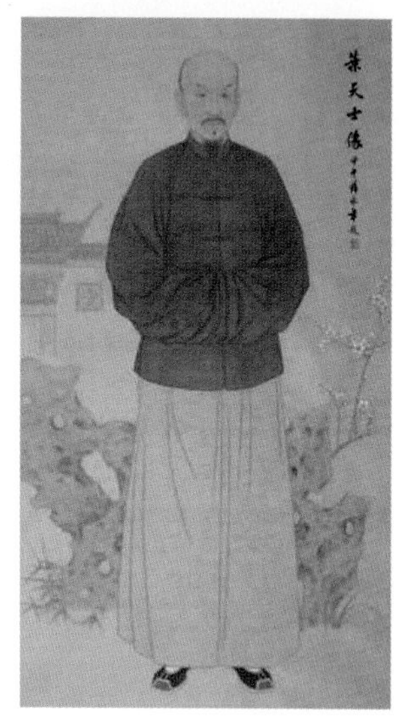

섭천사

11. 피부병과 주먹밥

청나라 때의 이야기다. 어느 여름날, 남경의 대관료(大官僚) 여유기(呂維其)가 강소(江蘇) 오현(吳縣)의 명의 섭천사(葉天士)를 초빙하여 자기 외아들의 병을 치료하였다.

여유기의 아들은 일종의 괴질을 앓고 있었다. 피부를 만지거나 피부에 물건이 닿게 되면 울면서 소리쳤다. 그래서 아들은 속옷 하나만 걸치고 있었다. 남경의 명의라는 명의는 다 초빙하여 치료해 보았으나 고치지 못하였다. 그리하여 마침내는 강소 오현의 명의 섭천사를 청하였던 것이다.

섭천사는 증상을 묻고 자세히 환자의 피부를 관찰하였다. 피부를 보니 벌겋게 되지도 않고 붓지도 않았다. 어떠한 외상도 찾아볼 수 없었다.

"언제부터 이렇게 되었습니까?"

환자를 수발하는 하인이 곁에 앉아 있다가 대답을 했다.

"도련님이 나흘 전에 날씨가 더워 옷을 벗고 연못가에서 잠을 자고 난 후부터 이런 병이 걸렸습니다."

"그럼 그 연못에 가 봅시다."

섭천사는 연못가에 가서 주위를 자세히 살펴보았다. 그러고 나서는 붓을 들고는 처방을 써 내려갔다. 처방전에는 이렇게 적혀 있었다.

糯米三石 淘淨蒸熟　差成飯團 連做三天 病卽可愈
나미삼석 도정증숙　차성반단 연주삼천 병즉가유

「찹쌀 3석(石)을 헹구어 잘 씻은 후 가마에 쪄서 익힌 다음 손으로 주먹밥을 만드는데, 계속하여 연속 3일만 하면 병이 즉시 낫는다.」

여유기는 지금까지 보도 듣도 못한 처방에 고개를 갸우뚱했다. 그러자 섭천사가 말했다.

"이 병은 병 자체가 괴이하므로 처방 또한 특이합니다. 그러나 시키는 대로 하면 즉시 치유가 됩니다."

이튿날, 3석의 찹쌀로 주먹밥을 만드는데, 엄청난 양이었다. 말이 3석이지, 3석이라면 지금의 360근(斤)이고, 216 kg으로 거의 세 가마니에 가까운 분량이다. 여유기는 섭천사에게 말했다.

"이렇게 많은 주먹밥을 어디에 씁니까?"

"사기(邪氣)가 아드님의 몸에 붙어 있습니다. 이 주먹밥으로 그 사기를 제거하여야 합니다. 그리고 거리로 나가서 누더기를 입은 사람이나 구걸하는 사람이 보이거든 이 주먹밥 네 덩어리씩 나누어 주십시오. 연속 3일간 매일 주먹밥을 나누어 주십시오."

하루에 3석씩 9석(石)의 찹쌀로 주먹밥을 만들어 길거리의 걸인들을 나누어주니 여유기는 찹쌀이 아까웠으나 아들의 병을 고치기 위하여 하는 수 없이 그대로 시행하였다.

주먹밥을 나누어주던 사흘째 되는 날, 섭천사는 두 개의 주먹밥을 남겨 놓으라고 해서는 그 주먹밥을 식힌 다음 환자의 몸을 어깨에서부터 살살 문질렀다. 이상한 것은 몸을 건드리기만 해도 아파하고 소리를 지르던 아들은 아무런 소리도 지르지 않고 오히려 편안해 하였다.

섭천사는 주먹밥을 가지고 아들의 몸을 골고루 다 문지르고 나자, 아들은 침대에서 벌떡 일어나 섭천사에게 꿇어앉더니 소리쳤다.

"고맙습니다. 의원님은 병에서 구해 주신 은인이십니다."

곁에 있던 사람들은 놀랍기도 하고 기뻐서 칭찬과 박수를 치지 않을 수 없었다.

섭천사가 집으로 돌아오는 길에 제자가 물었다.

"스승님, 어떻게 그런 난치병을 고치셨습니까?"

"그 병은 이상한 병이지만, 이상하지도 않은 병이란다. 원래 여유기 대인의 아들이 옷을 벗은 채 연못가에서 잠을 잤는데, 그곳에는 버드나무가 있더구나. 한 여름에는 버드나무에 털이 많은 벌레가 있는데, 그 벌레는 강한 햇빛을 받으면 털이 떨어지는데, 그 털들이 아들의 피부에 떨어진 거지. 눈에는 보이지 않지만 그 털로 피부가 만지기만 하면 아팠던 것이란다. 그래서 따스한 주먹밥을 피부에 문질러 그 털을 제거하였던 것이지."

"그런데 왜 하루에 3석(石)씩 9석이나 허비하였나요? 주먹밥 두 덩어리면 되는데?"

"그는 부자니까 가난한 사람들에게 식량을 나누어주게 하기 위한 것이란다. 하하하!"

섭천사의 말에 제자들도 따라 웃었다.

섭천사는 기존의 치료법에 얽매이지 않고 옛날의 비방까지 두루 활용했는데, 항상 놀라운 효험을 거두었다. 특히 비위(脾胃)와 아동과의 병에 재간이 있었다. 그가 지은 《온열론》은 온병학설(溫病學說)의 발전을 가져왔다. 죽은 뒤 제자들이 그의 처방을 모아 《임증지남의안(臨證指南醫案)》과 《섭안존진(葉案存眞)》, 《미각본의안(未刻本醫案)》 등을 펴냈다.

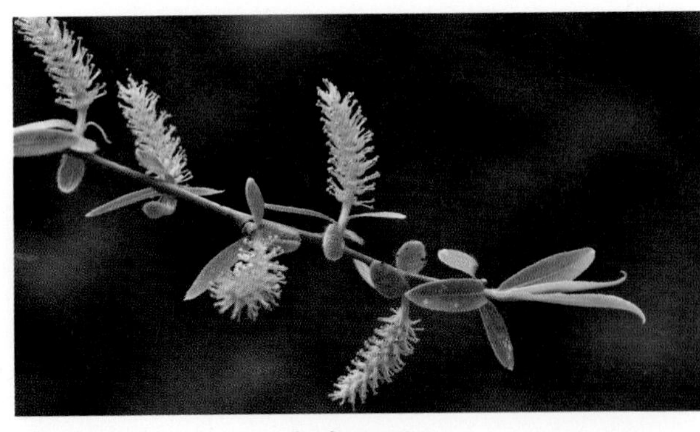

유화(柳花)

버드나무는 가지(유지, 柳枝), 잎(유엽, 柳葉)을 봄~여름에 채취하여 햇볕에 말려서 쓴다. 옻오른 데, 고열, 간염, 고혈압, 신장병, 기관지염, 치통, 종기, 폐경에 좋다. 꽃(柳花)은 봄에 채취하여 햇볕에 말려서 쓴다.

12. 잘린 목을 붙인 동인당

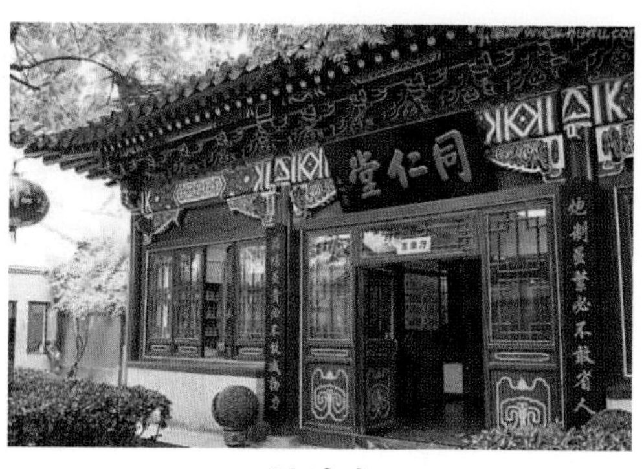
동인당

북경에는 유명한 동인당(同仁堂)이 있다. 이곳은 청나라 성조(聖祖 1653~1722년) 강희 8년인 1661년에 개업을 하여 356년의 역사를 지니고 있다. 여기에서 만드는 우황청심환은 우리나라에도 잘 알려져 있으며, 그 밖에도 다른 많은 약재들이 환약으로 만들어져 나오고 있다. 동인당이 어떻게 유명해졌는지 재미있는 일화가 있다. 비록 거짓말 같은 이야기이지만, 중국인들의 허풍과 풍취가 깃들어 있다.

청조 말에 한 사형수가 있었다. 그는 사형선고가 내려져 형장에 불려나갈 날을 생각하며 하루하루 초조한 나날을 보내고 있던 중 마침내 그 날이 왔다. 옥리가 그를 불러냈다.

"드디어 죽을 날이 왔구나!"

그는 감옥을 둘러보고는 순순히 옥리를 따라 나갔다. 옥리들은 아무 말도 없이 그를 끌고 형장을 향해 걸어가고 있는데, 저 앞에 망나니가 큰 칼을 들고 떡 버티고 서 있는 것이었다. 망나니는 사형수가 끌려나오자 시퍼런 칼날에 기름을 바르기 시작했다.

"이제 정말 죽게 되는구나. 이것으로 나의 운명도 끝이 났구나!"

사형수는 어쩐지 떨린다기보다 죽음에 대해 담담하게 받아들이는 심정이 되었다. 망나니가 술을 머금고 시퍼런 칼날을 들어 푸우! 하고 뿜더니 이어서 칼을 휘두르며 춤을 추기 시작했다. 그렇게 죄수의 주위를 몇 바퀴 칼춤을 추며 돌다가는 마침내 사형수의 목을 단칼에 뎅겅 날렸다.

"휙—"

그런데 이상한 일이 벌어졌다. 목이 잘린 죄수는 당연히 쓰러져 죽었어야 할 텐데, 그 죄수는 잘려 나간 자기 목을 두 손으로 받쳐 들고는 어디론가 부리나케 달아나는 게 아닌가! 죄수는 동인당으로 달려간 것이다.

"살려주세요!"

목을 가지고 달려온 죄수에게 동인당의 의원은 신기를 발휘하여 감쪽같이 되붙여 주었다. 그리하여 죄수는 다시 목숨을 구했다.

"죽은 목숨을 다시 살려주시다니, 정말 고맙습니다."

문자 그대로 끊어진 목숨을 동인당에서 다시 이어서 살린 것이다. 소문은 즉시 입에서 입으로 퍼져, 동인당은 죽은 사람도 살린다는 평판을 듣는 유명한 약방이 되었다.

동인당은 지금도 북경에 본점이 있고, 중국 각처에 지점이 있다. 우리나라 사람들의 중국 여행에서 빠지지 않고 들르는 곳이 바로 이 동인당이다.

제3장. 숭고한 정신과 의덕

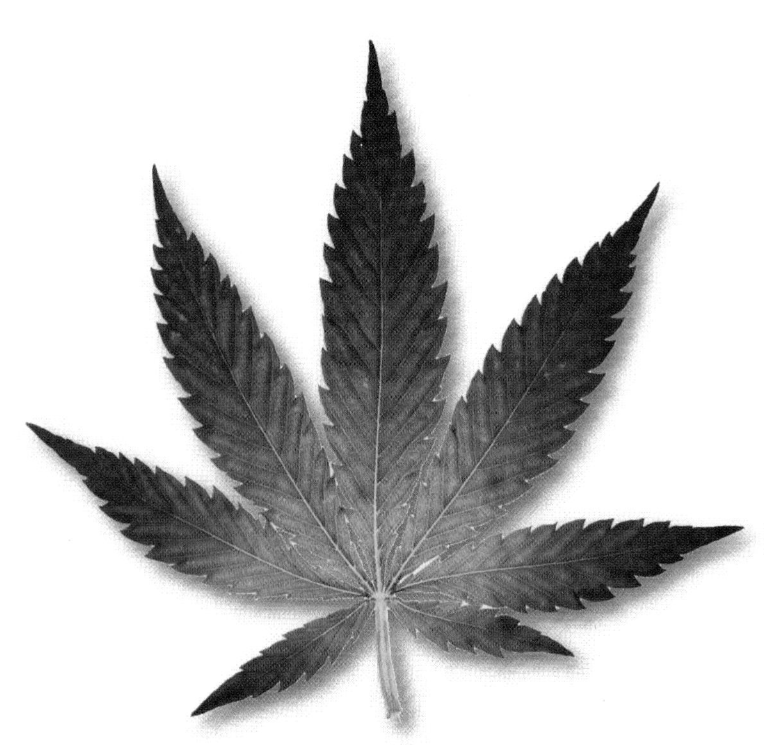

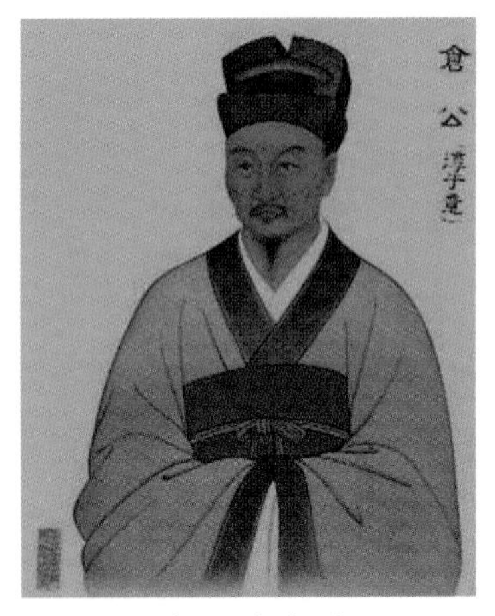

창공 순우의

1. 태창공 딸의 상소문

창공(倉公)은 서한(西漢) 시대의 유명한 의원으로 성은 순우(淳于), 이름을 의(意)라 했다. 그는 임치(臨淄, 지금의 산동성 치박시)에서 살았으며, 당시 곡물을 관리하는 직책인 태창장(太倉長)을 지냈기에 「창공」 또는 「태창공(太倉公)」이라 불렸다.

창공은 어릴 적부터 의학공부를 열심히 하여 항상 손에서 의서가 떠나지 않았다. 처음에는 질병 치료에 별다른 효과를 보지 못했다. 후에 치천당리(淄川唐里)에 사는 공손광(公孫光) 선생이 고방(古方, 옛날 처방집)을 가지고 있으며, 치료 효과도 좋다는 소식을 듣고 창공은 그를 찾아갔다.

"선생님, 저를 제자로 받아 주십시오."

공손광은 창공을 제자로 받아들였다. 창공은 공손광에게 학문을 배우고 그의 처방을 공부하였다.

어느 날, 공손광은 질문을 하면 즉시 대답하는 영특한 창공에게 새로운 내용의 학문을 가르쳐주고 싶었다.

"너는 앞으로 고명한 의사가 될 것이다. 나는 너에게 모든 지식을 가르쳐 주었다. 이제 너에게 전수해 줄 것이 없구나.

나에게는 의붓형님이 한 분 계신데, 이름은 양경(陽慶)이라 하고, 지금은 공승(公乘 : 8급 관료)으로 있는데, 집안이 넉넉한 까닭에 의원노릇을 하고 있지 않아 사람들은 모르지만 그분의 의술은 대단한 경지에 있다. 네가 그에게서 의술을 배운다면 더 많은 것을 얻을 수 있을 것이다. 내가 추천해 줄 테니 그를 찾아가거라."

공손광은 창공을 양경에게 추천하였다. 창공이 양경을 스승으로 모셨을 때가 창공의 나이는 36세이고(기원 전 180년), 양경의 나이는 이미 70세가 넘었다. 창공은 그를 공경하였고, 열심히 배우려는 창공을 양경은 기특하게 생각해서 자기의 의학지식을 남김없이 가르쳐 주었다.

"지금부터 과거에 배운 처방은 모두 소용이 없다. 지금부터는 예부터 내려오는 황제(黃帝), 편작(扁鵲)의 맥서(脈書), 오색론(五色論)에서 약론(藥論)에 이르기까지 너에게 모두 전수할 것이다."

창공은 그 소리를 듣고 즉시 엎드려 절을 하였다. 그에게 전수한 책은 《맥서 상하경(脈書上下經)》, 《오색진(五色診)》, 《규도(揆度)》, 《음양(陰陽)》, 《외변(外變)》, 《약론(藥論)》, 《석신(石神)》, 《접음양금서(接陰陽禁書)》 등이다.

양경은 매일같이 창공에게 책의 내용을 풀이해 주었고, 창공은 열심히 배워 일 년이란 세월이 흘렀을 때는 그의 의술이 대단히 발전했다. 그리고 2년째는 임상을 하여 이론과 임상을 겸하니 환자를 볼 때마다 효과를 보았다. 3년째는 병을 치료할 뿐만 아니라 환자의 생사 판단을 하기에 이르렀다.

창공의 명성은 날이 갈수록 높아졌고, 당시 제후왕(諸侯王)들은 그를 자기의 시의(侍醫)로 맞으려고 서로 안달들이었다. 조왕(趙王), 제서왕(濟西王), 제남왕(濟南王)과 오왕(吳王) 등이 각기 사람을 보내 그를 찾았다.

창공은 궁중에서 단지 몇 사람을 위한 의사가 되기를 거부했다. 그리하여 여러 왕들의 요청에 번번이 거절하여 그들로부터 미움을 사게 되었다. 또한 귀족들도 그에게 죄를 덮어씌워 벌을 주려고 벼르고 있었다.

"창공은 사람을 위해 병을 치료하지 않는다."

창공은 그들의 강압에 환멸을 느끼고 자기의 진료부 장부를 하인에게 넘겨주고 자기는 노의(老醫, 나이가 많고 경험이 많은 의사)를 찾아 공부를 할 겸해서 여행길에 올랐다. 그는 몇 분의 노의를 만나 그들의 의술을 전수받았다.

이 무렵, 제왕(齊王)이 병이 났다.

"창공을 모셔오너라!"

"지금 그는 집에 없습니다."

하는 수 없이 제왕은 다른 의원에게 치료를 받았으나 마침내 세상을 떠나고 말았다. 이 일이 있은 뒤로 귀족들은 창공에게 원한을 갖고 그가 집으로 돌아오자 그에게 억지 죄를 씌워 감옥으로 보냈다. 당시 형법(刑法)은 혹독하여 죄질이 가벼운 사람은 얼굴에 흉터를 내거나 코를 자르거나, 발이나 발가락을 잘랐다. 죄가 중한 자는 그 벌이 심하기가 말로 다 할 수도

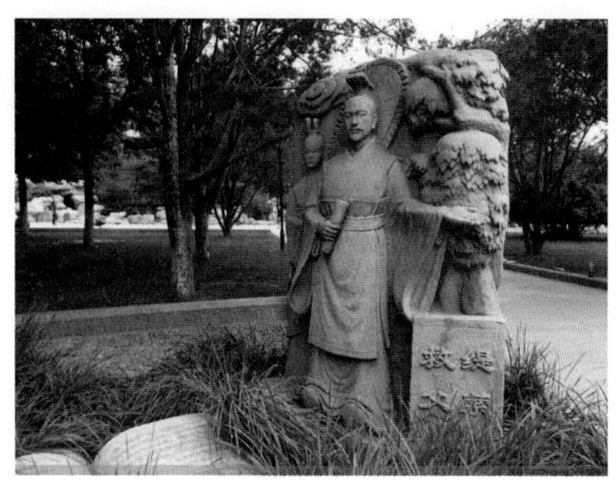

순우의와 딸 제영 조소(彫塑)

없을 정도였다.

창공은 장안(長安, 당시 수도)으로 압송되어 형벌이 내려지게 되어 있었다. 창공에게는 딸이 다섯 있었는데, 그들은 아버지가 중죄로 압송 당한다는 소식을 듣고 통곡을 하였다.

창공 역시 하늘을 보면서 탄식하였다.

"슬하에 딸만 있으니, 정작 위급할 때는 아무 소용이 없구나!"

그때 막내딸 제영(緹縈)은 아버지의 탄식소리를 듣고 마음이 너무나도 아팠다. 그리하여 그가 아버지를 따라가기로 결심했다.

"아버지, 제가 장안까지 따라가겠습니다."

"얘야, 네가 간다고 무슨 도움이 되겠니?"

"너무 걱정 마셔요."

딸은 아버지를 따라 장안에까지 가서 황제에게 상소를 올렸다.

"소녀의 아비는 제나라 관직에 있을 때 청렴결백하여 백성들에게 덕망을 받아 왔습니다. 그러나 지금 무고한 죄를 뒤집어쓰고 범법자가 되었습니다. 사람은 한번 죽으면 다시 살아나지 않으며, 육형(肉刑)으로 사지를 찢는다면 다시 붙일 수가 없으니, 소녀의 아비에게 형벌을 내리시는 대신에 소녀가 궁궐의 비녀(婢女)가 되겠사오니 관대한 처분을 바라옵니다."

당시 황제 한문제(漢文帝)는 상소문을 읽어보고 백성의 여론을 조성하여 창공의 형벌을 면하여 주었다. 대문장가 반고(班固)가 이 사실을 시(詩)로써 읊은 적이 있다. 이때가 한문제 13년(기원전 167년)이었고, 창공의 나이 50세 때의 일이다. 그 후 창공은 한평생을 서민들을 위한 의술을 펴는 데 바쳤다.

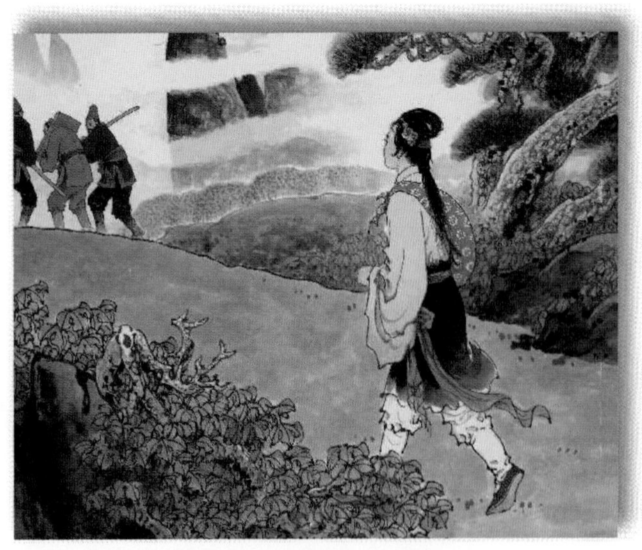

제영이 아버지를 구하다

2 모산도사와 배 梨

송조(宋朝) 시대 안휘(安徽) 사주(泗洲)에 곽평(郭平)이라는 사람이 있었는데, 그는 공부를 열심히 하여 먹고 자는 것까지도 잊어버릴 정도였다. 방안에 들어앉아 너무 공부에만 열심히 하다 보니 건강을 해쳐 몸은 말랐고 안색은 창백했다.

그래서 그는 당시 그 지방에서 유명한 양길로(楊吉老) 의원에게 가서 진단을 받고자 하였다. 양길로 의원은 진단 후 그가 폐음허(肺陰虛)로 폐가 약해져 있다고 진단하였다.

"자넨 오랫동안 피곤이 쌓여 열(熱)이 적체되어 있네. 기혈(氣血)이 이미 소진되어 있어 3년 내에는 등에 창저(瘡疽)가 생겨서 죽을 걸세. 하지만 지금으로서는 치료할 방법이 없네."

곽평은 마음이 무겁고 착잡하였다.

어느 날, 곽평과 같이 공부를 하던 친구가 그에게 문병을 왔다. 곽평은 양길로 의원에게 가서 진단을 받은 일을 얘기해 주었다. 얘기를 듣고 난 친구가 곽평에게 말했다.

"곽형, 내가 듣기로 모산(茅山)에 한 도사가 있는데, 불경의 학식도 높고 의술 또한 뛰어나다 하니, 그곳에 가서 치료를 받아 보는 것이 어떻겠나?"

모산이 생소하지 않고 아는 곳인 데다가, 평소 그 도사의 이야기도 들은 적이 있는 곽평은 친구의 말에 따라 모산의 도사를 찾아가 보기로 하였다. 가는 길은 꽃들이 만발해 있었다. 그는 길을 재촉하여 모산에 도착했다. 곽평은 우선 도사를 떠보기 위하여 과장된 얘기를 하였고, 병에 대해서는 한 마디도 하지 않았다.

"저를 제자로 받아 주십시오."

도사는 두말 않고 그를 제자로 삼아 주었다. 그리하여 곽평은 매일 그에게 불경에 대한 강의를 듣고, 불경을 탐독하며, 장작불을 지피고, 산에서 나무도 하고 물도 긷는 등 갖은 궂은 일을 도맡아 하였다. 아침저녁으로 열심히 일을 하니 도사는 매우 흡족해 하였다.

하루가 가고 이틀이 지나고 어느새 두 달이 지났다. 곽평은 도사의 학문이 높다는 것을 알게 되었고, 그리하여 도사에게 자기의 처지를 설명하였다.

"스승님, 제가 원래 불치병이 있어 여기에 왔습니다."

도사는 미소를 지으며 말했다.

"네가 여기 오던 날 난 벌써 알았다. 허나 네 마음을 괴롭히지 않으려고 아무 말을 하지 않았을 뿐이었다. 오늘 네가 모든 것을 털어놓으니 네 병에 대해 생각해 보기로 하자."

곽평은 전에 양길로 의원의 진단결과를 자세히 말해 주었다.

"그래, 네 병을 보니 양선생의 말이 맞구나. 3년 후 등에

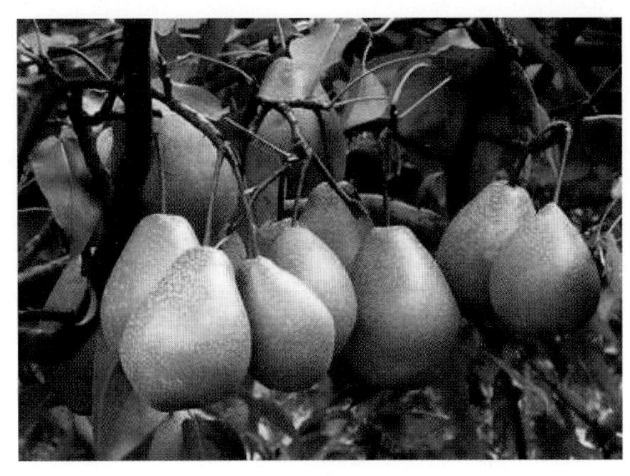
배

옹저(癰疽)가 생길 것이고……. 속수무책이구나. 무슨 약이든 듣지 않겠는데……."

곽평은 "무슨 약이든 듣지 않는다"는 이 한 마디가 그의 가슴을 찔렀다. 곽평은 긴 한숨을 내쉬며 말했다.

"나의 목숨이 다 됐구나!"

그러자 도사가 말했다.

"너는 너무 조급하구나. 내 말을 끝까지 다 듣거라! 내일 너는 짐을 싸가지고 집으로 가도 좋다. 가는 도중에 호리박같이 생긴 배를 사서 매일 한 개씩 먹고, 먹고 난 것은 끓여서 즙을 내어 복용하거라. 배는 성질이 하행유리(下行流利)하기에 배를 이(梨)라고 부른다. 배는 폐를 윤(潤)하게 하고, 심장을 청(淸)하게 하고, 음(陰)에 영양을 주고, 진액을 만들며, 담(痰)을 없애주고, 화(火)를 내려주며, 입 마른 것을 없애 준다. 그리고 주독(酒毒)을 없애주기도 하지. 계속해서 일 년간 먹으면 너의 폐음(肺陰)을 도와주고 열도 없애주고 담(痰)도 제거해 주어 몸이 건강해질 게다."

"고맙습니다. 스승님!"

곽평은 도사에게 절을 하고 하산하여 집으로 돌아와서 도사의 말대로 하였다.

3년의 세월이 지난 어느 날, 양길로 의원과 곽평이 우연히 만났다. 곽평이 안색이 좋아져서 양의원은 놀라지 않을 수 없었다.

"죽었어야 할 사람이 이렇게 건강하다니?!"

곽평은 웃고 말았다. 곽평은 양길로 의원을 자기 집으로 모셔와 차를 대접하였다.

"자네, 다시 한 번 맥을 보세."

양의원은 곽평을 진단하여 맥을 짚어보고는 말했다.

"도대체 내가 지난번에 잘못 진단했었나? 자네 병은 내가 말한 대로인데, 지금은 아주 정상이군. 분명 자네가 다른 사람을 만났군 그래?"

곽평은 급히 두 손을 모으며 말했다.

"의원님의 진단은 틀리지 않았습니다. 제가 다른 사람을 만나서……."

그는 전후 사정을 모두 다 이야기하였다.

양의원은 집으로 돌아와 가만히 생각하니 괴롭기 그지없었다.

"나의 의술은 아직도 멀었구나!"

양길로 의원은 자기 의술의 부족함을 탄식했다. 그래서 마침내는 의원 문을 닫고 모산의 도사를 찾았다.

양길로는 모산의 도사 밑에서 더 많은 지식을 배워 의학이론과 의술을 한층 높였다.

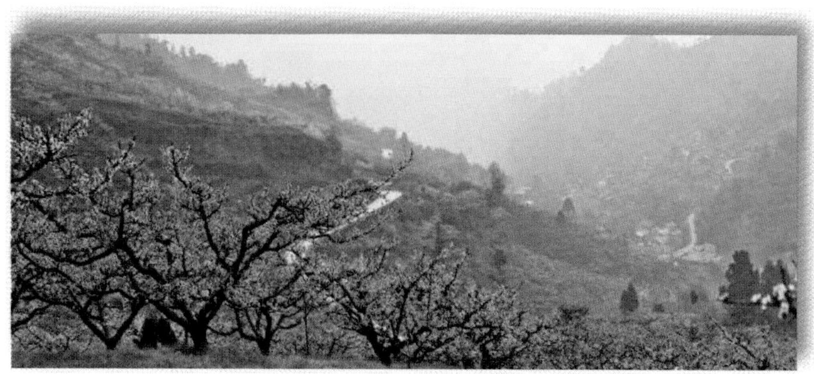

복숭아꽃 만개한 모산

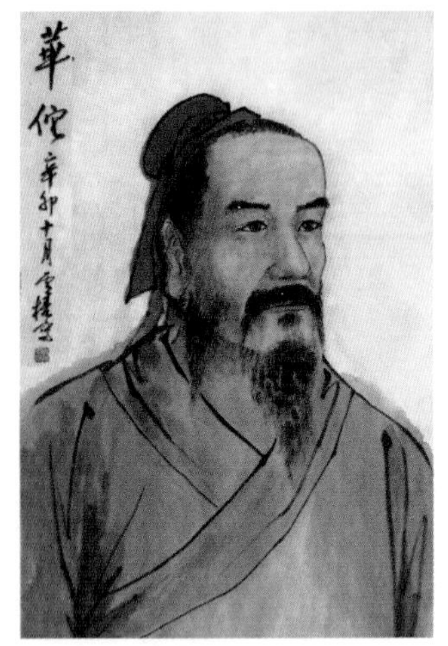

화 타

3. 비상을 처방한 화타 華陀

화타는 동한(東漢) 시대의 명의로서 그의 의술은 따를 자가 없었다. 전신마취제 「마비산(痲沸散)」을 발명하여 외과에서 복부와 흉부수술을 하는 데 사용하였고, 그가 치료한 환자는 실로 부지기수여서 천하에 명성을 드높였다.

화타가 비록 대단한 명의지만, 그가 의술을 배우는 데 있어서는 매우 겸손하였다. 화타가 의술을 배운 이야기는 후세의 미담으로 전해 내려온다.

어느 해, 화타는 서림사(西林寺)에 가서 의학공부를 하고 돌아와서는 어깨에 약상자를 둘러메고 고통을 당하는 백성들의 병을 치료해 주고 다녔다. 그의 의술이 뛰어나 명성이 급속히 퍼져나가 각처에서 치료를 받고자 하는 사람이 많았다.

한번은 화타가 한 젊은이를 자세히 진단하여 보니 두풍병(頭風病)이었다. 화타는 이리저리 생각을 하였지만, 그 병을 치료할 방법을 생각해 내지 못하여 속수무책이어서 환자는 실망을 하고 돌아갔다.

그 후 젊은 환자는 한 노의(老醫, 경험이 많고 치료 효과가 좋은 늙은 의원)를 찾아가 치료를 받고 병이 완쾌되었다. 화타는 이 사실을 알게 되었고 마음이 괴로웠다.

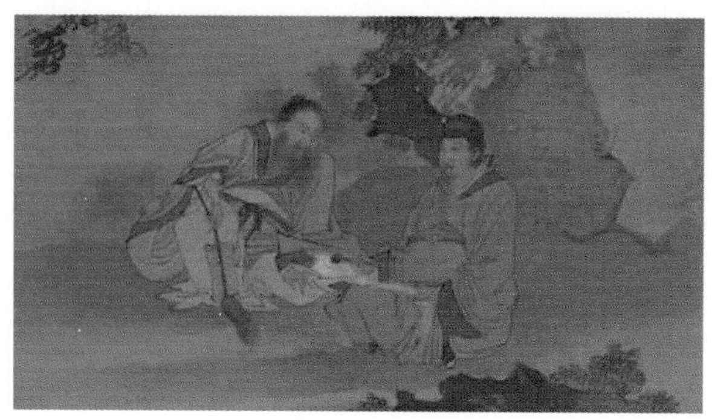

화타와 동봉

"왜 나는 왜 그 병을 못 고쳤지? 나는 아직도 더 배워야 돼!"

화타는 사방으로 그 노의의 거처를 알아보았다. 그리고 그는 그 노의를 스승으로 삼고자 결심하였다. 그러나 노의가 자기가 명의 화타라고 하면 제자로 받아들이지 않을 거라고 생각했다.

"그래, 이름을 바꾸자."

마침내 화타는 이름을 바꾸고 노의의 문하생으로 들어가기로 작정했다. 의학을 배우려는 노력을 게을리 하지 않아, 노의는 그의 성실과 총명함을 보고 마침내 그를 제자로 받아들이기로 결정하였다.

화타는 아침 일찍 일어나 저녁 늦게까지 일하며 열심히 공부하여 노의를 기쁘게 하였다. 노의는 그의 지극한 노력에 탄복하여 많은 의술을 전수해 주었다.

어느 날, 노의가 왕진을 나간 사이에 복부에 병이 있는 환자가 사람들에게 들려 들어왔다. 환자를 보니 매우 위급하였다.

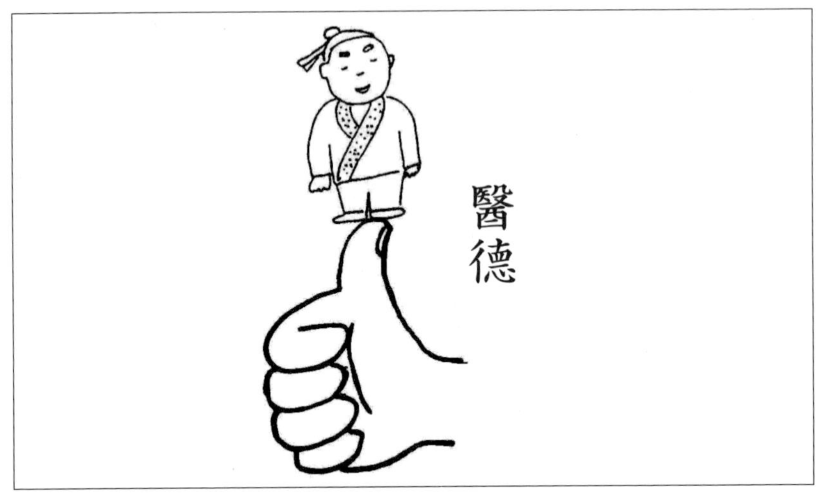

노의의 제자이며 화타의 사형(師兄)이 선생님께서 출타 중이니 다른 날 오도록 하였으나 환자의 가족은 애원했다.

"우리는 먼 곳에서 선생님에게 치료받으러 여기까지 왔습니다."

화타는 환자가 애걸하며 치료해 주기를 바라는 것을 보자, 자기가 직접 나서서 환자를 진맥한 후 처방을 써 주었다.

"2돈(錢, 약 8g)의 비상(砒霜)을 두 번에 나누어 복용하십시오."

환자가 돌아간 후 사형은 화타에게 걱정스레 말했다.

"어떻게 환자에게 비상을 복용하라고 하지? 비상은 독성이 강해 자칫 인명을 빼앗기 쉬울 텐데, 환자가 죽기라도 하면 어떻게 하려고 그러나?"

화타는 그저 빙그레 미소만 짓고 아무 말도 하지 않았다. 환자가 집으로 돌아가는 길에 마침 왕진을 나갔다 돌아오는 노

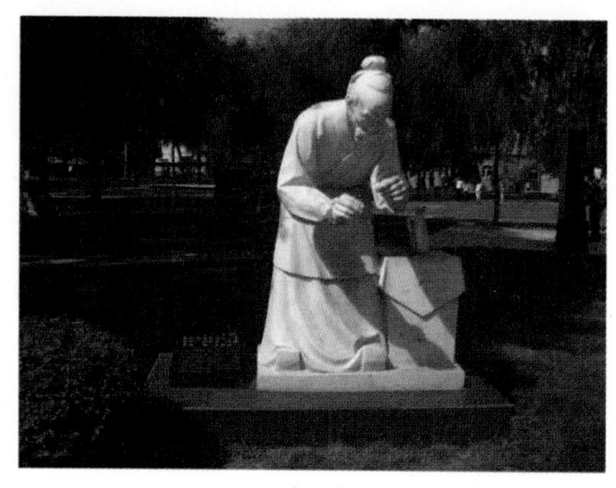
화 타

의를 만나게 되었다. 환자의 식구들이 화타가 준 처방을 노의에게 보여주었다. 노의는 처방을 보고 난 후 손으로 수염을 쓰다듬고는 머리를 끄덕이며 말했다.

"정말 기막힌 묘방(妙方)이로구나!"

그리고는 환자에게 당부하였다.

"빨리 가서 처방대로 복용하시오."

노의는 환자와 헤어져 천천히 걸어가면서 골똘히 생각에 잠겼다.

"흠, 이 처방은 서림사의 노법사(老法師)와 화타만이 내릴 수 있는 처방인데? 나는 아직 내 제자들에게 가르쳐주지를 않았는데, 이상한 일이군!"

노의는 집에 도착해서 누가 환자에게 처방을 하였는지 물었다. 사형은 화타를 가리키며 말했다.

"사제가 처방한 것입니다. 저는 스승님이 돌아오시면 처방을 하자 하였으나, 사제가 기다릴 수 없다 하며 독성이 강한 약으로 처방을 하여 주었습니다."

그러자 화타가 웃으면서 말했다.

"걱정할 필요 없습니다. 그 환자는 복부에 독이 있어 독은

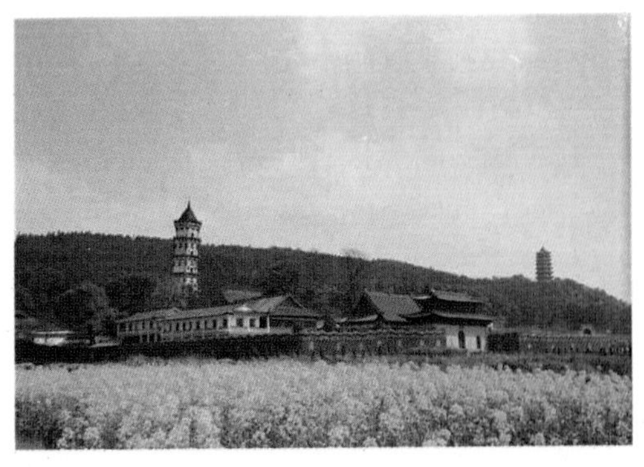
서림사

독으로 치료하여야 하기에 처방을 써 주었습니다."

노의는 머리를 끄덕이며 말했다.

"누가 이 처방을 가르쳐 주었는가?"

"서림사의 노법사께서 가르쳐 주셨습니다."

노의는 깜짝 놀라며 화타의 손을 잡고는 흥분된 소리로 말했다.

"네가 바로 화타로구나! 너는 이미 사방에 명성이 나 있는데, 왜 여기까지 와서 고생을 하며 의술을 배우려 하느냐?"

노의는 그제야 화타를 알아보았다. 화타는 공손히 대답하였다.

"산에는 또 산이 있고, 누각 밖에는 또 누각이 있습니다. 공부에는 끝이 없습니다. 또한 사람마다 각기 특기가 있습니다. 저는 아직 모르는 것이 있기에 당연히 배우고자 합니다. 저에게 더 가르쳐 주십시오."

노의는 감동이 되어 눈물을 흘리고는 즉시 자기의 수십 년간 경험방을 화타에게 남김없이 전수해 주었다.

4. 노승과 섭천사

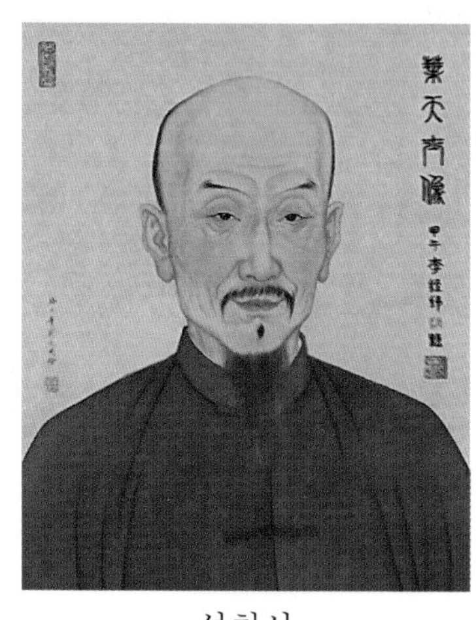

섭천사

온병학(溫病學)의 대표적인 인물 가운데 섭천사(葉天士)가 있다. 그의 이름은 계(桂), 자(字)는 천사(天士)이고, 만호(晩號)는 상진노인(上津老人)이다. 청(淸)나라 때 강소 오현(江蘇吳縣) 사람으로 상진교(上津橋)에서 살았다. 그의 조부는 섭시(葉時)이고, 아버지는 섭조(葉朝)이며, 두 사람 다 소아과로 명성을 남긴 의원이었다.

섭천사는 열두 살 때 아버지로부터 의술을 배웠는데, 열네 살 때 부친이 돌아가시자, 아버지의 제자인 주모(朱某)에게 계속 의술을 배우며, 열여덟 살 때까지 스승을 열일곱 분을 모시고 공부를 하여 가업으로 내려온 소아과를 전수하였고, 그 밖에 각 과(科)를 두루 섭렵하여 세상에 이름을 날렸다.

그는 병을 진단할 때 병의 원인을 찾아 처방에 그치지 않고 투약할 때의 기묘한 효과로 명성이 자자했다.

그는 여든 살에 세상을 떠났는데, 임종 시 그는 아들을 불러 놓고 말했다.

"의사는 치료를 할 수도 있고 못할 수도 있지만, 필히 자기 자신을 알아야 한다. 또 많은 서적을 읽어 사람들을 질병으로부터 구해야 하는데, 만약 그렇지 않으면 약이라는 칼을 쥐고 있는 살인자나 다름없는 것이다. 이제 나는 죽지만, 나의 자손들은 의술을 베풀 때 신중하여야 하고 절대 경솔히 말하거나 행동해서는 안 된다."

당시 경성(京城)에서 고시준비를 하는 수재(秀才)가 한 사람이 있었는데, 시험이 임박해서 돌연 중병에 걸려 침상에서 일어나지 못했다. 그래서 섭천사에게 왕진을 부탁하였다. 섭천사는 수재의 병을 진단한 후 머리를 저으며 환자의 가족에게 말했다.

"이 병이 중해 앞으로 백 일 남짓밖에 살 수 없으며, 지금으로서는 약을 복용하든 않든 결과는 마찬가집니다."

가족들은 그 소리를 듣고는 비통에 잠겼다. 그래도 미덥지 않아 가족들은 정통의학을 한 노승(老僧)에게 진단을 받고자 왕진을 청하였다. 노승도 수재가 오래 살아야 백 일 정도라는 말에 가족은 섭천사의 의술에 감복하며 섭천사의 진단을 말했다.

"제발 병을 고쳐 주세요! 목숨만이라도 건지게 해주세요!"

간곡하게 울며 매달리는 가족에게 노승은 전력을 다하여 치료해 보겠다고 대답했다.

가족은 노승이 있는 절에 수재를 보냈고, 노승은 병을 치료하는 한편으로는 수재의 마음을 진정, 안위하게 보양시키며 시서(詩書)를 공부하게 하였다.

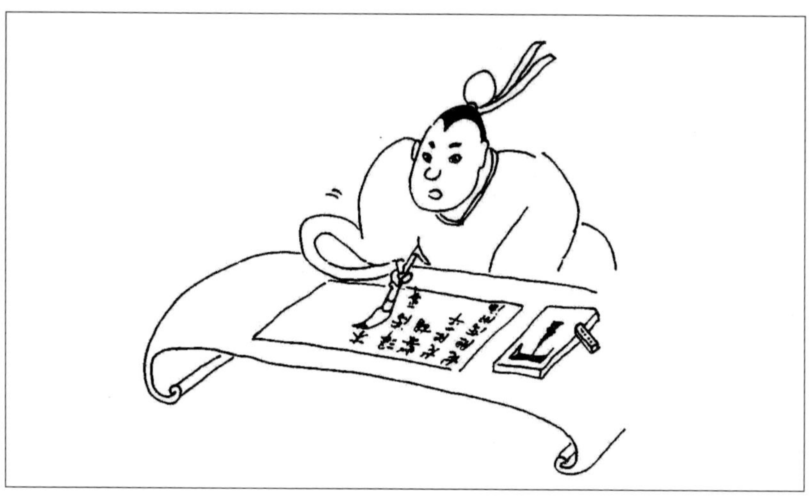

그런 한편, 노승은 장이 열리는 날이면 마을 장터에 내려가서 신선한 배를 사가지고 와 매일 수재에게 식사 대용으로 먹게 했다. 그러는 동안 수재의 병은 점점 좋아져서 회복이 되고 수재는 결국 고시를 볼 수 있었다. 그는 드디어 시험에 합격하였고, 조정에서는 그를 관직에 봉(封)했다.

상임(上任)하기 전, 그는 푸짐한 선물을 가지고 노승을 뵙고 감사함을 표시하였고, 또한 섭천사에게도 감사함을 표시하였다.

섭천사는 수재가 건강하게 된 것을 보고 놀라서 어안이 벙벙하였다가 치료 경위를 듣고서 내심 부끄러웠고, 자기의 의술이 하잘 것 없다는 것을 깨닫고 밤새 잠을 이룰 수 없었다. 자기의 얄팍한 의도(醫道)가 부끄러웠다.

그는 이름과 성을 바꾸고 노승이 있는 절에 가 제자로 받아주기를 간청하였다. 노승은 대답이 없었다. 섭천사는 털썩 무릎을 꿇고 아침부터 밤까지 움직이지 않았다. 마침내 노승은 섭천사의 스승을 존경하는 마음을 보고 제자로 거두어 주었다.

"네 이름이 무엇이냐?"

"소생의 이름은 장소삼(張小三)입니다."

장소삼으로 이름을 바꾼 섭천사는 매일 아침 일찍 일어나 물을 긷고 나무를 하며 갖은 궂은일을 하는 틈틈이 시간을 짜내어 정신을 가다듬고 의술을 배웠다.

노승은 그가 열심히 공부하며 노력하는 것을 가상하게 여겼다. 노승의 가르침에 따라 열심히 공부하며 환자를 대하는 태도 또한 부드러워졌으며, 병을 진단할 때도 신중을 기했다.

노승은 때때로 섭천사를 데리고 환자를 진맥하곤 하였는데, 어떤 때는 섭천사에게 먼저 진찰하도록 하고 난 다음 자기가 친히 진맥하였다.

"소삼아! 네가 진찰한 결과를 얘기해 보거라."

"네, 화(火)가 속에서 간(肝)을 침범하여 간화상염(肝火上炎)이 되었습니다."

"옳지! 나의 진단 결과와 똑같구나."

"그럼, 그에 대한 처방을 얘기해 보거라."

"네, 용담사간탕(龍膽瀉肝湯)입니다."

"그래, 맞아!"

진실하고 책임을 다하며, 환자의 인격을 존중하는 섭천사를 노승은 기특하게 생각하여 자기 평생의 임상경험과 비방을 모두 섭천사에게 전수해 주었다.

그렇게 3년이란 세월이 경과한 어느 날, 제자들과 스승이 당대의 명의에 대하여 이야기를 나누었다. 노승은 섭천사에게 말했다.

"거의 현재의 의술은 섭천사를 앞질렀을 것이다. 섭천사 역시 강남(江南)의 명의다. 허나 그도 너를 따르려면 몇 년 동안 학문을 더 닦지 않으면 안될 것이다."

섭천사는 노승 앞으로 나아가 무릎을 꿇고 말했다.

"사부님! 죽을죄를 지었습니다. 제가 바로 섭천사입니다. 저는 사부님의 의술에 탄복하여 외람되게도 사부님을 속이고 이름을 바꾸어 사부님의 제자가 되었습니다. 오로지 사부님의 그 높으신 의술을 배우기 위해서였습니다. 용서해 주십시오."

노승은 이 뜻밖의 사실에 놀라 어안이 벙벙하여 입을 다물지 못하였다. 그는 섭천사의 이런 자신을 낮추고 의학을 배우려는 정신에 감동하여 황망히 섭천사를 붙들어 일으키며 말했다.

"천사야; 내가 너를 괴롭혔구나. 너의 이런 학문하는 자세가 나를 감탄시키는구나! 세상 의원들이 모두 너와 같이 허심탄회하게 공부한다면 세상 아픈 사람들이 한시바삐 치료가 되련만! 너의 의덕(醫德)이 매우 높구나. 나 또한 매우 기쁘다."

5. 문지文摯의 순의殉醫

BC 280년경, 제(齊)의 민왕(湣王)이 우울증에 걸렸다. 우울증의 원인은 민왕의 몸에 부스럼이 났는데, 아무리 치료를 해보았지만 낫지를 않았다. 부스럼 때문에 침대에서 일어나지도 못하고 매일 근심에 싸여 말도 않고 때때로 한숨만 크게 내리쉴 뿐이었다. 많은 의원들이 치료를 해보았지만 호전되는 기미가 보이지 않았다.

민왕은 인근 송(宋)나라에 문지(文摯)라는 의술이 고명한 의원이 있다는 이야기를 듣게 되었다. 왕은 즉시 송나라에 사람을 보내 문지 의원을 모셔오도록 하였다. 문지 의원은 제나라 민왕의 병의 상태를 세밀하게 진단하고 나서는 자리를 물러 나왔다.

왕의 처소 밖에서 초조하게 기다리고 있던 태자가 문지에게 물었다.

"부왕(父王)의 병이 치유될 수 있습니까?"

"전하의 병은 치료할 수 있습니다. 그러나 전하께서는 병이 완쾌된 후 필경 저를 죽일 것입니다."

태자는 놀라며 물었다.

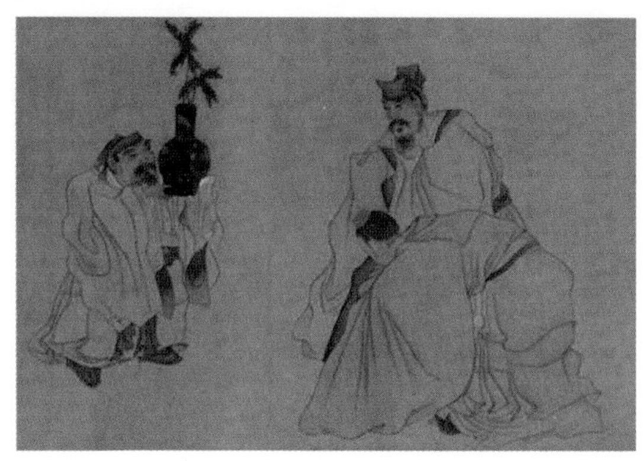
제왕을 치료하는 문지

"아니, 무슨 이유로 의원을 죽입니까?"

"전하의 병은 반드시 전하의 화를 돋워 치료하는 방법뿐이 없습니다. 근심 걱정을 없애기 위하여 화를 내게 하여 기혈(氣血)을 순환시켜서 부스럼을 낫게 해야 합니다. 제가 전하를 노엽게 만들어야만 하는데, 제 생명이 온전히 보전될 수 있겠습니까?"

어쨌든 태자는 치료할 수 있다는 말에 안도하며 문지 의원에게 간구하였다.

"만일 의원께서 부왕의 병을 고쳐 주신다면 나와 내 어머니께서 당신의 생명을 다치지 않게 해줄 것입니다. 부왕께서는 평상시 나와 내 어머니 말은 잘 들으십니다. 아무 걱정 말고 치료해 주시오."

문지는 난처한 표정을 지으며 혼잣말처럼 중얼거렸다.

"전하의 병이 낫는 즉시 나는 죽을 게 뻔한데……."

그러나 문지는 태자의 간절한 정성을 생각해서 결단을 내렸다.

"좋습니다. 전하의 병을 고쳐 드리겠습니다."

문지 의원과 태자가 약속한 치료 시간에 문지 의원은 가지 않았다. 또 두 번째 약속한 시간에도 문지는 제왕에게 가지 않았다. 세 번째로 약속을 하였는데, 그 때도 문지는 제왕에게 가지 않아 제왕은 단단히 화가 났다.

"도대체 치료하러 오기로 한 문지는 어디 갔느냐?"

그 이튿날, 문지는 태연히 왕 앞에 나아가 인사도 올리지 않고, 병상으로 올라가는데, 신발도 벗지 않았다. 병 치료를 위해 문진을 하면서 제왕의 용포를 발로 밟고 있었다.

제왕은 화가 머리끝까지 치밀었지만, 문지는 모른 체 내색도 하지 않고 느릿느릿 저속한 말로 제왕의 화를 돋우었다. 제왕은 마침내 참지 못하고 병상을 박차고 일어나 신하에게 명령을 내렸다.

"이놈을 당장 결박하라!"

왕은 신하를 시켜 끓는 물을 준비시키고는 문지를 끓는 물에 빠뜨려 죽이려 하였다. 태자와 왕후는 그 소식을 듣고 급히 왕에게 나아가 그의 죄를 사하여 달라고 간청을 하였지만, 노기가 충천한 왕은 듣지 않고 문지를 끓는 물속에 빠뜨려 죽였다.

문지는 죽었지만 제왕의 병은 빠른 속도로 호전되었고, 다시는 근심 걱정을 않고 음식도 잘 먹었다. 체력은 점차 회복되어 오래된 부스럼도 새로운 살이 나기 시작하더니 마침내 완쾌되었다.

환자에게 화를 내게 하는 것도 치료 수단으로 효과가 있다. 한방에서는 감정으로 마음의 병을 치료하는데, 「노승사(怒勝

思)」 즉, 우울한 것은 화내는 것이 이긴다는 말이다. 이것은 한의의 심리치료 역사 중 순의(殉醫)의 비장곡(悲壯曲)이다.

한의학에서 쓰이는 심리요법의 하나로, 오지상승요법(五志相勝療法) 또는 오지상응위치료법(五志相應爲治療法)이라고도 한다. 질병의 원인이 마음에서 비롯된다는 데 기초를 두고 있다. 오행설의 상생상극 이론을 응용하는데, 노승사(怒勝思)와 사승공(思勝恐)·공승희(恐勝喜)·희승비우(喜勝悲憂)·비승노(悲勝怒) 등이 있다.

각 환자에게 서로 다른 감정을 자극시켜서 정신적인 문제점을 치유하여 질병을 치료하는 방법이다

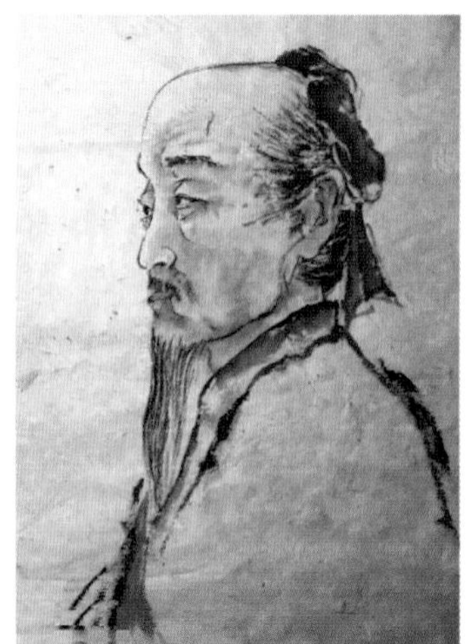
주진형

6. 신선이 준 처방

원(元)나라 때 주진형(朱震亨 : 1281~1358년)이라는 명의가 있었다. 호는 언수(彦脩), 의오(義烏) 사람으로, 사람들은 그를 단계옹이라고 존경하여 불렀다. 그는 높은 의술에도 불구하고 병 치료에 조금도 자만하거나 과시하지 않았다. 돈 많은 부자에게서는 치료비를 받았지만, 돈이 없는 가난한 사람이 치료비를 내지 못해도 조금도 개의치 않았다.

어느 날, 다리를 절룩거리는 거지 노인이 입으로 계속 중얼거리며 주진형의 의원 문 앞까지 걸어가서는 더 이상 걸을 수 없는지 문지방에 그대로 쓰러졌다. 주진형은 진료를 하던 환자를 서둘러 마무리하고 문 앞에 쓰러져 있는 노인을 부축해 일으키고는 물었다.

"영감님, 어디가 아프십니까?"

거지 노인이 입을 열었다.

"나는 전생에 무슨 죄를 지었는지, 선생께서 보시다시피 다리가 이 지경이 되었습니다."

거지 노인은 바지를 걷어 올리고 다리를 보여주었다. 주진형이 자세히 보니 오른쪽 다리가 썩어 농과 피가 흐르고 있었다. 주진형은 노인을 보니 불쌍하기도 하고 상처 부위가 너무 지독하여 역겨울 지경이었다.

주진형은 노인을 부축하며 말했다.

"자, 제가 치료해 드리겠으니, 안으로 들어갑시다."

"선생님! 전 돈도 없고 먹을 것조차도 없는데, 어찌 치료를 받습니까?"

"돈 걱정은 마시고, 먼저 다리를 고쳐야 하지 않겠습니까?"

"내 다리는 이미 많은 의원들이 치료했었고, 치료를 위해 가진 재산도 모두 탕진했습니다."

"걱정 마십시오. 제가 최선을 다해 치료해 드리겠습니다."

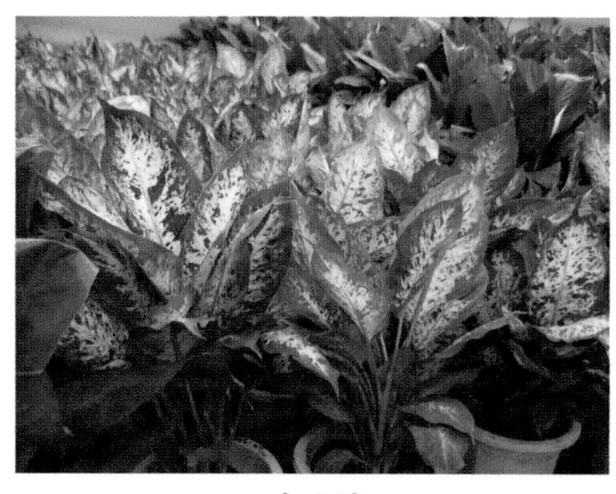

만년청

주진형은 노인을 부축해서 안으로 들어가 따로 방을 마련하여 치료하는 동안 먹고 지내게 하였다. 먼저 약물로 상처를 씻어낸 다음 상처에다 고약을 발랐다. 주진형은 매일 상처를 닦아내고 약을 붙이고, 사람을 시켜서 식사도 정성껏 차려 주었다. 치료한 지 열흘 정도 지나자 상처 부위는 많이 좋아졌다.

"다리도 많이 나았으니, 이제는 떠나야겠습니다."

노인의 말에 주진형은 말렸지만 듣지 않자, 그는 급히 고약을 가져왔다.

"이 고약을 가져가 계속해서 바르십시오."

노인은 자기의 헌옷 속에 고이 간직하고 있던 한 포기 만년청(萬年靑)을 꺼냈다.

"이 만년청은 우리 집 대대로 내려오는 가보(家寶)입니다. 선생님께서 이것을 심어서 유용하게 쓰십시오."

주진형은 만년청을 받아 찬찬히 들여다보고 나서 고개를 들어 노인을 쳐다보니 어디로 갔는지 이미 노인은 그림자도 볼 수 없었다. 주진형은 만년청을 화분에 심고 물을 주며 서재의 창문에다 놓았다.

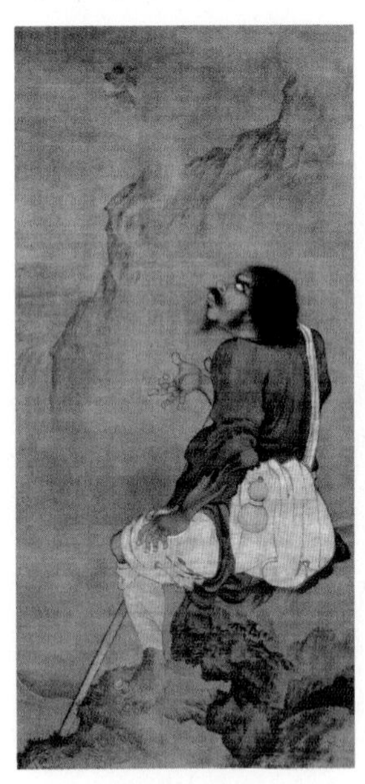
철괴선인

그날 밤, 주진형이 《내경(內經)》을 보고 있을 때, 기이한 일이 벌어졌다. 그는 그날 심은 만년청의 잎에서 진한 녹색을 띤 이상한 빛이 발하고 있어 자신의 눈을 의심하였다. 그리고 방 안은 향기로운 냄새로 가득 찼다. 어떻게 해서 만년청이 냄새를 내는지 그는 냄새를 지그시 음미했다.

"한 그루 만년청이 이렇게 향기로운 냄새를 발산하다니!"

주진형이 놀라움을 금치 못하고 만년청을 자세히 들여다보니, 잎사귀마다 깨알 같은 글씨가 씌어 있는 게 아닌가? 그는 눈을 씻고 다시 보았다. 매 잎사귀마다 상한(傷寒)을 치료하는 처방약의 이름이 적혀 있는 것이었다. 모두 합하여 일곱 개의 잎사귀에 일곱 개의 기방(奇方)이 있었다.

주진형은 처방 하나하나를 종이에다 옮겨 썼다. 이튿날 아침, 만년청을 보니 잎사귀의 처방은 간데없고 글자도 볼 수가 없었다. 주진형은 이 처방으로 상한병(傷寒病)을 치료하였고, 처방마다 효험이 모두 뛰어났다. 이로 인하여 그의 의술은 더욱 명성을 떨치기 시작하였다.

훗날 사람들은 그 처방을 이렇게 말했다.

"신선 철괴(鐵拐) 이사(李賜)가 준 단계옹(丹溪翁)의 선방(仙方 : 신선의 처방)이다."

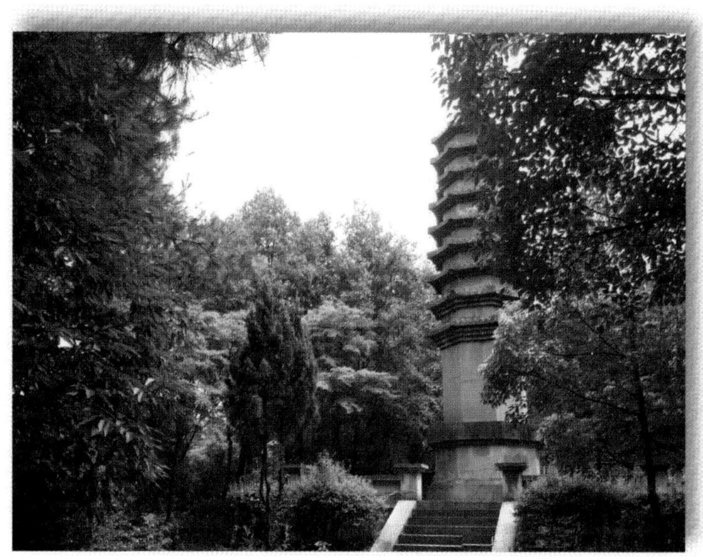

주단계 능원

7. 한 가지 처방으로 명의

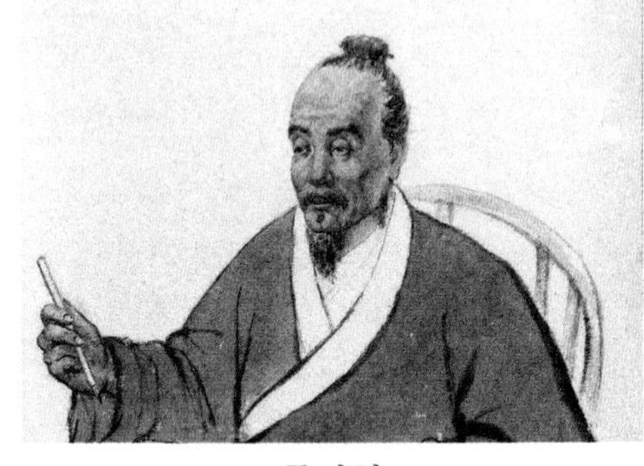
주진형

주진형(朱震亨)은 중국 금원(金元) 시대의 명의였다. 그는 1281년에 태어나 오직 의술의 연구와 환자의 치료에 일생을 바치고 1358년 77세로 일생을 마쳤다.

인체의 양(陽)은 항상 여유 있고, 음(陰)은 항상 부족하기 때문에 음을 항상 보충하여야 한다는 논리를 주장하는 자음파(滋陰派)의 한 사람이었다. 자음법은 음허증(陰虛證)을 치료하는 방법이다.

그의 저서 《단계심법(丹溪心法)》은 1347년에 씌어졌는데, 5권(卷), 100문(門)으로 나누어 외감(外感)·내상(內傷)·외증(外證)·부과(婦科)·유과(幼科) 등을 포괄하여 《십이경견증(十二經見證)》과 《단계옹전(丹溪翁傳)》에 수록되어 있다. 인체의 음이 항상 모자란다는 것은 그가 1347년에 《격치여론(格致餘論)》에 저술하였다.

그의 고향은 의오적(義烏赤) 강가로 지금의 절강(浙江)이며, 그 강가를 단계(丹溪)라 했다. 사람들은 주진형을 존경하여 「단계옹(丹溪翁)」이라고 불렀다. 그는 항상 두 번 진단하는

법이 없이 단 한 번 진단하여 처방하기에 그를 「주일첩(朱一貼)」이라고 불렀으며, 그의 처방 역시 기묘하고 치료 또한 신효(神效)하다 해서 「주반선(朱半仙)」이라고도 불렀다.

주진형의 누이가 인현(隣懸)으로 시집가서 남은 열 살 난 아들이 있었다. 그 아들이 해수(咳嗽)를 하여, 저녁에는 오심번열(五心煩熱)이 있고, 전신에 기운이 없어 자라지도 못하고, 시름시름 마르는 것이었다. 그러자 아이의 어머니는 그 모습이 너무 애처로워 가슴이 미어지는 듯했다.

오심번열은 손바닥, 발바닥, 가슴이 두근거리며 화끈거리는 증상을 말한다. 아이의 어머니는 가마를 빌려 아들을 태우고 동생 주진형의 집으로 데리고 가서 치료를 받게 하였다.

주단계는 세심히 진맥하고, 설태(舌苔)를 보고 폐병에 걸렸다는 것을 알게 되었다. 당시 폐병에 걸리면 열 명 중 아홉 명은 죽었다. 그는 갖은 방법을 다해 치료했지만, 병은 호전되는 기미를 보이지 않았다.

"너도 이 병은 못 고치는구나."

누이는 동생 주단계도 치료하지 못하자, 눈물을 흘리며 아이를 데리고 집으로 돌아왔다.

누이의 집 옆에는 「보화당(保和堂)」이라는 약방이 있었다. 보화당 주인은 의술에 대한 지식은 있으나 경미한 병만 봐 주었으며, 환자를 아주 친절하게 대해 주었다. 사람들은 그를 노덕백(老德伯)이라고 불렀다. 노덕백 의원은 일부러 찾아와 어린아이를 진찰하며 위로하였다.

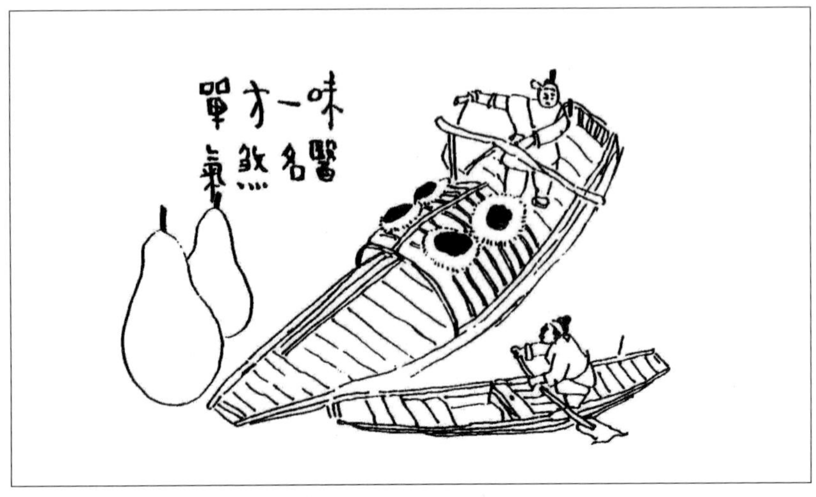

“나에게 선조로부터 물려받은 비방이 있는데, 한번 치료해 보기로 합시다.”

주단계의 누이는 기쁜 마음에 급히 물었다.

“어떤 비방입니까?”

노덕백은 웃으면서 말했다.

“비방이라 하지만 어려운 것은 아닙니다. 오늘부터 밥 대신 배를 먹이는데, 하루에 세 근(斤)씩 3개월을 먹이는 것입니다. 그러면 많이 좋아질 것입니다.”

누이는 반신반의하면서도 달리 방법이 없기에 한번 해보기라도 하자는 심정으로 배를 한 바구니 사가지고 와서 아들에게 먹였다.

“병이 낫기 위해선 밥 대신에 매일 이 배를 먹어야 한다.”

그렇게 반달이 지나니 기침이 적어졌고, 또 한 달이 지나자 밤이면 있던 오심번열 증상도 없어졌다. 두 달이 지나자 아이의 얼굴색이 불그스레 윤기가 돌더니, 세 달이 지나자 기력을 되찾아 뛰어다닐 정도가 되었다. 아이는 어머니를 따라 외삼촌인 주단계에게 갔다. 외삼촌은 조카를 보고 놀랐다.

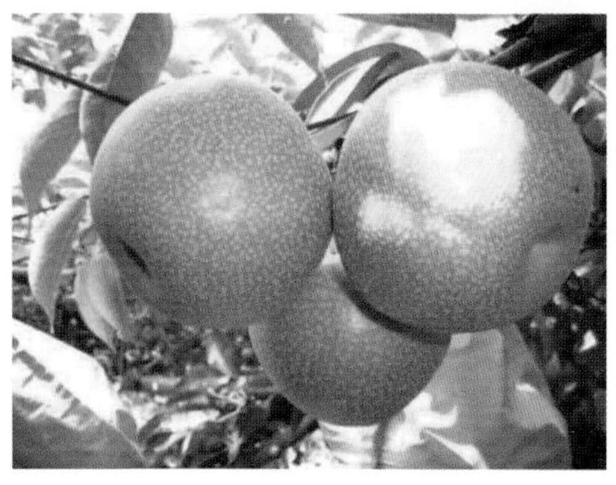

의오 배

"아니, 네가 어쩐 일이냐! 이렇게 몸도 좋아지고……."

누이는 아이에게 배를 먹인 일을 얘기해 주었다. 주단계는 자초지종을 듣고 나서는 놀라며 생각하였다.

"신선들이 먹는 과일이로구나!"

이날, 주단계는 즉시 보화당의 노덕백 의원을 찾아갔다.

"저에게 의술을 가르쳐 주십시오."

노덕백은 주단계의 진실한 태도를 보고 감동하여 조전비방(祖傳秘方)을 주단계에게 전수해 주었다.

단 한 가지 처방으로 명의의 기를 죽이다.

單方一味　단방일미
氣煞名醫　기살명의

주단계는 보화당에서 계속 3개월을 머물렀다. 노덕백은 주단계의 성실함과 의술에 대한 연구 노력에 감동되어 보화당

약방을 주단계에게 물려주었다.

주단계가 보화당 의원이 되었다는 소식이 전해지자, 병을 치료하러 오는 환자가 문전성시를 이루었다. 이로부터 보화당은 더욱 더 번창하였다.

주단계는 고향인 의오에 다시 돌아와 배 요법으로 폐병을 치료하는 의술을 보급하고, 사람들에게 산에 배나무를 심게 하였다. 이때부터 의오지방은 배 산지로 유명해졌고, 의오 배는 전국에서 명성이 자자했다.

배는 몸의 진액을 만들고 열을 없애며, 담을 제거하는 효능이 있고, 입이 마르는 소갈증(消渴症, 당뇨병)을 치료하여 주며, 변비와 해수에도 도움을 준다.

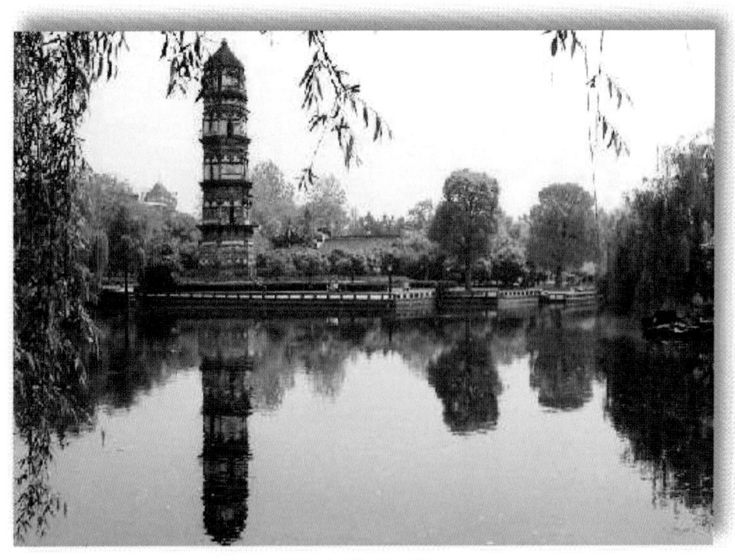

주단계 능원

8. 주단계의 선행

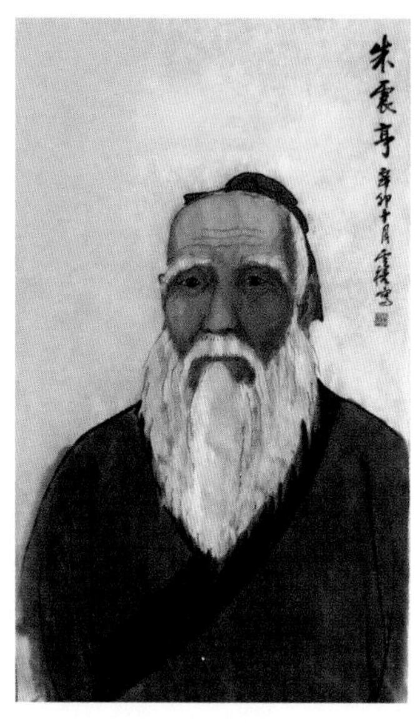

주진형

금원(金元) 시대 때 매유(梅妳)라는 사람이 있었다. 그는 아내와 함께 조그마한 밭뙈기를 경작하며 겨우 입에 풀칠을 하며 살아갔다. 그들 부부 사이에는 아들이 하나 있었는데, 갑자기 상한병(傷寒病)에 걸려 두 달이나 밭일을 나가지 못했다.

상한병이란 유행성 질병을 말하는데, 유행성 감기도 상한병에 속한다. 아들이 병이 난 지 두 달이 지나서 겨우 몸이 호전되어 병이 나았는데, 이번에는 아버지인 매유 자신이 병이 들어 자리에 눕게 되었다. 그러자 매유의 처는 어찌할 바를 모르고 멍하니 하늘을 우러러보고 한탄만 하고 있었다.

한편, 주단계(朱丹溪) 의원은 가난한 매유가 가진 돈이 없어 치료도 못 받는다는 소식을 전해 들었다. 그는 매유의 집을 찾아가 진맥을 하고 설태(舌苔)를 보니 상한병이라는 것을 알게 되었다.

"흠, 외감풍한(外感風寒)에 걸렸군. 병이 중하지 않아 다행이군!"

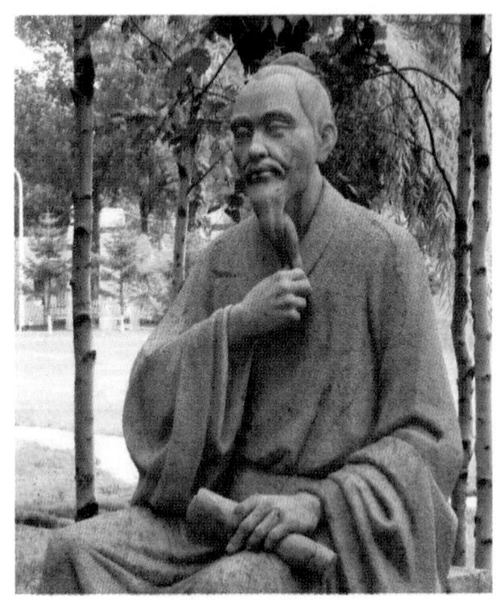
주단계 석상

주단계는 외감풍한에 쓰는 신온(辛溫) 해표(解表)약을 써서 병을 고쳤다.

주단계는 매유의 집 안을 돌아보고 너무 빈곤하다는 것을 알고는 가만히 생각했다.

"병은 치유되었지만, 근본적으로 몸을 튼튼하게 하여야 하는데, 이렇게 빈곤하니 끼니조차 제대로 잇기 힘들어 또다시 병이 나기 쉽겠군."

약으로 증상을 없애 병이 낫게는 하였지만, 근본을 튼튼하게 하자면 그를 궁핍한 생활에서 벗어나게 해야 되겠다고 생각했다.

주단계는 매유에게 약 세 첩을 건네주면서 정색을 하고 말했다.

"이 약을 먼저 두 첩만 달여 먹고, 세 첩째 먹을 때는 꼭 약에다 다른 것을 첨가하여 먹어야 하는데, 그것은 당신이 알아서 찾아 세 번째 약과 같이 달여 드시오."

"의원님, 어떤 것을 첨가하여야 합니까?"

"두꺼비."

"아니, 이 겨울에 어떻게 두꺼비를 구할 수 있습니까?"

"구할 수 있소. 사자(獅子) 암자 주위에 푸른 돌덩어리 밑

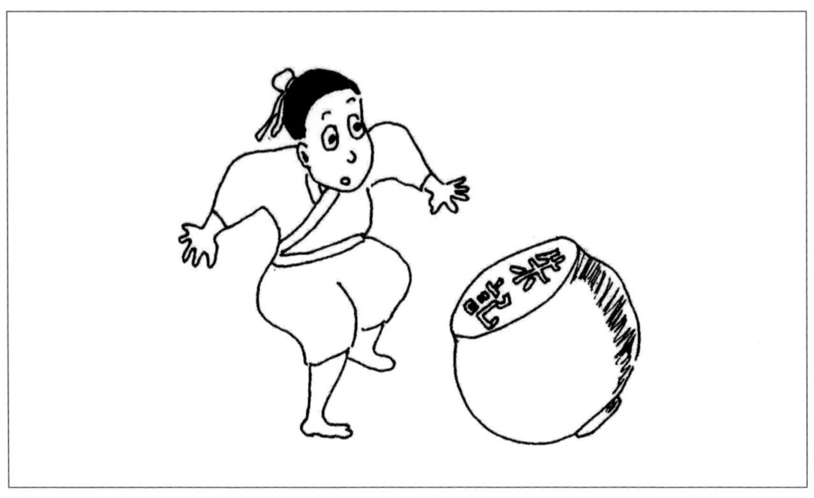

에 두꺼비가 있을 것이오."

"고맙습니다. 제가 두꺼비를 구해 보겠습니다."

사흘째 되는 날, 아침 일찍 매유는 호미를 어깨에 메고 사자암자 주위의 푸른 돌덩어리를 찾아 뒤집어 봤더니 두꺼비는 보이지 않고 웬 항아리가 하나 묻혀 있었다. 항아리 위에 진흙을 걷어내고 뚜껑을 열어보니 거기에 한 마리의 두꺼비가 엎드려 있는 것이었다. 그리고 두꺼비 밑에는 은전 다섯 량이 있는 것이었다. 매유는 두꺼비도 얻고 항아리의 은전도 얻어 마음속으로 기뻤다. 은전은 그의 곤란한 생활에 큰 보탬이 되었고, 병도 완전히 나았다.

설 전날 밤, 매유는 자기가 잡은 두 마리의 큰 물고기를 싸들고 단계 옹이 살고 있는 적안(赤岸)을 찾아가서 주 의원의 병 치료 해준 은혜에 감사를 드리려고 하였다. 그가 단계 옹 집을 방문하니 단계 옹은 왕진을 나가 돌아오지 않았다.

그래서 그는 무심코 부엌으로 들어가 가지고 온 물고기를 놓고 나가려고 하는데, 부엌에서 눈에 익은 몇 개의 항아리를 발견하였다. 모두가 자기가 며칠 전 사자 암자의 돌덩어리 밑에서 파낸 항아리와 똑같았다. 그래서 이상하게 여겨져 항아리 한 개를 들어 밑을 보니 「주기(朱記)」라는 글자가 새겨져 있었다.

매유는 걸음을 재촉하여 집으로 돌아와 사자 암자에서 파낸 항아리 밑을 보니 「주기」라는 두 글자가 새겨져 있었다.

그는 감격한 나머지 무릎을 꿇고 단계 옹이 살고 있는 집을 향해 큰절을 했다.

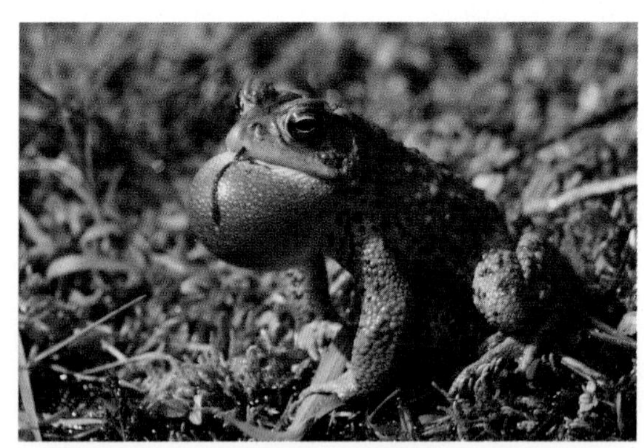
섬여(蟾蜍 : 두꺼비)

두꺼비는 약용으로도 쓰이는데, 약명은 섬여(蟾蜍)이며, 습한 곳에 서식하며 산란기가 아니면 물속으로 들어가지 않는다. 겨울에는 땅속에서 동면을 하고 곤충을 잡아먹는다. 두꺼비는 심장을 강하게 하고, 소변을 잘 통하게 하며, 진통제로 쓰이기도 한다. 만성 순환계 장애와 몸이 부었을 때, 정맥울혈과 해독제로 효과가 있고, 심장이 약하거나 위통, 복통, 악성종창, 치질, 피부병에 쓰인다.

두꺼비의 피부에서 나오는 섬소(蟾酥)라는 분비물은 귀중한 약재로 쓰인다. 디기탈리스(Digitalis)의 강심(强心)작용보다 더 우수한 효과가 있으며, 소아의 감질(疳疾)과 이뇨에 유효하며, 통증을 멎게 해준다. 곪은 상처나 악창에도 사용한다.

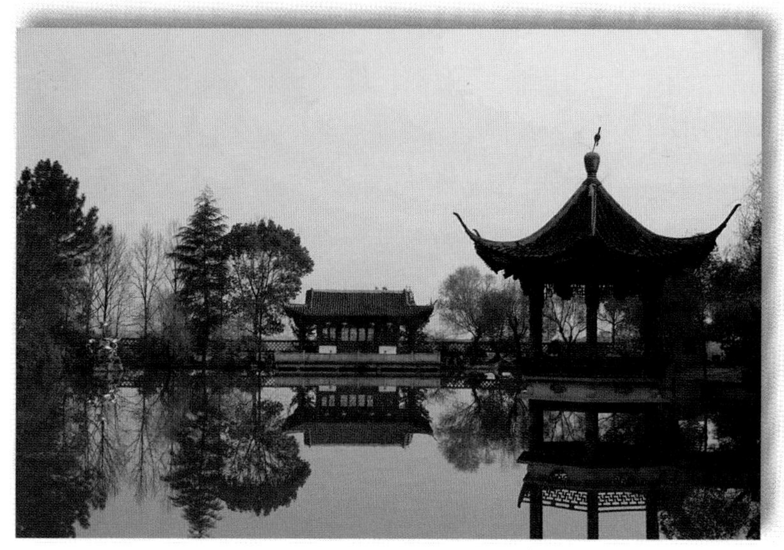

단계문화원

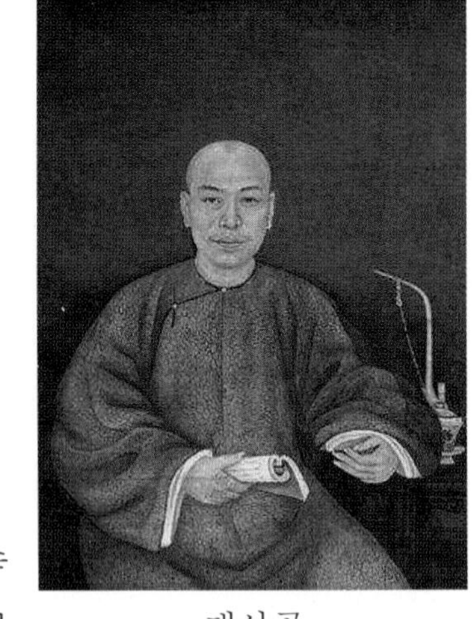
대사공

9. 청출어람 青出於藍

주진형(朱震亨)에게 책읽기를 좋아하는 친구가 있었다. 그가 병에 걸리면 매번 주진형이 와서 진맥하고 약 처방을 해주어 병이 낫곤 했다. 어느 더운 여름날, 그 친구는 복통과 설사를 하여 주진형에게 와서 약 한 첩을 지어다 먹었는데, 웬일인지 이번에는 별 효과가 없었다.

"이번엔 효과를 못 보았네!"

"그럼 약을 세 첩을 먹어보게."

주진형은 별로 신경도 쓰지 않고 약의 양만 더해 주었다. 그러자 친구는 세 첩의 약을 전부 먹어도 효과가 없었다.

그날 친구는 볼일이 있어 포강(浦江)에 간 김에 주진형의 제자 대사공(戴思恭) 의원의 집에 들러 치료를 받았다. 대사공은 이상하게 생각하며 물었다.

"선생님, 병을 스승님께 보이셨습니까?"

"그렇소."

친구는 주진형에게 진료를 받고 약 처방을 받아서 복용한 일을 이야기했다. 그는 병의 상태를 묻고 진맥을 해본 뒤에 물

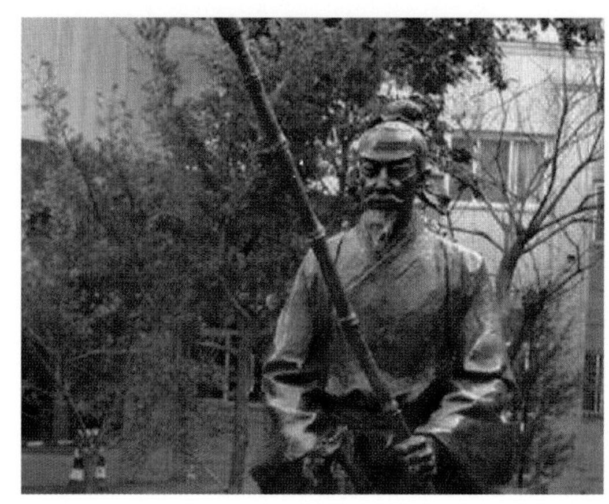
대사공

었다.

"며칠이나 되었습니까?"

"한 달 가량 됩니다."

"그렇습니까?"

대사공은 스승의 처방을 자세히 보면서 한참을 생각하더니 입을 열었다.

"스승님의 처방은 중세에 맞습니다. 제가 여기다 석류피(石榴皮) 세 돈(錢)을 더 첨가하였습니다. 한번 복용해 보세요."

친구는 집으로 돌아와 세 첩의 약을 달여 먹고는 병이 씻은 듯이 나았다. 그 후 친구는 주진형에게 가서 그 동안의 일을 이야기하였다.

주진형은 대사공의 처방을 들여다보고 갑자기 기뻐하며 소리쳤다.

"맞아! 바로 이거야! 석류피는 떫고 고삽(固澁)하여 살충도 하고, 설사도 막아주는 지사(止瀉)제로 복통을 치료하니 이것을 가미하였구나!"

주진형은 감탄해 말했다.

"쪽에서 나온 푸른색이 쪽보다 더 푸르구나!(青出於藍而勝於藍)"

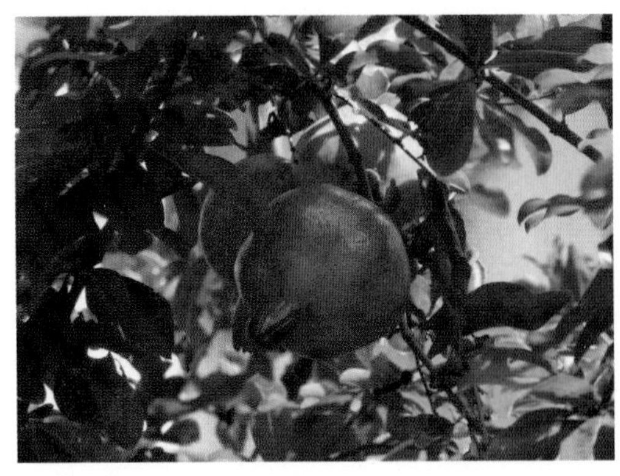
석 류

스승 밑에서 제자가 나왔지만, 제자가 스승보다 더 뛰어나다는 말이다. 이때부터 주진형은 제자인 대사공의 의술에 탄복하여 자주 포강(浦江)에 가서 제자와 함께 의술에 대해서 논하며 의학이론을 탐구하였다.

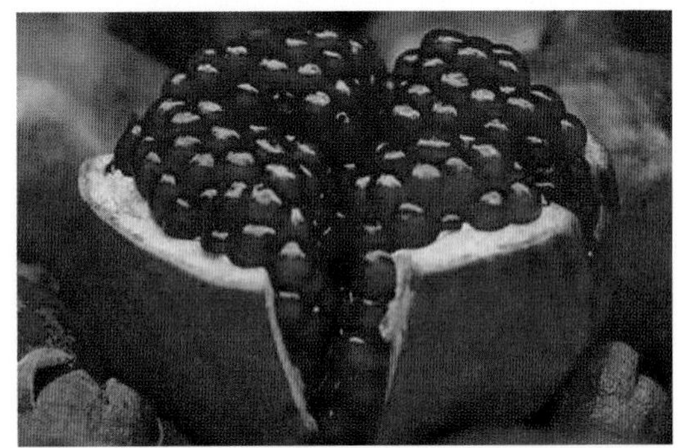
석류피

석류피(石榴皮)는 오래된 설사를 막아주고 탈항과 장에 있는 충(蟲)을 살충하는 작용이 있다. 또한 정액이 저절로 흘러내리는 활정(滑精)에도 사용하고, 대하(帶下)와 출혈을 막아주는 지혈작용도 있으며, 피부병인 우피선(牛皮癬)에는 석류피를 불에 볶으면서 태워 가루로 만들어 피부에 붙이면 효과가 있다.

제4장. 명 처방과 치료

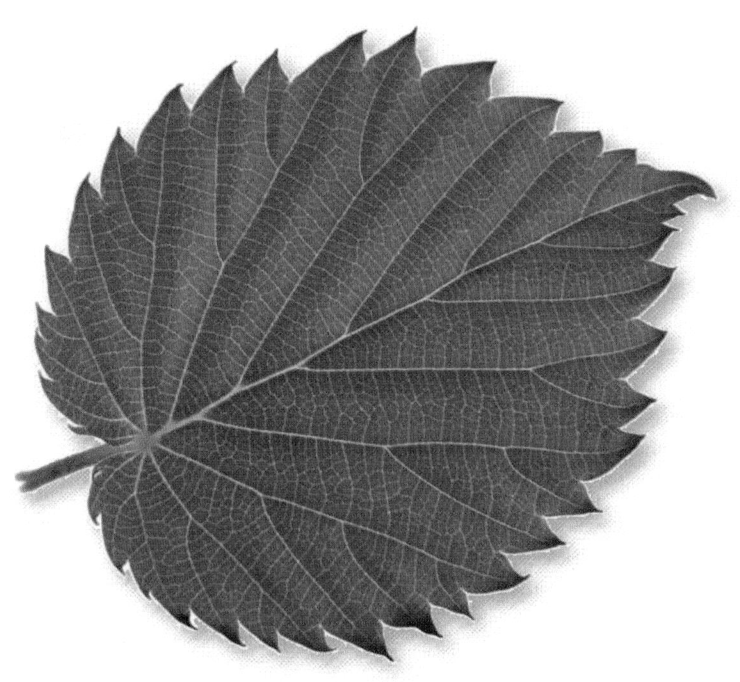

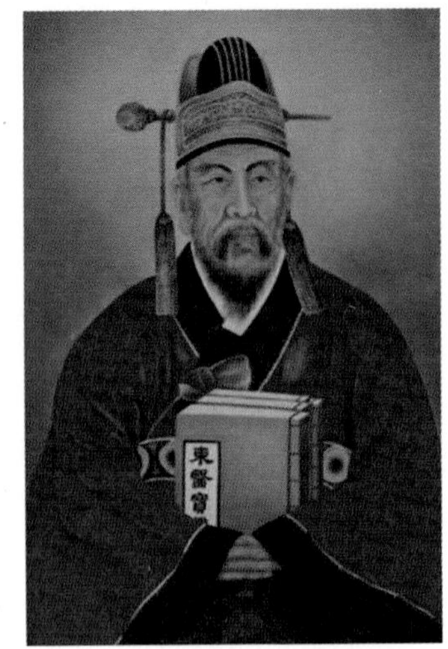
허 준

1. 장군 멍군탕

허준(許俊)은 조선시대 선조와 광해군의 어의(御醫)로서, 1546년에 태어나 1615년 69세로 생애를 마친 한국의 의성(醫聖)이다. 그의 저서 가운데 《동의보감(東醫寶鑑)》은 전 25권으로 엮여진 방대한 의서이며, 그 밖에 《의방유취(醫方類聚)》, 《향약집성방(鄕藥集成方)》 등의 국역에도 업적이 크다.

양평군 정1품 보국숭록대부의 벼슬에까지 오르기도 하였는데, 그가 엮은 《동의보감》은 궁중의 모함으로 말미암아 귀양을 가서야 겨우 완성을 보게 되었다.

어느 날, 허준이 동네 우물 옆을 지나는데, 근처의 허름한 초가에서 애처롭게 우는 소리가 끊어질 듯 이어져 새어나왔다. 허준이 걸음을 멈추고 가만히 귀를 기울여 듣자니까, 자기 이름이 들리는 것이었다.

"허준을 삶아라, 허준을 삶아라!"

허준이 괴이쩍게 여겨 가만히 그 집안을 들여다보니, 젊은 부부가 드러누워 있는 어린아이 옆에 앉아 울고 있는 것이었다.

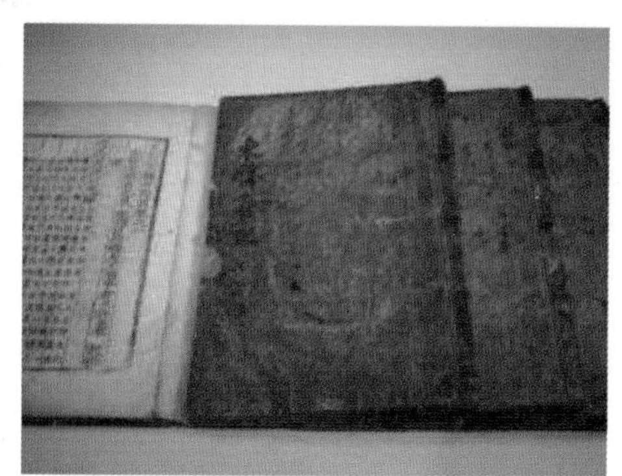
동의보감

"여보시오, 주인장! 그 무슨 해괴망측한 소리요? 허준으로 말할 것 같으면 나라 임금님의 병을 고치는 전의이신데, 그분을 삶다니!"

그러자 집 주인은 훌쩍이며 사연을 털어놓았다.

"저희 부부가 늦게나마 겨우 얻은 3대독자 자식 놈이 며칠 전부터 갑자기 시름시름 앓더니, 이제는 한 가닥 실낱같은 숨만 남았소이다. 이 어려운 살림에 오만 가지 약을 다 써봤지만 소용없고, 내 처지로는 쳐다보지도 못할 애꿎은 천하명의 허준 대감만 탓하고 있소이다."

"내 비록 허준은 아니지만, 맥을 조금 짚을 줄 아니, 어디 환자를 한번 봅시다."

허준은 숨이 오락가락하는 3대독자 어린아이의 손목을 잡고 촌관척(寸關尺) 맥을 조용히 짚어 보더니 다짜고짜로 말하는 것이었다.

"시간이 없으니, 빨리 동네 어디 장기 두는 데 가서 장기 알을 구해오시오."

너무도 엄한 목소리로 명령하다시피 하니, 촌부는 허준에게 대꾸하고 말고 할 겨를도 없이 동네 봉놋방으로 달려가서 다짜고짜로 장기 두는 자리의 장기 알을 쓸어가니, 장기를 두던

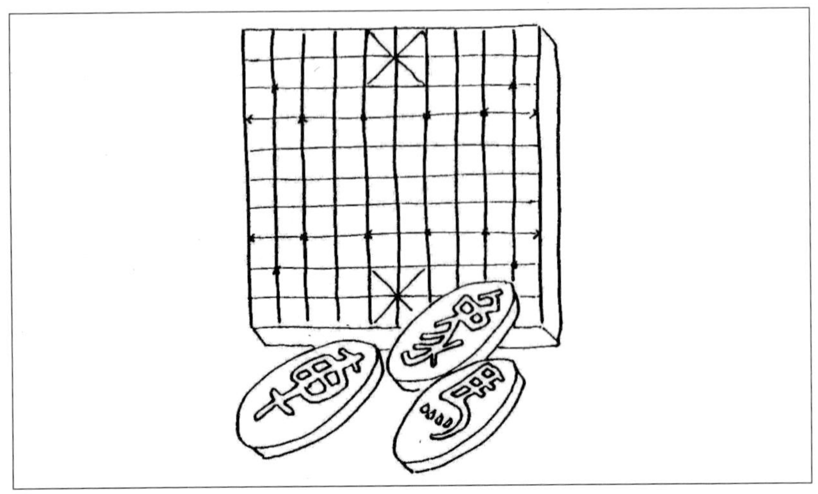

사람과 구경하던 사람들이 소리쳤다.

"아니 저 친구, 자식 놈이 죽게 되니 이제 완전히 미쳐버렸군! 나 참, 다 이긴 장긴데……."

어린아이 아버지가 숨을 몰아쉬며 장기 알을 가져오니, 허준은 급히 말했다.

"어서 그 장기 알들을 씻지 말고 그대로 삶아서 가져오시오. 서둘러요!"

얼마 후, 장기 알 손때가 우러난 구정물 한 사발을 아이에게 먹이고 난 허준은 방 밖으로 나왔다. 장기 알 달인 물을 마신 뒤, 잠시 후 아이가 눈을 뜨며 부모를 알아보고 말을 하기 시작하였다. 아이의 부모는 그만 복받쳐 오르는 눈물을 억제하지 못하고 기뻐하였다. 그러자 허준이 그 부모를 보고 설명하였다.

"이 아이는 3대독자인 까닭에 집안의 여인들 속에서 자라고 업어 키우는 등 여자 손에서만 애지중지 자라다 보니 양기(陽氣)가 다 빠져나가고 음기(陰氣)만 몸에 가득 차서 양극지사(陽極之死)로 죽

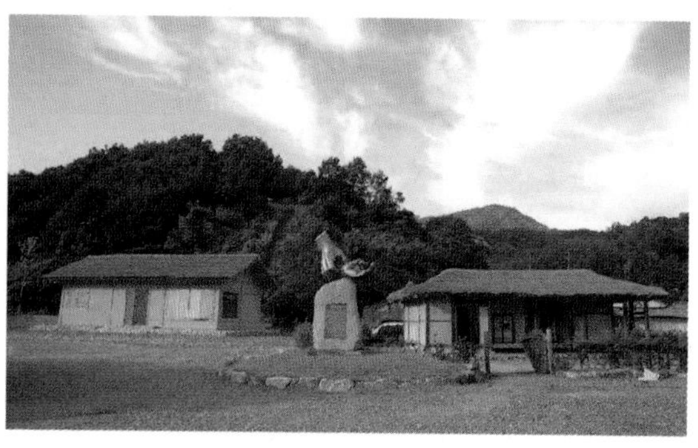

허준 시료기념비

어가고 있었던 게요. 그래서 동네 총각과 남정네들만 만지는 장기 알을 삶아 오라고 했던 거요. 본래 장기 알은 양기로 가득 찬 농축된 약이라오. 또한 장기 알은 남자들이 장기 두다가 뒷간에 가서 소피를 볼 때 양물(陽物)을 만진 손으로 장기를 두기도 하는 양(陽) 중의 양(陽)의 약이랍니다."

"내일 제대로 약을 한 첩 지어서 보낼 터인즉, 너무 염려하지 마시오."

"선생님, 감사합니다."

다 죽어가는 아이를 장기 알 삶은 물로 살려놓고 훌훌 떠나는 허준을 보고 촌부가 말했다.

"선생님의 존함이라도 알려 주십시오."

"내가 바로 허준이오."

"아니, 바로 그 고명하신 허준 대감께서……"

부부는 너무도 놀라고 황송한 나머지 마당 한가운데 벌떡 엎드려 허준에게 큰절을 올렸다.

"이제 허준을 삶지 않아도 되겠소이다, 허허허!"

"아이고, 나리! 이 촌부가 죽을죄를 지었습니다."

허준이 약초를 찾아 산지사방을 돌아다니다 치료한 이 처방은 《장군 멍군탕》으로 이름 지어졌다.

* 의성(醫聖) 허준은 조선시대 선조와 광해군의 어의(御醫)로서, 《동의보감(東醫寶鑑)》 전 25권을 저술한 韓醫지만 열전에 간단한 일화를 소개했다.

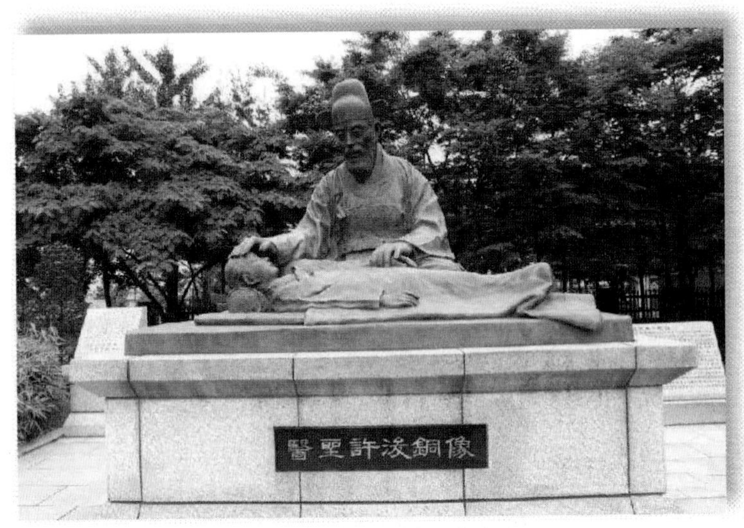

의성 허준 동상(서울 가양동)

2. 정력과 독계산 禿鷄散

옛날 촉(蜀)나라, 지금의 사천성(四川省)에 여경대(呂敬大)라는 태수가 있었는데, 평소에 복용하는 환약으로 건강을 유지하였다. 또한 정력도 넘쳐서 70세에 자녀 셋을 둘 정도로 왕성한 정력을 과시했다. 그 약을 복용하기 전에는 몸도 쇠약하고 정력 감퇴로 발기가 잘 되지 않던 음위증이었다.

음위증은 발기가 안 되는 증상으로, 발기가 안 될 뿐만 아니라 발기가 되더라도 단단해지지 않는 것도 해당된다.

음위증 남자의 음경의 변화는 네 가지가 있는데, 성내지 않으면 화기(和氣)가 충분하지 않으며, 커지지 않으면 기기(肌氣)가 충분하지 않으며, 커지더라도 단단해지지 않으면 골기(骨氣)가 충분치 않으며, 단단해지더라도 뜨거워지지 않으면 신기(神氣)가 충분하지 않으며, 문을 열고 사정을 하지 못한다.

그러던 그가 고민하던 끝에 약을 복용하게 되었는데, 복용 후에는 몸도 건강하여지고 특히 정력이 강해져서 70세에도 자녀가 있을 정도였고, 부부관계도 강해져 조금도 지치지 않고 부부생활을 하니 그의 부인은 날마다 시달리다 못해 병까지 나고 말았다.

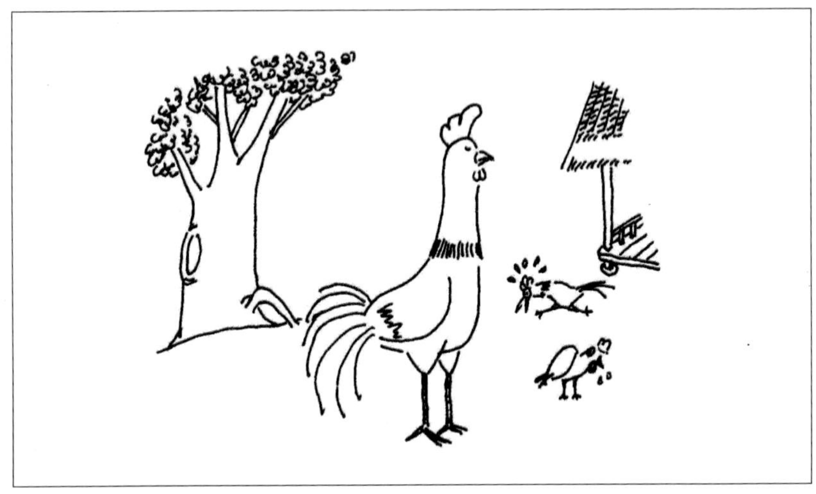

“오늘은 다른 방에서 자겠습니다. 제가 너무 힘이 듭니다.”

“아니, 내가 싫어서인가?”

“아니에요, 제발!”

그런데도 지칠 줄 모르는 정력으로 날마다 끈질기게 요구하게 되어 부인은 마침내는 음부에 통증이 와서 제대로 앉을 수도 없을 정도였다.

“아니, 또!”

하루도 쉬지 않는 태수의 정력에 부인은 밤새 시달려 질환이 심해져 이윽고 옥문이 헐어서 욱신욱신 쑤시는 아픔 때문에 앉을 수도 설 수도 없는 꼴이 되었다.

부인은 곰곰이 생각하였다. 전에는 태수가 정력이 약해 밤일을 제대로 치르지도 못했는데, 언제부터인지 환약을 먹고부터는 정력이 왕성해진 것을 알게 되었다. 그 후로부터 태수는 그 환약을 꾸준히 만들어 복용을 하였는데, 부인은 정력의 원천이 그가 늘 복용하는 약에 있다는 것을 알고 하루는 화가 나서 그 약을 마당에다 내동댕이쳐 버렸다.

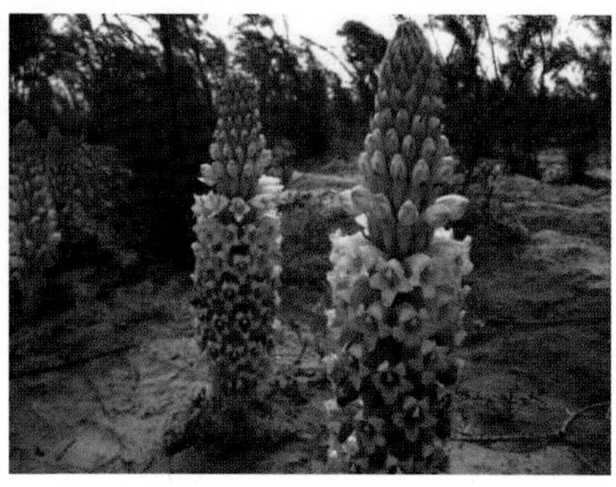
육종용

"구구구……"

마침 마당에 있던 수탉이 그 약을 쪼아 먹더니 힘이 솟구쳐 곁에 있는 암탉의 등에서 내려오지를 않는 것이었다. 그 광경은 수탉이 암탉의 벼슬을 쪼아 암탉의 털과 벼슬이 모두 벗겨질 정도였다고 한다. 그로부터 그 처방의 약 이름이 대머리 독(秃), 닭 계(鷄), 즉 닭이 대머리가 됐다는 독계산(秃鷄散)으로 불리게 되었다.

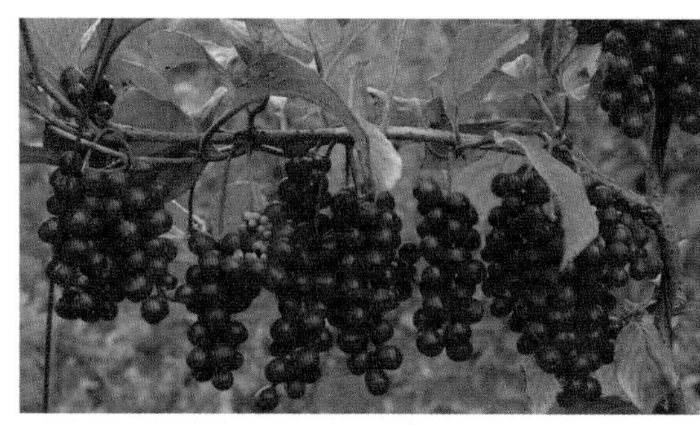
오미자

이 처방은 육종용 3푼(分), 오미자 3푼, 토사자(兎絲子) 3푼, 원지 3푼, 사상자 4푼을 가루로 만들어 가는 체에 쳐서 만드는데, 하루에 세 차례 차 한 숟가락씩 계속적으로 복용하면 정력이 좋아지고 60일 정도 복용하면 40여 명의 부인을 제압한다고 《옥방비결(玉房秘決)》과 《동현자(洞玄子)》에 기재되어 있으

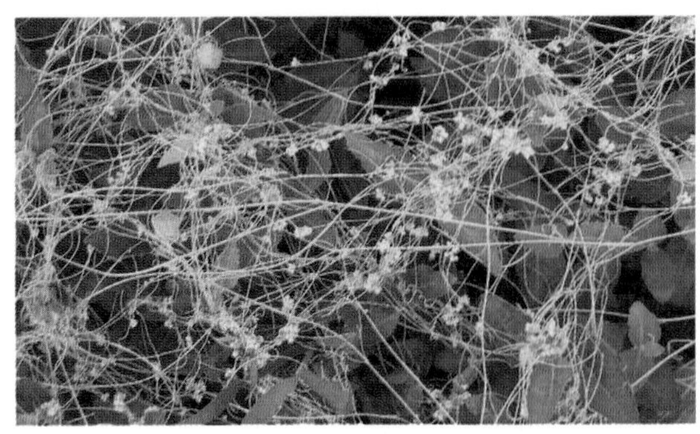
토사자

며, 이 일화만으로도 이 약의 효과는 능히 짐작이 되고도 남는다.

그런데 이 약을 복용하는 데는 주의가 필요하다. 또 아무리 좋은 약이라도 약만 믿고 과도한 교접을 하는 것은 건강에 해가 된다. 고구려 11대 산상왕(山上王)은 재색 겸비한 젊은 궁녀를 후궁으로 맞이했다. 이 후궁은 왕이 지나치게 방종하고 여색을 즐겨하자 간곡하게 진언을 하였다. 그런데도 말을 듣지 않아 마침내 왕은 중풍을 앓게 되었다.

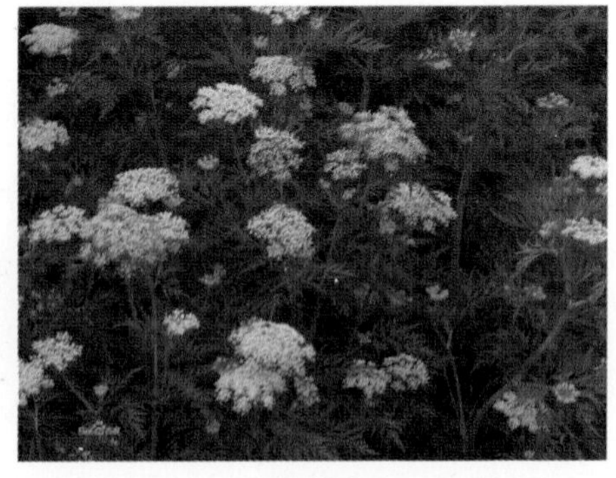
사상자

당(唐)나라 태종의 총애를 받은 명의 견권(甄權)이 선정한 《고금녹험법(古今綠驗法)》에는 수(隋)나라의 양제(煬帝)가 천하의 처방을 구하였을 때 나라에 바친 처방에 독계산이 수록되어 있었다.

3. 소낙비와 두창 痘瘡

황원어

청(淸)나라 산동(山東)에 명의가 있었는데, 그 이름을 황원어(黃元御, 1705～1758)라 하고, 자(字)는 곤재(坤載)라 했다. 18세기 중엽에 《황씨의서(黃氏醫書)》 8종을 썼으며, 《영추(靈樞)》, 《소문(素問)》, 《난경(難經)》, 《상한론》 등의 고전 의학책에 주석을 달아서 쓴 《난경현해(難經懸解)》, 《상한현해(傷寒懸解)》, 《금궤현해(金櫃懸解)》, 《소령미온(素靈微蘊)》 등의 저술이 있다.

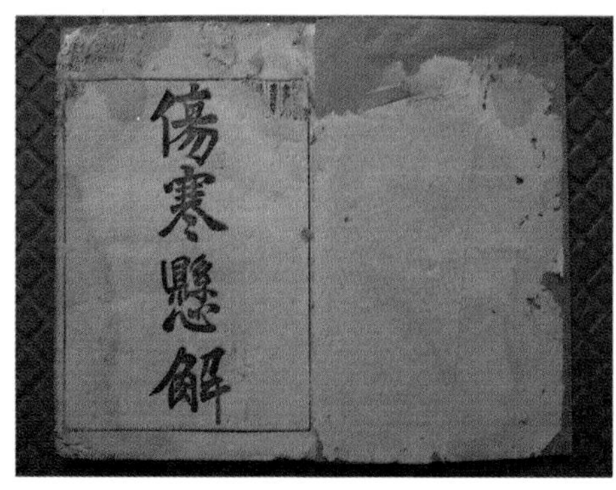

황원어의 《상한현해(傷寒懸解)》

그의 이론은 장경악(張景岳)의 영향을 비교적 많이 받아 병을 치료하는 데 온보(溫補)에 치중을 하였다.

황원어 의원이 경성에서 고향으로 내려가니 세상의 평판이 이미 자자하게 나 있었다.

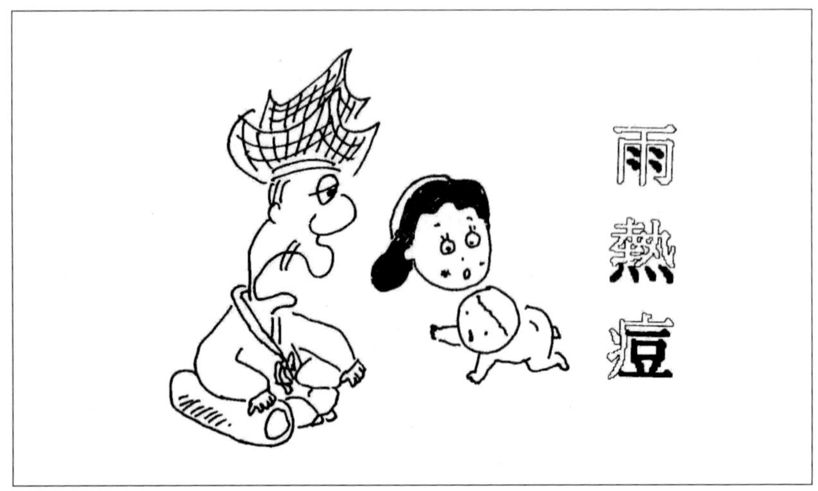

“중풍환자도 황의원에게 가면 금방 낫는다네.”

“전번에는 허리를 전혀 못 쓰는 사람을 침 한 방으로 치료했다더군.”

그에 대한 소문은 치료를 받았던 사람들의 입에서 입으로 점점 널리 퍼져나갔다.

한 여자가 먼 곳으로 시집을 가서 탐스런 귀여운 아들을 낳았는데, 그의 아들이 갑자기 열이 나더니 두창(痘瘡, 천연두)이 온몸으로 심하게 퍼졌다. 그 여자는 전부터 황원어 의원에 대한 소문을 들어 알고 있은 터라 아이를 안고 와서 그에게 치료해 주기를 원하였다.

“의원님, 우리 아이를 살려주세요. 갑자기 열이 나더니 온몸이 이렇게…….”

황원어는 아이의 옷을 벗기고는 찬찬히 살펴보기 시작하였다. 한동안 가만히 있더니 상기된 목소리로 말했다.

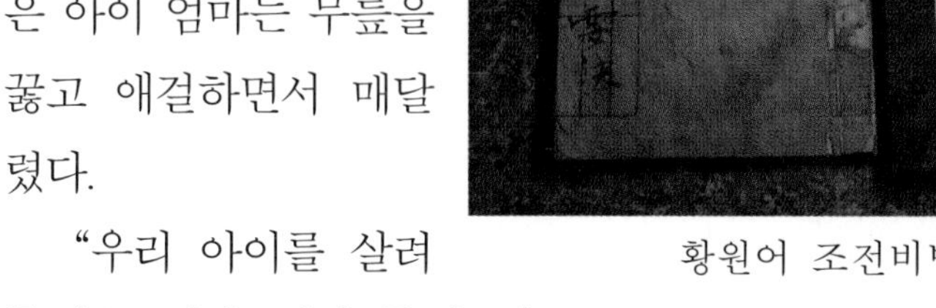

황원어 조전비방

"이 병은 위급하여 오늘 하루를 넘기기가 어렵겠군."

절망적인 얘기를 들은 아이 엄마는 무릎을 꿇고 애걸하면서 매달렸다.

"우리 아이를 살려 주세요. 제발, 살려 주세요!"

그는 아무 말 없이 하늘을 쳐다보더니 하인을 불렀다.

"집이 여기서 한참 먼 곳이니, 자네가 애 엄마와 애를 집에까지 데려다주고 오게."

아이 엄마는 의원에게 매달리다 포기하고 마차에 올랐다. 그 때가 오후의 햇빛이 쨍쨍 내려쬐는 무더운 날씨라 하인은 천천히 말을 몰았다.

한참을 가는 동안 뜻밖에도 세차게 내리는 소낙비를 맞게 되었다. 하인과 아이 엄마는 물론이고 병든 아이까지 모두 비에 흠뻑 젖었다. 하인은 비 때문에 더 이상 마차를 몰기가 힘들고, 이러다가는 날이 저물어도 그 여자의 집까지 가기가 어렵게 되었다. 그리하여 하인은 마차를 다시 의원의 집으로 되돌렸다.

어느덧 날이 저물었다. 황원어 의원은 아이 엄마가 다시 올 것을 알고 집안 식구들과 같이 대문 앞에 나와 초롱불을 들고 그 여자가 오기를 기다렸다.

"의원님, 아까는 돌려보내시고는 왜 돌아오길 기다리죠?"

집안 식구의 질문에 빙그레 웃기만 하는 황원어 의원, 그 때 마침 아이 엄마와 아이가 마차를 타고 돌아왔다.

"아니, 의원님! 밖에 나와서 누굴 기다리시나요?"

"다시 돌아올 줄 알고 대문 밖에서 기다렸소. 이제 당신의 아들은 살았습니다. 이런 병은 몸 안에 열이 극심하여 이런 방법을 생각하여 살릴 수밖에 없었습니다. 내가 오늘 천기(天氣)를 보니 오후에 큰비가 꼭 올 것을 알았습니다. 그래서 이 방법을 택하였습니다. 그렇지 않으면 당신 아들을 살리기가 힘들었습니다."

소낙비로 몸의 열을 없애고 병을 치료한 것은 황원어의 기발한 치료 방법이며 한방의 묘미이다. 이런 자연을 이용하여 인체를 치료하는 것도 한방의 비결이다.

4. 주단계의 난산 처방

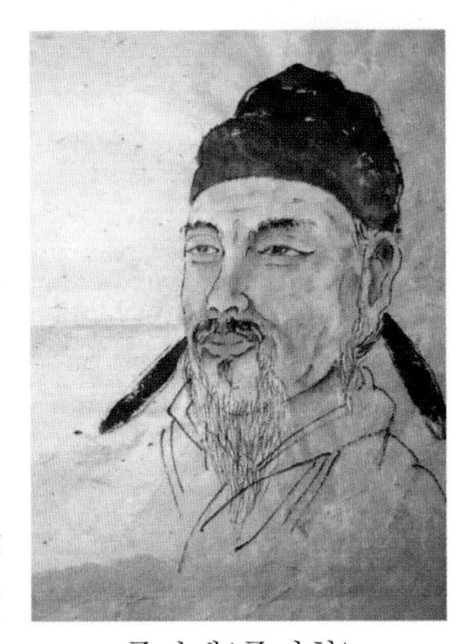

주단계(주진형)

주진형(朱震亨)은 중국 금원(金元) 시대의 명의로서 1281년에 태어나 오직 한의학 연구와 치료에 평생을 바치고 1358년 77세로 일생을 마쳤다. 그는 인체의 양(陽)은 항상 여유 있고, 음(陰)은 항상 부족하다는 것으로, 음을 항상 보충하여야 한다고 주장하는 자음파(滋陰派)의 한 사람이었다.

자음법은 음허증(陰虛證)을 치료하는 방법이다. 그의 저서인 《단계심법(丹溪心法)》은 1347년에 씌어졌는데, 5권(卷) 100문(門)으로 나뉘어져 외감(外感)·내상(內傷)·외증(外證)·부과(婦科)·유과(幼科) 등을 포괄하여 《십이경견증(十二經見證)》과 《단계옹전(丹溪翁傳)》도 기술되어 있다. 인체의 음이 항상 모자란다는 것은 그가 1347년에 저술한 《격치여론(格致餘論)》에 기술되어 있다.

그의 고향은 의오적(義烏赤) 강가로 지금의 절강(浙江)이며, 그 강가를 단계(丹溪)라 불렀다. 사람들은 주진형을 존경하여 「단계옹(丹溪翁)」이라고 불렀다. 그는 항상 두 번씩 진단하

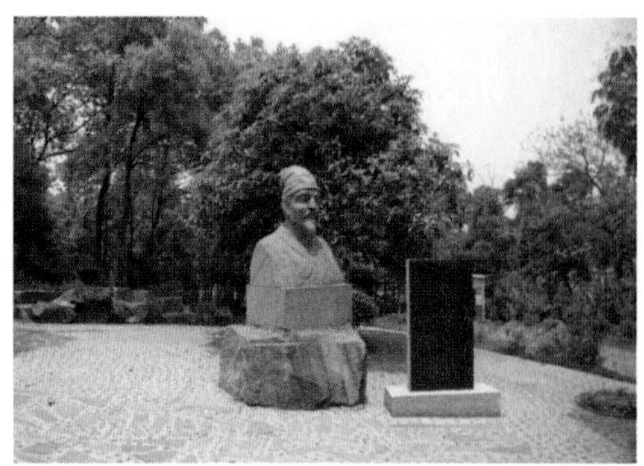
주단계 능원의 주단계 조소(彫塑)

는 법이 없고, 한 번만 진단하여 처방하기에 그를 「주일첩(朱一貼)」이라고 불렀다. 그의 처방 역시 기묘하였고, 치료를 잘하기가 신선과 같다 해서 「주반선(朱半仙)」이라고도 불렸다.

어느 날, 인근에 사는 한 부녀자가 난산으로 사흘 동안 아기를 낳지 못하고 있었다. 복통은 참기가 어려웠고, 온 집안 식구들은 안절부절이었다.

"아무래도 이러다간 산모가 죽겠군."

"단계옹을 불러야겠어!"

"벌써 사흘 동안이나 아기가 나오지 않아 산모가 기진맥진해 있어요."

그리하여 단계옹은 그녀의 집으로 급히 출발했다. 단계옹이 도착해서 산모가 있는 방으로 발걸음을 옮기는데, 방안에서 비명소리가 들려왔다.

"으악! 으악!"

주단계는 절박한 비명소리에 잠시 발길을 멈추고 마음을 가다듬기 위해 몇 분 동안 생각에 잠겼다. 그때 바람이 홱 불더니 오동나무 가지 하나가 그가 서 있는 발 앞에 떨어졌다. 그

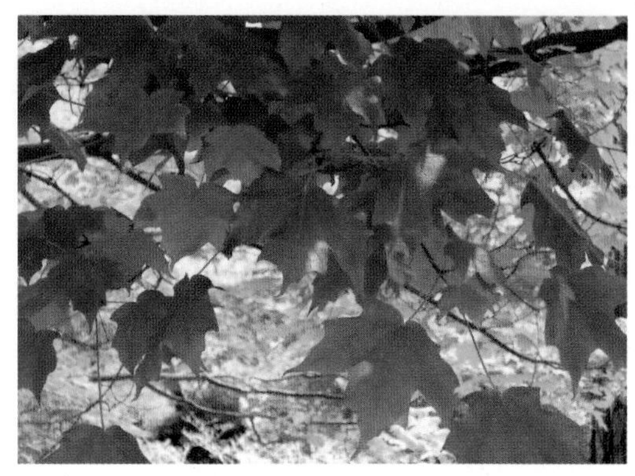
오동나무

는 허리를 굽혀 오동나무를 집어 들고 그 잎을 자세히 보고 나서 그 집안 식구들에게 오동잎을 내밀며 말했다.

"산모를 보지 않아도 되겠소. 빨리 산모에게 이 오동잎을 달여 먹이시오. 그러면 아이를 즉시 낳을 것이오."

"예?"

그렇게 이야기하고는 단계옹은 환자는 보지도 않고 집으로 돌아갔다.

"단계옹이 오동잎을 달여 먹이라고 했는데, 과연 이 오동잎이 아이를 순산시킬 수 있을까?"

"어쨌든 시키는 대로 해봅시다."

산모에게 오동잎을 달여 먹였더니 과연 즉시 통통한 아기가 태어났다. 그리하여 집안 식구 모두가 기뻐 웃음이 넘쳤으며, 만나는 사람마다 이렇게 말해 주었다.

"단계옹은 진짜 신의(神醫)다!"

며칠이 지난 후, 이번에는 건너편 집에 부인이 난산으로 아기를 낳지 못해 사흘 동안이나 고생하고 있었다. 그 집 사람들은 단계옹이 오동잎으로 난산을 쉽게 해결했던 것을 기억하고 있었다.

"그래, 전번에 앞집 부인이 오동잎을 끓여 먹고 쉽게 아기를 낳았으니, 우리도 빨리 오동잎을 끓여 먹이자."

"빨리 가서 오동잎을 구해 오너라."

그리고 산모에게 오동잎을 달여 먹였다.

"너무 아파서 견딜 수가 없어요!"

산모가 울부짖었다.

"오동잎도 소용이 없구나!"

아기는 나오지 않고 산모는 복통이 더욱 심해져 참기가 어려웠다. 그래서 마침내 단계옹을 부르기로 했다.

"빨리 가서 단계옹을 모셔 옵시다."

단계옹이 급히 달려왔다. 그는 산모의 신음소리를 듣고 집안 식구들을 나무랐다.

"여태껏 뭘 하고 있었기에 의원에게 보이지 않았소?"

"지난번에 선생님께서 앞집 부인에게 오동잎으로 치료하여서 오동잎을 끓여 먹였는데, 아무 효험이 없습니다."

단계옹은 산모를 조심스럽게 진맥하고 난 다음 처방을 적어주었다.

"빨리 가서 처방대로 약을 지어다가 달여 먹이시오. 그러면 밤이 되기 전에 출산하게 될 것이오."

산모는 약을 마신 후, 과연 밤이 되기도 전에 아기를 낳았고, 집안 식구들은 단계옹의 의술에 감탄했다.

"단계 선생님, 오동잎이 난산을 치료하는 것이 아닙니까?"

“오동잎은 난산을 치료하는 것이 아니라네. 지난번의 산모는 심한 통증으로 소리를 질러 즉시 분만을 하지 않으면 안 되었기에, 오동잎을 달여 마시게 한 것일세. 오동잎은 마음을 안정시키고, 긴장감을 없애기 위한 것이고, 이번 산모는 지난번과는 다르다네. 신음소리를 들으니 난산이어서 즉시 최생약(催生藥, 순산을 유도하는 약)을 먹인 거라네.”

그의 처방 이야기를 듣고 사람들이 머리를 끄덕이며 단계옹의 의술을 칭찬하였다. 한방에서는 소리를 듣고 진단하는 방법을 문진(聞診)이라고 하는데, 단계옹은 먼저 문진으로 산모를 진단했던 것이다.

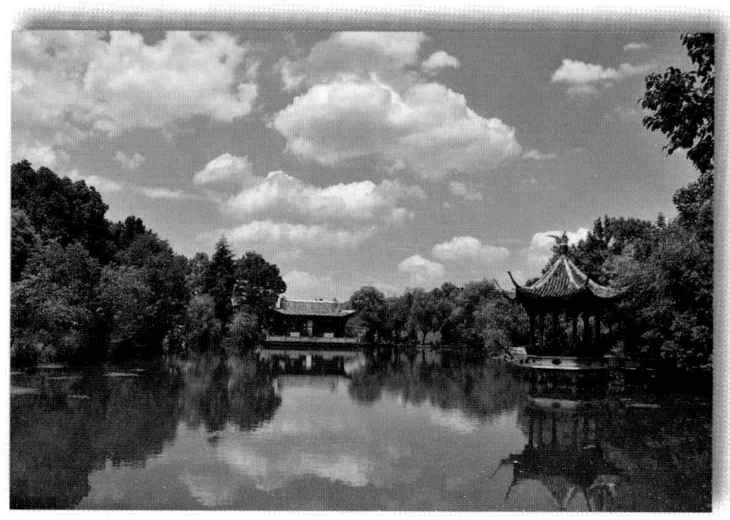

단계문화원

5. 익다산 益多散

옛날 어느 어느 마을에 큰 부호가 있었다. 그의 이름은 화부(華浮)라고 했다. 나이는 80세였고, 그에게는 50살 된 첩이 있었다. 젊은 부인과의 나이 차이로 그는 항상 자신의 정력에 대해서 예민해 있었다. 그는 정력이 쇠약해져 있었다.

남성들에게 있어서 정력이 약해지는 현상으로 다섯 가지가 있다.

첫째, 정액이 저절로 새어나오는 것은 기(氣)가 상하였기 때문이며,

둘째, 정액이 묽고 적게 나오는 것은 육(肉)이 상했기 때문이다.

셋째, 정액이 변하여 냄새가 나는 것은 근(筋)이 상했기 때문이며,

넷째, 사정을 하더라도 사출되지 않는 것은 골(骨)이 상했기 때문이다.

다섯째, 발기가 되지 않는 것은 몸(身體)이 상했기 때문이다.

"여기 정력이 솟는 처방전을 구해 왔습니다. 어르신께서

이 처방으로 회춘(回春)을 하십시오."

그는 어느 날, 친지로부터 정력에 좋다는 처방을 구하였다. 처방에는,

—생지황(生地黃) 1돈(錢)을 깨끗이 씻은 다음 얇게 썰어 한 되의 청주에 담갔다가 말린 뒤 일천 번을 찧어서 가루를 내고 계심(桂心) 2푼(分), 감초(甘草) 5푼, 백출(白朮) 2푼, 건칠(乾漆) 5푼을 함께 가루로 만들어 채에 쳐서 식후에 한 치 숟가락으로 한 숟가락 분량을 하루에 3회 복용한다.—

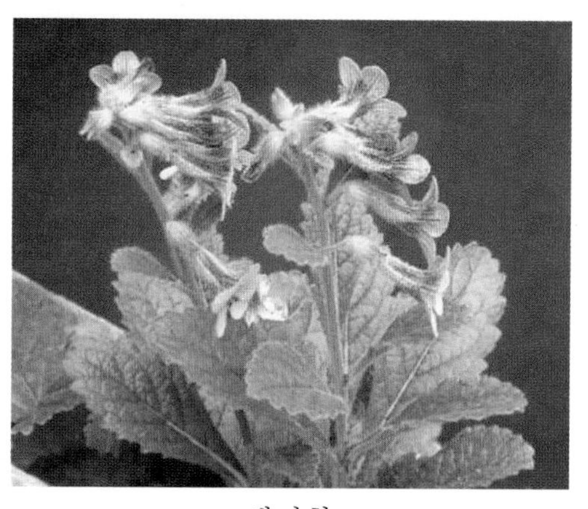
생지황

이 처방을 가지고 약을 지어 복용했는데, 화부는 그만 세상을 떠나고 말았다.

어느 날, 그의 첩은 집에서 일하는 하인 익다(益多)를 물끄러미 바라보다가 문뜩 생각했다.

"그래! 남편이 만든 약을 익다에게 주어야지. 공들여 만든 약인데, 버리기는 아깝지."

익다라는 하인은 나이가 일흔 다섯인 데다 근력이 약해서 잔병이 많았고, 항상 허리와 무릎이 아프며, 머리는 백발에다가 등은 낙타 등같이 구부려져 있었다. 화부의 첩은 익다를 불쌍히 여겨 남편을 위해 지었던 약을 익다에게 주었다.

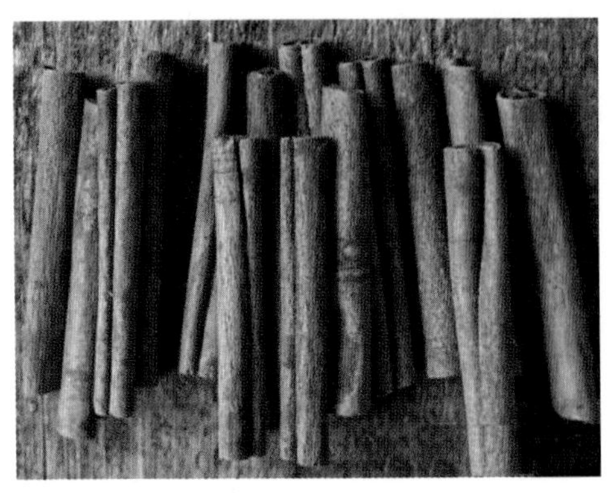
계 심

"자네, 이 약은 전에 우리 영감님을 위해 지은 약이네. 강정(强精), 보정(補精)하는 약이라니, 이 약을 먹고 건강해지게나."

"아이고 송구스럽습니다, 마님!"

익다는 마님이 준 약을 정성스럽게 달여 먹었다. 그가 약을 복용한 지 20일가량 지나자, 허리가 펴지더니 백발의 머리가 점점 검게 변해갔다. 얼굴 또한 윤기가 돌아 불그스름하게 되어 마치 30대의 남자같이 변모하였다.

"익다!"

"예, 마님."

"자네 모습이 몰라보도록 건강하게 변했구나."

"예, 마님. 전번에 주신 약을 먹고 소인은 이렇게 건강해졌습니다. 이제는 아픈 데도 없고요. 모두가 마님의 은덕입니다."

"잘 됐네."

그때까지 익다는 혼자 살았다. 그 집에는 하인 익다 말고 번식(番息)과 근선(謹善)이라는 하녀가 있었다. 건장한 남자로 변모한 익다는 번식과 근선을 아내로 맞았다. 그리고 두 아내로부터 사내와 계집아이 넷을 낳게 하였을 정도로 익다는 정력 또한 왕성했다.

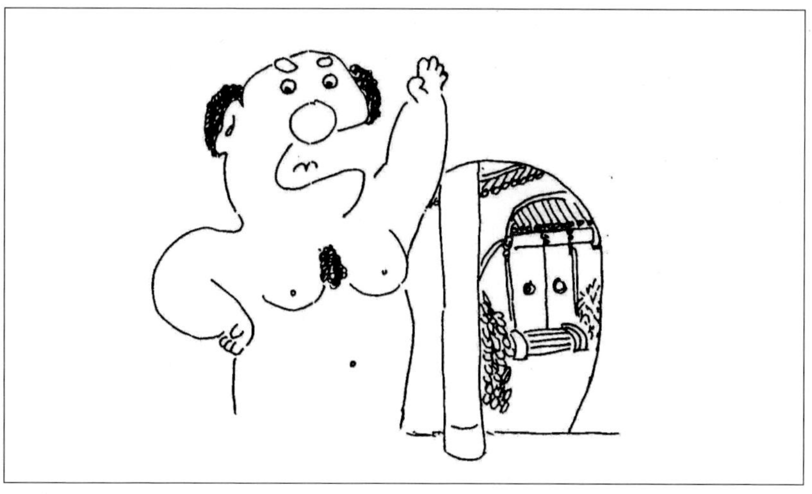

어느 날 저녁, 익다가 술을 마시고 취해서 돌아오자마자 느닷없이 근선에게 달려들어 껴안았다.

"아니, 이이가! 또 술을 먹고. 아휴, 술 냄새야!"

"왜 그래?"

"싫어요!"

근선은 익다를 뿌리치고 마님의 곁으로 도망 와서 자는 체하였다.

"마님, 오늘은 마님과 같이 잘래요."

"왜 무슨 일이라도 있느냐?"

"아범이 술이 너무 취해 못살게 굴어서요."

"그러려무나."

둘이 자고 있는데 익다가 쫓아와서 마님 옆에서 자는 근선과 교접을 행하고 말았다. 첩은 그들의 교접행위에 잠이 깨어 엿보고 있자니, 익다의 정력이 넘쳐나는 것 같았고, 젊은 사내

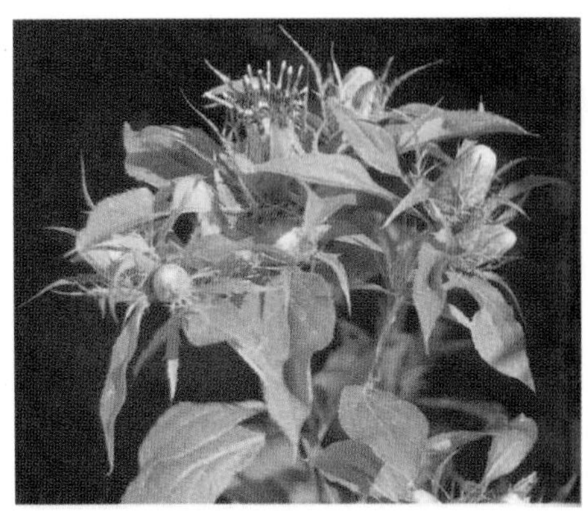
백 출

처럼 팔팔했다. 첩은 나이가 50세이었고, 남편과 사별한 뒤에도 정욕이 점점 더 왕성하여 남몰래 고민을 하고 있었다. 첩은 옆에서 하는 행동과 소리를 듣다못해 익다와 관계를 맺어 두 아이를 낳기까지 하였다.

여성에게는 열 가지 몸의 자태가 있어 무엇을 원하는지를 나타낸다.

첫째, 양손으로 상대방을 껴안는 것은 몸을 꼭 붙여서 서로의 것을 밀착시키고 싶어 하며,

둘째, 양 허벅지를 쭉 펴는 것은 그 윗부분을 간절히 마찰하고 싶어 하며,

셋째, 배를 팽팽하게 불리는 것은 절정에 이르고 싶기 때문이며,

넷째, 엉덩이가 움직이는 것은 쾌감을 느끼기 때문이다.

다섯째, 양 다리를 들어 상대방을 감는 것은 깊이 밀어 넣어 주기를 바라기 때문이다.

여섯째, 양 허벅지를 꼬는 것은 그 속이 몹시 근질거리기 때문이고,

일곱째, 허리를 옆으로 흔드는 것은 깊은 곳의 좌우에 부딪쳐 주기를 바라기 때문이며,

여덟째, 몸을 일으키면서 상대방에게 매달리는 것은 쾌감을 심하게 느끼기 때문이며,

아홉째, 몸을 곧게 쭉 뻗는 것은 온몸에 쾌감이 격심하게 퍼져 황홀경에 빠졌기 때문이며,

열 번째, 진액이 흘러나와 매끄러워진 것은 이미 만족했기 때문이다.

익다는 세 여자를 번갈아가며 상대를 하고 있었지만, 원기가 왕성하여 중단할 줄을 몰랐다. 그러던 중 마님이 하인과 정을 통한다는 것이 수치스러워 순간적으로 익다를 살해하였다. 그 당시는 자신의 하인을 맘대로 죽일 수가 있었다. 죽은 익다의 정강이를 꺾어서 속을 살펴보니 뼛속에 황수(黃髓)가 가득 차 있었다.

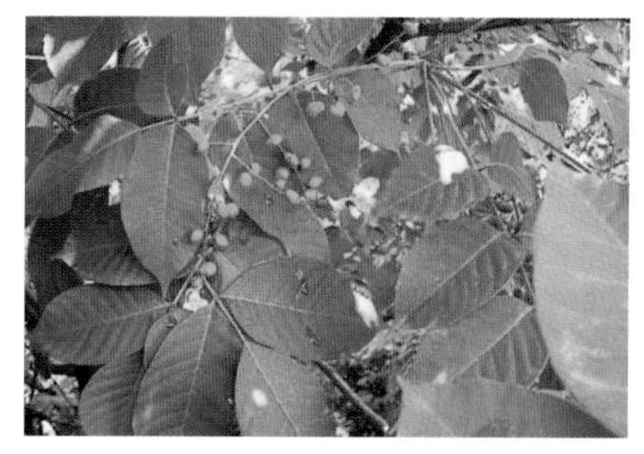

건 칠

"아! 그 처방 약이 이렇게 효력이 있구나!"

그리하여 그 처방을 하인의 이름인 익다를 따서 익다산(益多散)이라고 하였다.

6. 길거리 묘방

이방어(李防御)는 송나라 변량(卞梁) 사람으로, 그가 대궐 의관(醫官)을 지내고 있을 때, 빈어각(嬪御閣)에 있는 왕비가 병에 걸렸다.

"콜록, 콜록."

증상은 기침이 심해서 밤에는 잠을 이루지 못하는 데다 담이 있고, 눈 주위가 마치 접시같이 부어올라 있었다. 당시 그녀는 휘종(徽宗) 황제의 사랑을 한 몸에 받고 있었다. 황제는 빈어각으로 거둥하여 그녀의 병문안을 하였다.

"비(妃)! 어디가 그리 아프시오?"

"밤새 기침으로 목도 아프고 잠도 이룰 수가 없었사옵니다."

"곧 어의를 부르겠소."

"약을 복용하였는데도 차도가 없습니다."

"흠!"

황제는 왕비가 병으로 고생하는 것을 보고 몹시 안타까웠다. 그리하여 이방어를 불러 그녀를 진단하도록 명령하였다. 방어(防御)란 그 당시 의관(醫官)의 직책 이름이었다. 이방어는 그녀에게 여러 차례 약을 지어 복용토록 하였다. 하지만 약을 계속 복용해 보았지만 차도가 없었다. 그날도 이방어가 왕비의 용태를 살피려고 빈어각을 들어서는데, 동문(東門)에 방이 붙어 있는 것이 보였다.

사흘 안으로 왕비를 고치지 못하면 살려두지 않겠노라

황제가 내린 방이었다. 이방어는 자기의 의술을 다해 치료를 하였지만 병이 낫지 않음을 한탄했다.

"최선을 다해 치료하였지만, 차도가 없구나. 처방도 여러 가지로 해보았으니, 이젠 달리 써볼 처방도 없는데……. 그는 근심에 싸여 집에 가서 부인에게 그 이야기를 하며 부인과 마주앉아 울기 시작했다.

"이제 목숨은 사흘밖에 남지 않았군요!"

이때 집 밖에서 외치는 소리가 창문을 통하여 들려왔다.

"해수(咳嗽)에 특효약이 한 첩에 한 푼이오! 이 약 한 첩이면 기침이 멎고 잠도 잘 잘 수 있습니다!"

약장수의 소리를 듣고 이방어는 사람을 시켜 약 열 첩을 샀다. 약은 약간 녹색을 띠고 있고, 약의 복용법은 절군 함채탕(咸菜湯 : 김칫국물과 같음)에 향유를 뿌려 약과 같이 복용하는 것이었다.

"옳지! 약을 3첩씩 같이 하여 약의 효과를 빠르게 하자. 하지만 약이 독해 부작용이 생기면 어떡하지? 내가 먼저 먹어보자."

이방어는 약 세 첩을 한 첩으로 만들면 약의 성질이 강하여 복용 후 설사할 것을 우려하여 자기가 먼저 복용해 보았다. 괜히 약을 먹고 설사를 하여 부작용이라도 나면 사흘이 아니라 당장에 목이 날아갈지도 모를 터라 먼저 시험을 해보기로 하였다. 그랬더니 설사도 나지 않고 속도 편했다.

그는 남은 약을 합쳐 두 첩으로 만들어 가지고 입궐하였다. 왕비에게 두 번에 나누어 복용하도록 하였다. 약을 먹은 후 왕비는 기침이 멎고 이튿날은 얼굴의 부기도 빠졌다.

"기침이 멎으니 이제는 살 것 같구나."

다행히도 이방어가 가져간 약이 효과가 있어 왕비의 병 치료를 하게 되어 천만다행이었다.

"아이고, 이제 목숨은 건졌구나! 그런데 만일 황제가 치료한 처방을 물으면 어떻게 대답을 하지?"

황제가 물으면 길거리에서 파는 약이라고 대답할 수는 없었다. 또 어의가 처방을 못하여 길거리 약을 사다 주었다는 것은 말도 안 되는 일이었다. 이방어는 또 한 번 목숨을 잃을 수가 있다고 생각되니 또다시 불안해지기 시작했다.

"지난번 그 해수병 약장수를 찾아오너라! 어떻게든 집 앞에 지키고 섰다가 약장수가 지나가면 모셔오너라!"

며칠 안 되어 바로 그 약장수가 그의 집 앞을 지나가면서 전처럼 소리를 치며 약을 팔고 있었다.

"약장수를 집안으로 모셔 들여라!"

그는 약장수를 집으로 초대하여 술좌석을 마련하였다.

"내 옆집 사람이 당신이 파는 약을 먹고 효과를 보았다는데, 당신의 그 약 처방을 알려줄 수 있겠소? 나에게 처방을 알려주면 은 백량을 드리리다."

약장수 노인은 놀라며 말했다.

"아니, 이 약 한 첩에 겨우 한 푼인데, 은 백량을!?"

"물론이오."

"그럼, 알려 드리죠. 진주모(珍珠母, 진주조개 껍질)를 갈아서 오래되지 않은 기왓장 위에 놓고 시뻘겋게 구운 후, 거기다 청대(靑黛)를 조금 섞으면 됩니다."

"이 처방은 어디서 구한 것입니까?"

"제가 젊은 시절 군에 있을 때 제가 모시던 장군께서 이 처방을 가지고 계셨는데, 제가 장군의 처소에 몰래 들어가 훔쳐냈습니다. 이제 제가 늙어서 할 것은 없고, 그저 이 약을 팔아 끼니를 잇고 있습니다."

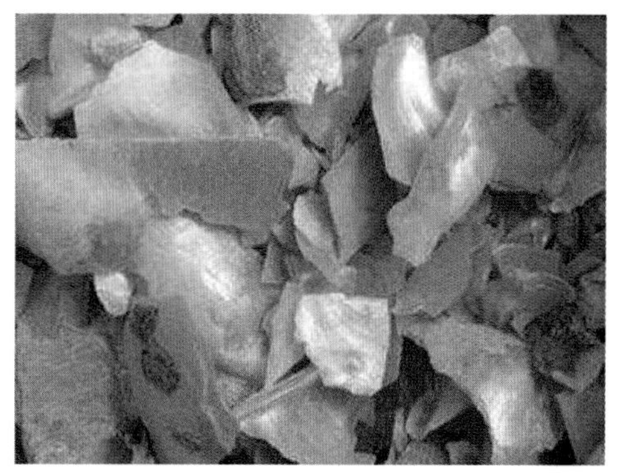
진주모

이 약 처방에 쓰이는 진주모는 정신을 안정시키고 간음(肝陰) 부족이나 간양(肝陽) 상항(上亢)으로 오는 두통, 어지러움, 불면 등에 효과가 있다. 또 청대는 청열해독, 양혈산종(凉血散腫)을 하여 주는데, 이것을 포제와 배합함으로써 기방(奇方)이 나온다.

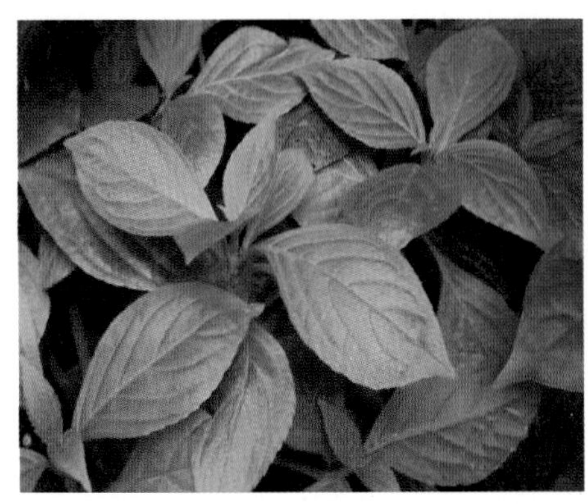
청 대

포제는 약의 독성과 부작용을 없애거나 약의 성질을 바꾸거나 효능을 높이기 위하여 여러 가지로 가공하는 방법이다.

이를테면 불에 굽거나, 찌거나, 볶아서 약물을 특수처리 가공하는 것이다.

진주모는 《중국의학대사전》에는 「간(肝)을 자음(滋陰)하며, 간을 차갑게 하고, 간질과 전간을 치료하며, 머리가 어지럽고 귀에서 소리가 들리며, 가슴이 뛰고 흉복부의 팽만감, 부녀자의 붕루, 소아의 경기 등을 치료한다」라고 씌어 있다.

또한 청대는 《본초강목》에 「몸의 번열을 없애고 토혈, 객혈과 살충을 한다」고 씌어 있다. 이 두 가지 약물을 법제를 하여 같이 쓰면 해수로 인한 불면증을 치료하는 묘방이 된다.

포제(炮制)는 장중경의 《금궤옥함경》에 씌어 있으며, 약제를 여러 가지 제형으로 만들기 전에 부동한 가공처리 과정을 거치는 것을 가리킨다. 포제를 수치(修治)라고도 한다.

포제의 목적은 첫째, 잡물질과 쓸데없는 부분을 없애버리고 약물을 깨끗하게 한다. 둘째, 제제, 복용과 보존이 편리하다. 셋째, 약물의 독성, 자극과 부작용을 없애거나 완화시킨다. 넷째, 약물의 성능을 변화시켜 치료 효과를 높인다.

7. 첫날밤의 괴변

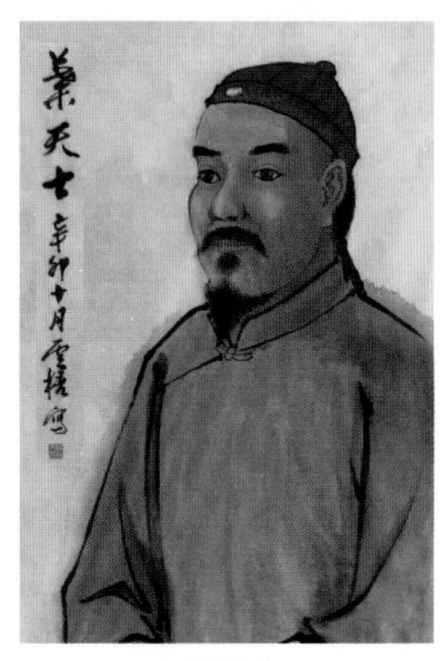

섭천사

청나라 건륭(乾隆)년, 소주(蘇州) 성내에 굉장한 부자가 살고 있었다. 그에게는 독자가 있어 금이야 옥이야 키워 마침내 청년으로 성장하여 18세가 되자, 부잣집 규수와 혼담이 오가고 양쪽 집안은 둘을 결혼시키기로 했다.

드디어 결혼식 날, 등불을 환하게 밝히고 하객들은 구름같이 모여들고 음식은 진수성찬인 데다 풍악을 울리며 참으로 경사스런 날이었다.

부자는 자기의 돈 많음을 과시하고 싶어서 신방에다 등불을 대낮같이 환하게 밝혀 놓고 방금 칠한 갖가지 가구와 진주로 장식된 번쩍거리는 보석함들을 자랑했다. 이윽고 축하연이 거의 끝나고 하객들은 하나씩 둘씩 집으로 돌아갔다.

하객들을 모두 보내놓고 신랑신부는 신방에 들어가 첫날밤 신혼의 단꿈을 꾸었다. 이튿날, 아침이 늦었는데도 신방의 문은 닫혀 있었다. 그러자 하인들은 저마다 한 마디씩 했다.

“어젯밤 정을 너무 깊게 나누었나 보군!”

그러나 해가 중천에 떴는데도 신방에서는 아무런 기척이 없었다. 그제야 하인들은 이상하게 느끼고 문 앞으로 다가가서 불렀다.

"서방님!"

그러나 안에서는 아무 대답이 없었다. 문을 흔들어 보았지만, 안에서 잠갔는지 열리지가 않고 신방에서는 아무런 대꾸가 없었다. 그제야 당황한 부자는 하인들에게 명령을 했다.

"아무래도 이상하구나. 문을 부셔라!"

하인들이 문을 부수고 들어가 보니 신방을 차리느라 새로 만든 침대 위에 신랑신부가 몸이 뻣뻣이 굳어 있는 채 나란히 누워 있었다. 온 집안 식구들은 놀랐고, 주인 부부는 비통하여 울면서 소리쳤다.

"어서 빨리 의원을 불러라!"

여러 의원들이 진단을 했지만, 탄식하여 말했다.

"급살을 맞았습니다!"

어떤 의원은 와서 진맥도 해보지 않고 그냥 돌아가 버렸다. 집안에서는 죽은 것으로 단정 짓고 시신의 제를 지내고 이제 막 장사 준비를 하려고 할 때였다. 이때 명의 섭천사(葉天士)가 마침 이 고을을 지나다가 이 광경을 목격하고 그 집 안으로 들어갔다.

신랑신부의 죽음에 대해서 자초지종을 들은 섭천사는 뭔가 짚이는 데가 있는지 신혼부부의 방문을 열고 문지방에 서서 방안을 둘러보더니 신혼부부 곁으로 가 맥을 짚어보고 눈을 까뒤집어 보더니 미소를 지으며 말했다.

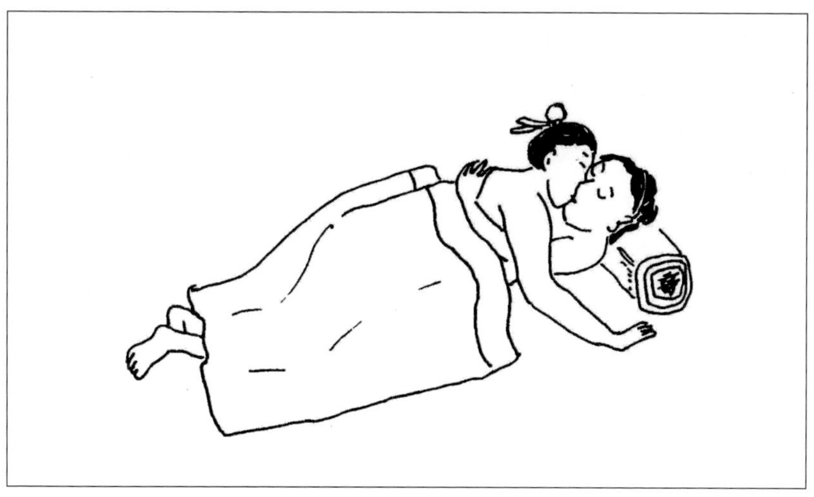

"그렇지, 내가 생각했던 대로군. 살릴 수 있겠어!"

섭천사는 신방에서 나와 객청(客廳)으로 왔다. 주인 부부는 살릴 수 있다는 말에 뛸 듯이 기뻐서 조급하게 물었다.

"의원님은 어떤 비방으로 우리 아이들을 살릴 수 있단 말입니까?"

섭천사는 처방을 쓰지 않고 주인 부부에게 일렀다.

"빨리 목수한테 가서 톱밥 십여 석(石)을 가져오시오."

"네? 톱밥이라니요?"

주인 부부는 의아해 하면서도 명의 섭천사의 말인지라 하인을 시켜 톱밥을 급히 가져오게 했다. 톱밥을 다른 방에 펼쳐놓고 하인들을 시켜 신혼부부를 톱밥을 펼쳐놓은 방으로 옮겨놓도록 하였다. 그때까지 집으로 돌아가지 않은 다른 의원들은 섭천사의 말을 비웃기만 하며, 그가 도대체 무슨 꿍꿍이로 다 죽은 사람을 살려내겠다고 했는지 궁금해 하며 지켜보았다.

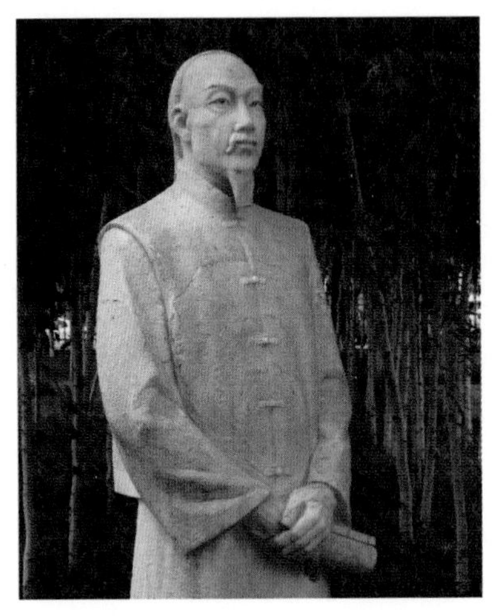
섭천사

"당신들은 걱정하지 마시오. 좀 있으면 웃음소리가 들려올 것입니다. 하하하!"

섭천사는 한바탕 크게 웃고 나서는 가버렸다. 어느덧 저녁 때가 되었다. 그때 하인이 큰소리를 치며 주인에게 달려왔다.

"주인마님! 도련님과 새 아가씨가 살아났습니다."

주인 부부는 기뻐서 톱밥이 있는 방으로 뛰어 들어가 보니, 아들과 며느리가 앉아 있었다.

"섭천사는 정말 신의(神醫)다!"

섭천사가 톱밥으로 신혼부부를 살려낸 소식은 빠르게 소주성에 퍼져 나갔다. 비웃던 의원들이 섭천사에게 와서 어떻게 해서 치료를 하였는지 물었다. 섭천사는 웃으면서 말했다.

"내가 신혼부부 방에 들어가 보니 옻 냄새가 코를 찌르더군. 그래서 자세히 살펴보니, 온 방에는 새로 옻칠을 한 가구들이 가득 차 있었다네. 그래서 옻칠 냄새에 부부가 중독되어 혼미상태가 되어 있은 터라 톱밥을 사용하였다네. 옻칠의 독을 나무의 기(氣)로 해독시키니 기(氣)가 돌아 살아난 것이지!"

처음에 그를 비웃던 의원들은 그의 의술에 진심으로 탄복하였다.

8. 방안시의 난산 치료

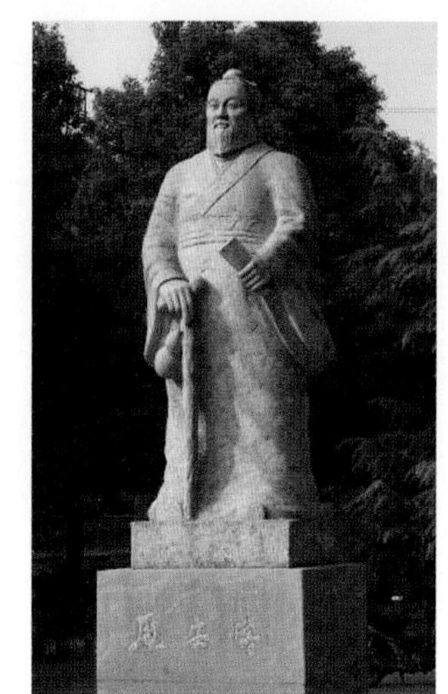
방안시

방안시(龐安時)는 송(宋)나라 때 기주 사람으로, 자(字)는 안상(安常)이며, 송나라 경력(慶歷) 3년(1042년)에 태어나 원부(元符) 2년(1099년)까지 58세를 일기로 세상을 떠났다.

방안시는 의원의 집안에서 태어나 어렸을 적부터 아주 총명하고 비범하여 부친은 그에게 맥학(脈學)을 가르쳤는데, 그 과정이 깊지가 않다고 스스로 생각하여 부친의 가르침에 만족하지 못하고 자기 스스로 《내경(內經)》, 《난경(難經)》을 읽고 그 뜻을 깨달아 자기의 새로운 견해를 피력하여 부친을 놀라게 하기도 하였다.

말년에는 귀가 들리지 않았지만, 이에 굴하지 않고 의학연구에 더욱 더 정진하였다. 《영추(靈樞)》, 《소문(素問)》, 《갑을경(甲乙經)》 등 광범위하게 저명 의서를 연구하였고, 의가(醫家)의 학설을 섭렵하고 맥학(脈學)과 상한(傷寒)에 대한 연구를 거듭하였다.

하루는 산모가 산달이 지났는데도 아기를 낳지 못하여 아랫배가 끊어질 것같이 아프다고 호소하여 방안시 의원을 청해

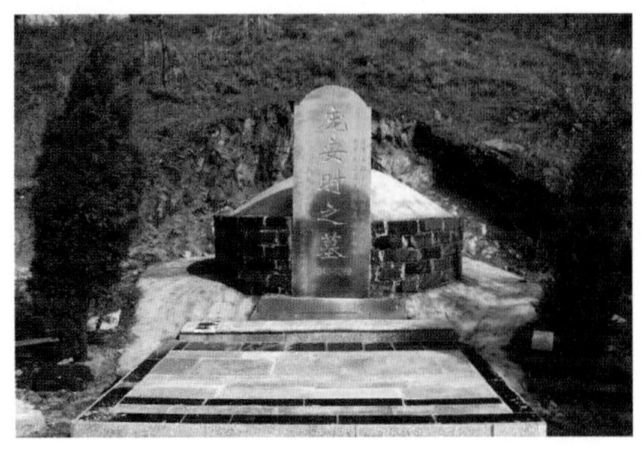

방안시 묘

진맥을 하였다.

"난산이로군! 아기가 팔을 뻗고 있어 나오지 못하고 있구나!"

산모의 가족들은 산모가 너무 괴로워하니 안타까워서 방안시 의원에게 말했다.

"제발, 아기는 죽어도 좋으니, 산모의 목숨만이라도 살려 주십시오!"

"걱정 말게!"

그는 산모의 배를 손으로 만지면서 침을 놓았다.

"으앙!"

자침(刺針)하고 조금 있자니 아기가 출산되었다.

"고맙습니다. 어떻게 아기와 산모가 모두 무사했나요?"

"아기가 산모의 배를 움켜잡고 안 나오기에 아기 손에다 침을 놓았지요."

"네!?"

놀란 식구들이 아기의 손을 보니 합곡(合谷)의 혈자리에 침 자국이 나 있었다. 합곡은 엄지와 인지가 갈라지는 부분에 있는 혈자리로 그곳에 자침을 하면 손에 힘이 없어진다.

한번은 안휘(安徽)의 동성(桐城)에서 산모가 출산 예정일이

한 주일이 지났는데도 아기가 나오지 않았다. 산모는 거의 빈사지경이고. 여러 의원들이 와서 진단을 했지만 속수무책이었다.

도저히 산모를 살릴 도리가 없었다. 그런데 마침 방안시 의원의 제자가 산모의 집 근처에 살고 있어 제자가 방안시 의원에게 달려갔다.

"선생님, 위급한 산모가 있는데 좀 살려 주십시오!"

방안시가 달려가 진맥을 해보고는 산모의 식구들에게 말했다.

"염려 마시오. 살릴 수 있으니! 따뜻한 물과 수건이나 갖다 주시오."

그는 산모의 하복부를 따뜻하게 열부(熱敷)하며 그곳에 추나(推拿)를 하였다. 얼마 안 있어 사내아이가 출생하였다. 산모의 가족은 기뻐하며 그에게 감사를 드렸다. 추나란 환자의 피부 혹은 혈 위에 수법(手法)으로 치료하는 일종의 치료법이며, 안마도 추나법의 일종이다.

방안시는 치료에 열과 성을 다해 열 명 가운데 8, 9명을 치료하는 임상효과를 가져왔으며, 환자를 자기의 집에 머물게 하여 치료를 하였고, 치료비 또한 저렴하게 하거나, 어려운 사람들에게는 받지를 않아 사람들로부터 존경을 받았다.

그는 당대 문학가 소동파(蘇東坡), 황정견(黃庭堅), 장래(張來) 등과 긴밀한 유대관계를 맺어 문학서적, 즉 장래의 《명도잡지(明道雜志)》, 소동파의 《동파잡기(東坡雜記)》, 《구지필

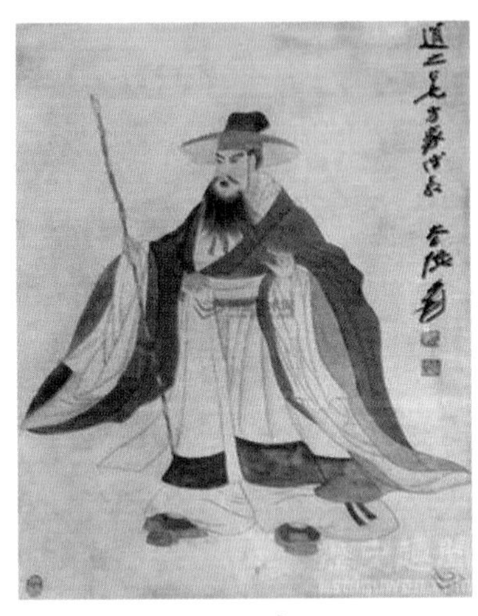
소동파

기(仇池筆記)》 등에 방안시 의원의 기록이 기술되어 있다.

방안시의 저서 《난경변(難經辨)》, 《주대집(主對集)》, 《본초보유(本草補遺)》는 유실이 되고, 지금까지 남아있는 《상한총병론(傷寒總病論)》은 6권으로 되어 있고 함평(咸平) 3년(1100년)에 저술하였는데, 이것은 금대(金代)의 의사 성무기(成無己)의 《주해상한론(注解傷寒論)》과 송대(宋代)의 의사 허숙미(許淑微)의 《상한백증가(傷寒百證歌)》와 같이 장중경의 《상한론》에 주석을 단 것이다. 상한론을 분류하여 각자의 견해와 자기의 경험을 적어 연구 보충한 것이다.

9. 적인걸狄仁杰의 침술鍼術

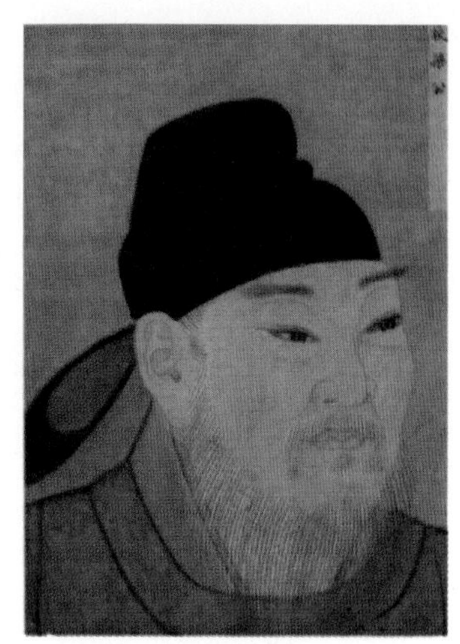
적인걸

적인걸(狄仁杰)은 중국의 측천무후(則天武后)가 세운 무주(武周) 시대의 명재상으로, 중종(中宗)을 다시 태자로 세우도록 하여 당(唐) 왕조의 부활에 공을 세웠으며 수많은 인재들을 천거하여 당(唐)의 중흥에도 크게 기여하였다.

고대의 주(周, BC 1046~BC 771)나라와 구분하여 「무주(武周)」라고 부르며, 측천무후의 통치기는 태종(太宗, 재위 626~649)이 다스리던 「정관(貞觀)의 치(治)」에 버금간다는 평가를 받아 「무주(武周)의 치(治)」라고 불린다.

그의 자는 회영(懷英)이며 태원(太原, 지금의 산서지방) 사람으로 630년에 태어나 700년 71세로 세상을 떠났다. 성격이 강직하고 청렴하여 1만 7천여 건의 사건을 판결하면서도 잘못된 판결이나 억울한 자가 생기지 않았다. 그는 백성들에게 선정을 베풀어 사람들은 그를 적공(狄公)이라고 불렀다.

적공은 재상이면서 의술을 하는 의원이기도 했다. 적공은 어릴 때부터 의학에 남다른 관심을 가지고 공부하여 뛰어난 의술을 지니고 있었다. 게다가 그의 침술(鍼術)은 놀랄 만하여

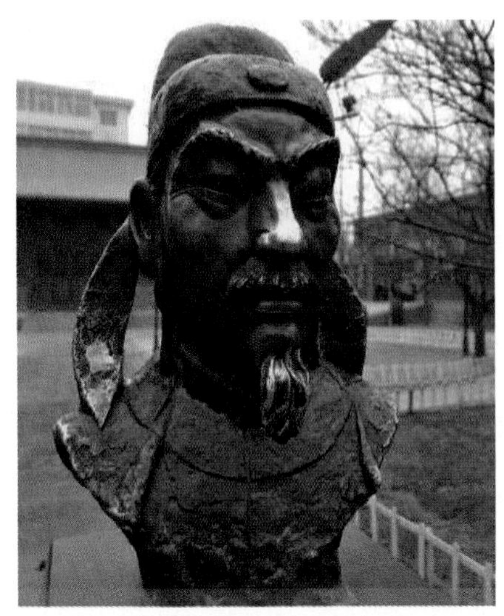

당괴공원(唐槐公園)의 적인걸 동상

당나라 때 설용약(薛用弱)이 쓴 《집이기(集異記)》에 어린아이 코에 혹을 떼어주고 그에 대한 사례를 사양한 이야기가 적혀 있다.

당나라 현경(顯慶)년에 적인걸은 일개 서생이었다. 그가 경성(京城)으로 과거시험을 보러 올라가는 길에 화주(華州)를 지나가게 되었는데, 이때 마침 저잣거리에 많은 사람들이 빙 둘러 모여 무엇인가를 구경하고 있는 광경을 보았다.

적인걸은 무슨 일이 벌어지고 있는지 궁금하여 사람들을 헤치고 앞으로 가까이 갔다. 거기에는 14, 5세쯤 되어 보이는 소년이 있었는데, 그의 코에는 주먹만 한 혹(종양)이 달려 있었다. 코와 혹 사이는 가느다란 살로 연결되어 있어 소년의 얼굴은 자연적으로 변형되어 있고, 심한 통증에 시달리고 있는 듯했다. 그 몰골은 차마 눈뜨고는 볼 수 없을 정도였다.

소년의 부모는 많은 의원을 청하여 치료를 받아 보았지만 별 효과를 보지 못하고 속을 썩이고 있었다. 그리하여 저잣거리에 나가 치료할 수 있는 의사를 구하는 방(榜)을 써 붙였다.

방에는 「능료차아 수견천필(能療此兒 酬絹千匹)」이라는

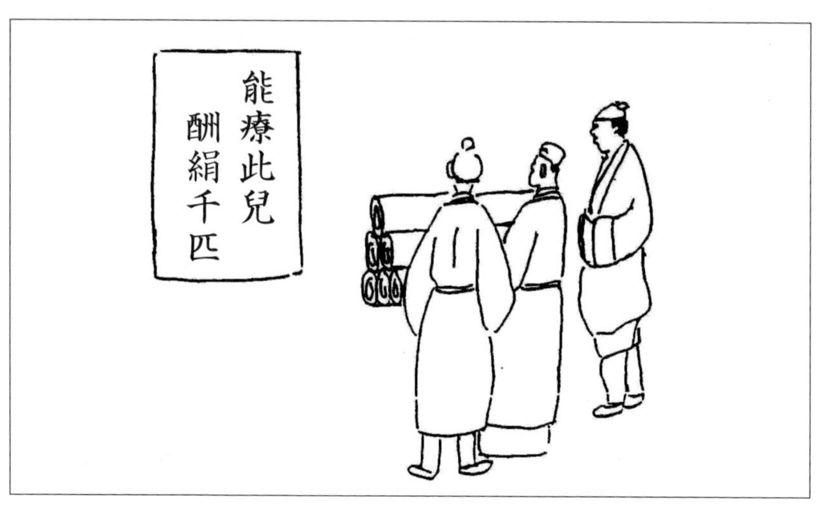

여덟 글자를 적어 놓았다. 그것은 「이 아이를 고쳐주면 그 대가로 비단 천 필을 주겠다」는 것이었다. 즉석에서 보답하겠다는 표시로 방 옆에 비단 천 필을 쌓아 놓았다.

적인걸은 부모의 심정을 십분 이해하고 동정하였다. 그는 군중 앞으로 나아가 소년의 부모에게 말했다.

"이 아이를 내가 고쳐 보겠소."

그는 행낭(行囊)에서 항상 휴대하고 다니는 은침(銀鍼)을 끄집어냈다.

"애 아버지께서는 아이를 꼭 붙들고 계십시오!"

그는 머리 뒤의 한 혈자리를 잡고 침을 약 일촌(一寸)을 찌르더니 계속 염전제삽(捻轉提揷)법을 사용하였다. 염전제삽법은 침술의 치료 중 수기(手技)의 한 가지 방법으로 염전은 침을 잡고 돌리는 것이고, 제삽은 침을 잡고 환부에 집어넣고 빼고 하는 손의 기술을 말하는 것이다. 그가 계속해서 침을 잡고 염전제삽을 하니 아이는 마비감이 점점 코 부위까지 갔다.

"코에 감각이 없어졌느냐?"

"예."

아이는 머리를 끄덕였다. 적인걸은 즉시 침을 혈자리에서 빼냈다. 이때 이상한 일이 벌어졌다.

"저것 좀 보게, 혹이 떨어지네!"

소년은 아무 고통도 없이 코에서 혹이 떨어지고 얼굴이 정상으로 회복이 되었다. 사람들은 적인걸의 침술에 놀랐고 모두가 한입으로 탄성을 질렀다.

"신의(神醫)다! 정말 화타가 다시 살아 왔구나!"

소년의 부모는 그 자리에 넙죽 엎드려 큰절을 했다.

"정말로 고맙습니다. 감사합니다."

소년의 부모는 비단 천 필을 적인걸에게 주려 하니 적인걸은 극구 사양하였다.

"저희는 이 비단 천 필이 아깝지 않습니다. 제발 사양 마시고 받아주십시오."

"내가 침술로써 당신의 아들을 고친 것은 의원으로서의 책임을 다한 것이지, 재물을 탐하여 한 것이 아닙니다."

그는 끝끝내 사양하고 경성으로 과거시험을 보러 총총히 사라져갔다.

10. 낚싯바늘과 염주

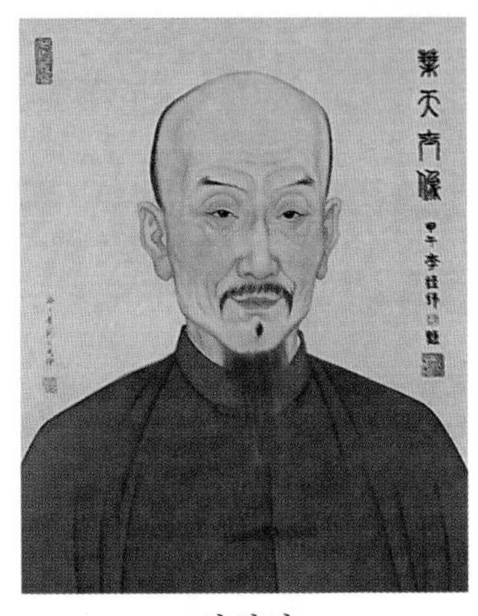

섭천사

온병학(溫病學)은 외감온열병(外感溫熱病)을 중심으로 발전한 한 의학이다. 《내경(內經)》에는 이미 온병이 올라 있고, 《상한론(傷寒論)》에는 「태양병은 열이 나고 목이 마르고 추위를 싫어하는 사람으로 이는 온병이다(太陽病 發熱而渴 不惡寒者 爲溫病)」라고 기재되어 있다.

명(明)나라 말, 산동 절강 지역에 온역(溫疫)이 자주 발생하여 온병학의 발전을 가져왔다.

온병학의 대표적인 인물 가운데 한 사람으로 섭천사가 있다. 그는 청나라 강희왕 때인 1666년에 태어나서 건륭황제 때인 1745년 79세로 세상을 떠났다. 그의 성은 섭(葉), 이름은 계(桂), 자는 천사(天士). 호는 향암(香岩)이며, 만호(晩號)는 상진노인(上津老人)으로 불리었다.

할아버지와 아버지가 의원인 대를 이은 의사 집안에서 태어나 어려서부터 부친의 의학을 익히며, 문장실력 또한 뛰어나 시(詩)를 짓고 운율에 따라 노래 부르기를 좋아하여 그가 쓴 문장 역시 남북 도처에 전하여졌다.

서른 살이 되어 섭천사의 의술은 더욱 정진하였고, 이름도 널리 알려져 그에게 치료받고자 찾아오는 환자들이 문전성시를 이루었다.

그의 저서로는 《임증지남의안(臨證指南醫案)》, 《섭안존진(葉案存眞)》, 《미각본섭씨의안(未刻本葉氏醫案)》, 《온열론(溫熱論)》 등을 남겼는데, 대부분 문하생에 의해 엮여졌다.

아들 섭혁장(葉奕章)과 섭용장(葉龍章)은 훌륭한 의원이었지만 아버지의 명성에 가려 크게 빛을 보지 못하였다. 손자 섭당(葉堂)과 섭견(葉堅), 증손자 섭만청(葉万靑)은 유학자(儒學者)로 이름을 날렸다.

어느 날, 소주(蘇州) 성내에서 어린아이 둘이 놀고 있었다. 한 아이가 낚싯대를 들고 다른 아이는 고기 모양으로 낚시에 걸리는 시늉을 하며 장난을 하고 있었다.

"고기를 잡자."

"그래. 나를 낚아 봐."

한 아이는 낚시꾼이고 다른 아이는 물고기가 되어 장난을 하였다.

"잘 낚아 봐."

"문제없어. 낚싯대를 던질 테니, 잡히지 않도록 조심해!"

그런데 정말로 낚싯바늘이 물고기 역할을 한 아이의 목구멍에 걸리고 말았다.

"으앙, 으앙!"

"가만히 있어봐!"

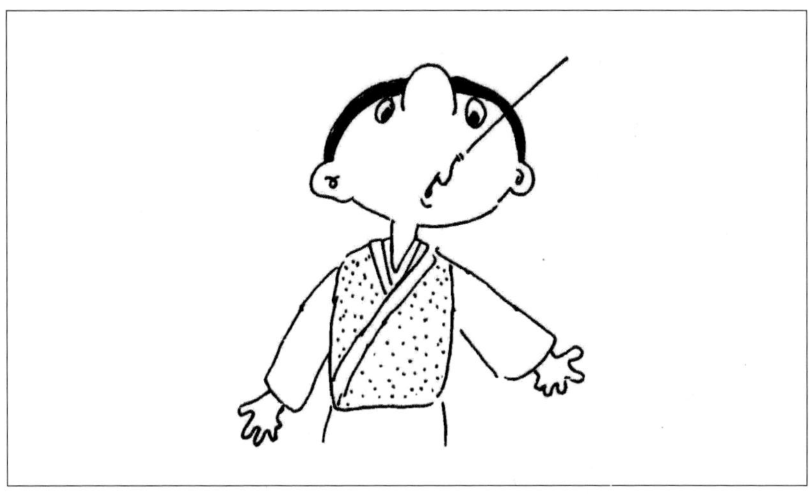

낚싯바늘이 목에 걸려 소리도 제대로 못 내고 울기 시작하였다. 그러자 아이 어머니가 대경실색해서 달려왔다. 손으로 낚싯줄을 붙잡고 낚싯바늘을 뽑으려 했지만 바늘은 목구멍에 걸려 뽑으려고 하면 할수록 더욱 박혀버리고, 어린애는 아파서 발버둥을 쳤다.

"어서 섭천사 의원을 모시죠."

여러 사람들이 말했다. 아이 어머니는 그 지방의 명의 섭천사 의원을 모셔왔다. 섭천사는 묘수회춘(妙手回春)의 고명한 의술이 있어 적지 않은 난치병을 치료해 왔지만, 이런 상황은 처음이었다. 어디부터 손을 써야 할지 답답할 뿐이었다.

"으앙, 으앙!"

아이는 계속 발버둥을 쳤다. 아이 우는 소리에 옆집에 사는 노파가 뛰쳐나왔다. 노파의 왼쪽 손에는 네모반듯한 접시를 들고 오른손에는 염주를 쥐고 입으로 중얼거렸다.

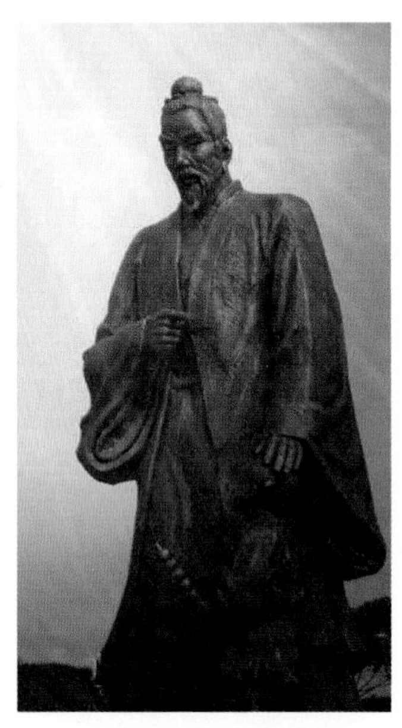
섭천사 조소(彫塑)

"아미타불."

섭천사는 노파의 염주를 본 순간 머리에 치료 방법이 떠올랐다.

"그렇지!"

섭천사는 노파에게 염주를 달라고 해서 가위로 염주 끈을 자른 후 염주알을 빼내서는 발버둥치는 아이의 입에 있는 낚싯줄에 염주알을 하나씩 꿰었다. 그리고는 염주알 하나하나를 조심스럽게 밀어 넣었다.

주위 사람들은 섭천사의 행동을 이상스럽게 바라보고 있었다. 섭천사는 낚싯바늘을 조심스럽게 만지며 염주알을 계속 밀어 넣었다. 그런 다음 낚싯줄을 쥐고 살짝 힘을 주니 낚싯바늘은 목에서 빠졌고, 빠진 낚싯바늘을 조심스럽게 천천히 잡아당겼다. 피 묻은 낚싯바늘은 염주에 꿰어져 아이의 목에서 나왔다. 이 광경을 본 주위 사람들은 모두 섭천사 의원의 임기응변에 박수를 쳤다.

"과연 명의로군!"

어린아이 어머니는 섭천사에게 감사 인사를 하며 답례를 하려하니 섭천사는 빙그레 미소 지으며 아무 말 없이 자리를 떠났다.

11. 수양제의 소갈병 消渴病

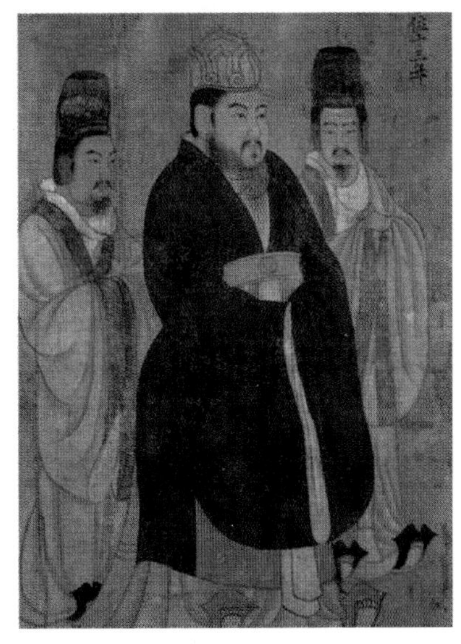
수양제 양견

수(隋)나라 황제 양제(煬帝)가 말년에 병이 났다. 그 동안의 그의 삶은 교만과 사치, 궁녀들과의 문란한 성생활 등, 매일 진귀한 음식과 좋은 술을 마시고 절제하지 못하는 생활이었다. 그에게는 궁녀들이 많이 있어 매일 음정(陰精)을 지나치게 소모하였다.

"오늘은 누구를 침실로 들일까요?"

"오늘은 짐이 좀 피곤하구나."

"여기 정력제를 준비하였사옵니다."

날마다 궁녀를 갈아 가며 정력을 소비하니 몸은 쇠약해졌다. 당시 방술사(方術士)가 전문적으로 정력을 보강하기 위하여 인삼, 녹용 등 귀중한 약재를 채집하여 궁중에 바쳐 양제로 하여금 몸보신을 하게 하였다.

"이 약을 드시면 피로가 가실 것입니다."

지금이야 인삼, 녹용을 쉽게 구하지만, 옛날에는 서민들에게 아주 귀한 것이었다. 방술사들은 수양제에게 잘 보이려고 귀한 약재를 구하는 데 갖은 노고를 다했다.

이런 약제들은 열성(熱性)이기 때문에 보양(補陽)하는 약으로 복용하면 쉽게 열이 만들어져서 몸의 음액(陰液)을 손상한다. 수양제는 보양 약을 많이 복용하여 몸의 음액이 손상되어 허열(虛熱)이 있고 소갈병(消渴病)이 생겼다.

소갈병이란 현대의 당뇨병과 같은 것으로, 증세는 목이 말라서 물을 많이 들이켜고, 과식을 하며, 소변 양이 많아지고, 몸이 쉬 피곤해지는 병이다. 특히 수양제는 입이 말라 갈증을 몹시 느꼈다.

"갈증이 나는구나. 물을 가져오너라!"

그는 목이 마르고 가슴이 답답하여 온종일 냉수만 들이켜 하루에 무려 백 잔이 넘게 물을 마셨지만 입마른 증세는 가시지를 않았다. 그래서 궁중에는 물심부름하는 사람이 항상 몇 명씩 주변을 지키고 있었다.

궁중에는 의원들이 있어 여러 가지 처방으로 치료해 봤지만 효과를 보지 못하였다. 이때 태의승(太醫丞) 막군석(莫君錫) 의원이 수양제를 알현했다.

"태의승이 내 병을 고쳐 보겠다는 말이오?"

"예."

"이제껏 다른 어의들이 고치려 했지만 허사였다. 어디 한

번 고쳐 보시오!"

막군석은 수양제 앞으로 나아가 아뢰었다.

"치료할 때는 소인의 말을 들으셔야 합니다."

"그러지. 병만 치료된다면 무슨 일인들 못하겠는가."

"꼭 소인이 시키는 대로만 하셔야 되옵니다."

막군석은 한 번 더 다짐을 받고 나서는 많은 얼음 덩어리를 양제 앞에다 가져다 놓으며 말했다.

"이 얼음 덩어리를 계속 보고만 계십시오. 갈증이 나더라도 이 얼음덩어리를 보고만 계시면 갈증이 점점 사라질 것이옵니다."

수양제는 아침부터 저녁까지 얼음 덩어리를 그냥 보고만 있었다. 그래서 목이 말라 물을 마시고 싶을 때 시원한 얼음 덩어리를 보고 있자니 입에서는 자꾸 침이 생겼다. 날이 갈수록 물을 마시는 양이 감소하고, 오래지 않아 소갈병은 완전히 치유되었다.

수양제의 소갈병은 방사 과다와 음식으로 인해 생긴 것으로 난치병이었다. 여기서 방사 과다란 문란한 성생활을 절제하지 못하는 것을 말하며, 기름진 음식을 많이 섭취한 데 기인한 것이었다.

막군석 태의승은 「망매지갈(望梅止渴)」 고사를 인용하여 황제를 치료한 것이었다. 「망매지갈」은 《삼국지연의》에 나오는 이야기로서, 위(魏)나라 군사들이 행군을 하다가 물을 구할 수 없어 갈증에 시달릴 때 조조는 이렇게 말했다.

"조금 더 가면 매실 밭이 나올 테니 그때까지만 참아라!"

병사들은 신 매실을 실컷 따먹을 생각에 저절로 입에 침이 돌아 갈증을 해소했다는 얘기다.

생리적인 반응에 의해 갈증을 없애고, 수양제의 마음의 욕심을 가라앉히고 술과 음식을 절제시킴으로써 근본적인 치료 효과를 가져온 것이다.

막군석은 수대업(隋大業, 605~617년) 때 태의승으로 있던 명의였다. 이것은 《고금의통(古今醫統)》 역대경현(歷代經賢) 명의성씨(名醫姓氏)에 나오는 이야기다.

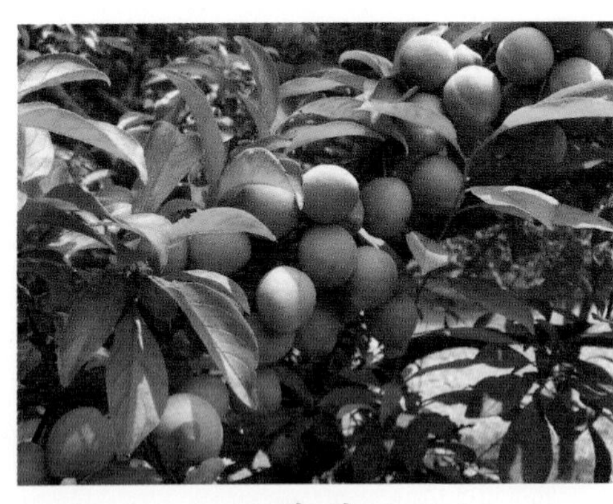
매 실

매실은 매화나무의 열매로, 원산지는 중국이며 둥근 모양이고, 5월 말에서 6월 중순에 녹색으로 익는다. 3,000년 전부터 건강보조 식품이나 약재로 써왔다. 한국에는 삼국시대에 정원수로 전해져 고려 초기부터 약재로 써온 것으로 추정된다.

12. 소건중탕과 변비

일본의 도쿠가와(德川) 막부(幕府) 시대에 코시지하쿠(古矢知白, 1846~?)라는 유명한 의원이 있었는데, 그는 환자를 진단하고 치료하는 방법이 독특해 완쾌되는 환자가 많아 명성을 날렸다.

열일곱 살의 아리따운 처녀가 있었는데, 변비가 심하여 한 달에 겨우 한 번 변을 볼 정도로 고통이 심하였다. 그녀의 집안 식구들은 그를 여러 의원들에게 보여 치료를 받게 하였지만, 별 효과를 보지 못하고 걱정만 하고 있었다.

처녀가 변을 제대로 보지 못하니, 통증은 물론이고 정신적 고통이 이만저만이 아니었다. 누군가 명의 코시지하쿠 의원을 소개하여 왕진을 의뢰하였다.

"언제부터 변을 보지 못했나?"

"평소에도 위장이 좋지 않았는데, 한번은 심하게 토하고 설사를 한 뒤부터 변을 보기 어렵더니, 그 이후로 한 달에 한 번 정도 변을 봅니다."

"그동안 다른 치료를 받았는가?"

"네. 여러 의원에게 치료를 받았지만, 별 효과가 없었습니다. 여기 전에 복용하던 약이 있습니다."

코시지하쿠는 약봉지를 풀어 내용을 보니 대황(大黃), 망초(芒硝) 등 공하제(攻下劑)만 들어 있었다. 자세히 환자를 진단해 보니, 몸이 냉(冷)하고 조금만 걸어도 사지(四肢)가 자색(紫色)으로 변한다는 것을 알게 되었다. 또한 환자의 위장활동이 약해서 장의 윤장운동이 원활치 않아, 위와 장을 보(補)하여 위장을 튼튼히 하고 장의 윤장운동을 수월케 해야 되겠다고 생각하고 약을 지었다.

"이 약을 한 달 동안 복용하면 나을 것이네!"

환자는 약을 정성스럽게 달여 복용을 하자, 10일이 지나니 변이 나오기 시작하고, 한 달이 되자 정상으로 회복되었다.

"고맙습니다, 의원님!"

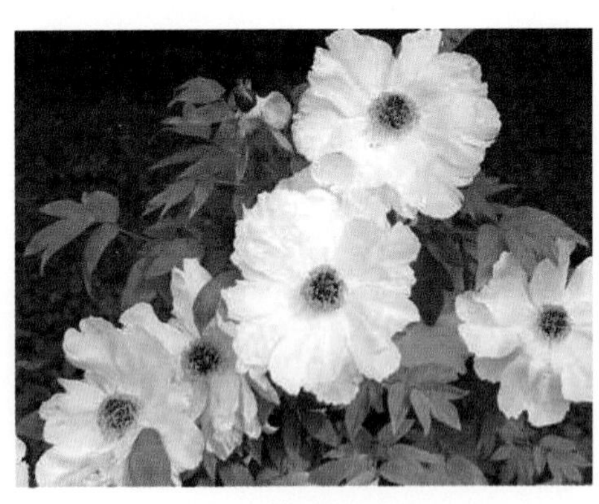

백 작

처녀는 가족과 함께 코시지하쿠 의원에게 큰 절을 올렸다.

그때의 처방이 바로 《상한론(傷寒論)》에 나오는 소건중탕(小建中湯)이었는데, 다른 의원들은 변비이기에 설사를 시키는 설사약을 처방하였지만, 그는 중기(中氣)를 튼튼하게 하는 처방을 내렸던 것이다.

소건중탕의 처방을 살펴보면, 백작(白芍) · 계지(桂枝) · 감초

(甘草)・교이(膠飴)인데, 그 가운데 계지와 백작을 같이 쓰면 영기(營氣)와 위기(衛氣)를 조화시키며, 한 번은 흩어지게 하고, 한 번은 거두어들이는 일산일수(一散一收)의 작용이 있으며, 또한 백작과 감초를 같이 쓰면 통증을 부드럽게 하는 작용이 있어 위와 장을 튼튼하게 하여 배변을 순조롭게 하는 처방이다.

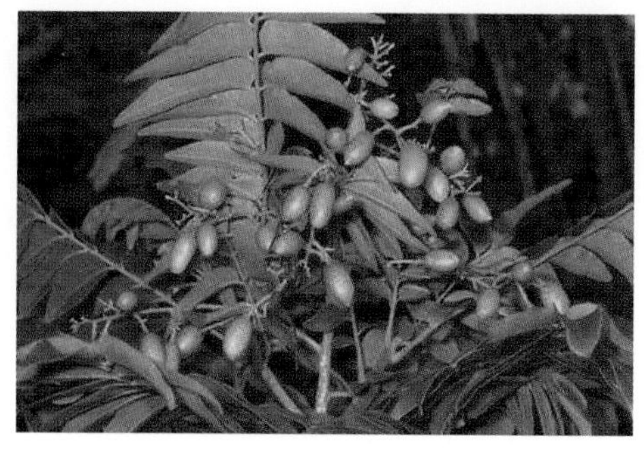
계 지

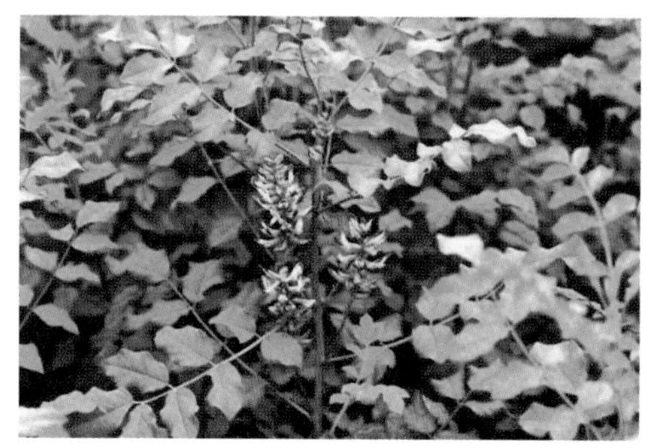
감 초

13. 손사막의 미치광이 치료

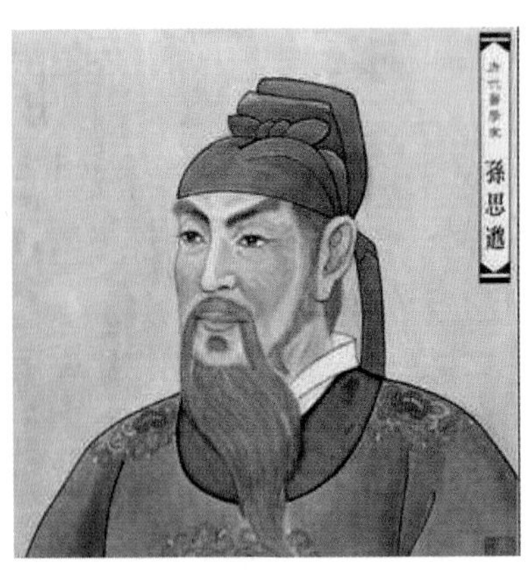

손사막

당(唐)나라 영순(永淳)년에 상국사(相國寺)의 윤혜(允惠) 스님이 전광증(癲狂症)에 걸렸다. 전광증은 미친 듯이 발광하는 증상을 말한다.

괜스레 울고 몸을 마구 움직이며, 머리를 흐트러뜨리고 미친 듯이 외쳐대는 병에 걸린 지 거의 반년이 넘었다. 여러 의원들의 처방 약을 먹어 보았지만 모두 효과를 보지 못했다.

윤혜 스님의 형 반모(潘某)는 명의 손사막과 친구지간이었다. 하루는 반모가 손사막을 찾아가 동생 윤혜의 병을 애기하고 치료 좀 해달라고 부탁했다. 손사막은 윤혜 스님의 증상을 관찰해 본 후 입을 열었다.

"내가 시키는 대로만 하면 동생이 오늘밤 자고 내일 아침 깨어나면 병이 나을 게야."

"어떻게……?"

"우선 짠 음식을 동생에게 먹이고 동생이 목이 말라 하면 이 약을 백주(白酒)에 타서 마시도록 하게. 그러면 잠이 들 걸세. 그러면 조용한 방으로 옮겨서 절대로 깨우지 말고 스스로 깨어날 때까지 내버려두게."

손사막은 반모에게 약 한 봉지를 지어 주며 다짐해 두었다.

반모는 저녁식사 때 동생 윤혜에게 짠 음식을 잔뜩 먹였다. 그러자 동생은 목이 몹시 말라 물을 찾았다.

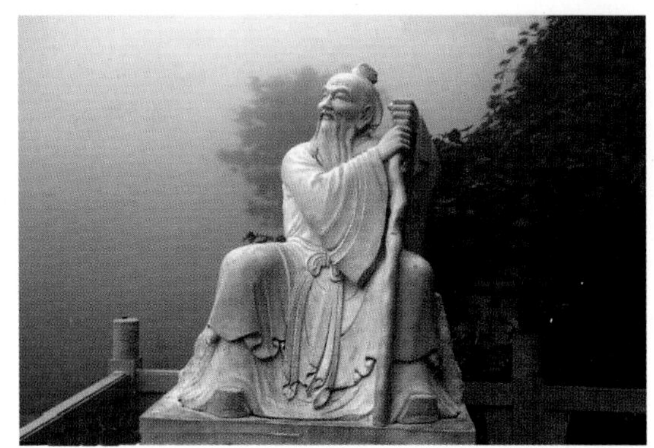
손사막

"형님, 목이 몹시 마르군요."

그러자 반모는 얼른 약을 백주에 타서 동생에게 먹였다. 그러자 윤혜 스님은 곧 정신없이 쓰러져 잠이 들었다.

윤혜 스님은 계속 잠에 빠져 그 다음날 밤중에야 비로소 잠에서 깨어났다. 잠에서 깨어난 윤혜 스님은 머리가 맑고 상쾌한 기분을 느꼈다. 전광증이 완전히 사라진 것이었다. 반모는 손사막에게 가서 사례를 하며 말했다.

"모든 의원들이 못 고치고 반년을 고생했는데, 어떻게 그렇게 단번에 고칠 수 있었나? "

"처방으로 주사(朱砂), 산조인(酸棗仁), 유향(乳香)을 가루를 내어 주었지. 즉 진사(辰砂) 한 량(兩), 산조인과 유향을 각 반량씩 가루를 내어 술에 타서 취할 정도로 하여 잠을 자게 하는데, 병이 가벼운 자는 한나절, 혹은 하루면 깨어나고, 중한 자는 2, 3

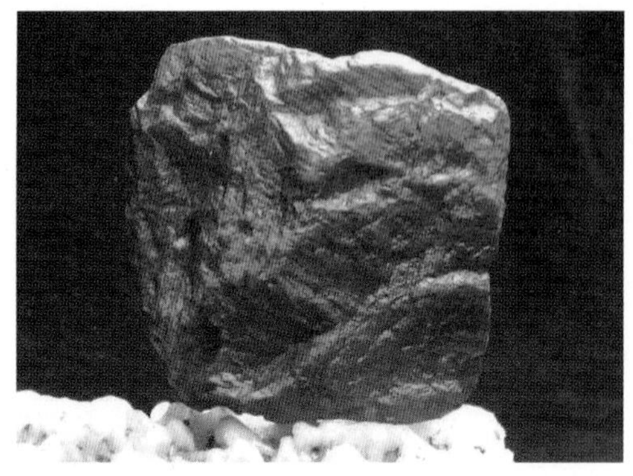
주 사

일이면 정신을 차리지. 그런데 반드시 저절로 혼자서 깨어나야 병이 낫지. 만약 놀라거나 해서 깨어나면 다시는 치료할 수가 없게 되지. 송(宋)나라 재상 오정숙(吳正肅)도 이런 질병에 걸렸는데, 이 처방 약을 한 첩 먹고 5일 동안 잠들었다 깨어나 병이 나았지."

반모는 손사막의 의술에 경탄을 금치 못했다.

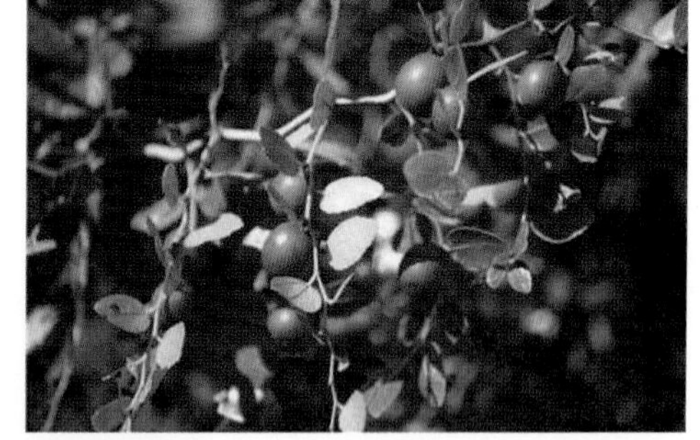
산조인

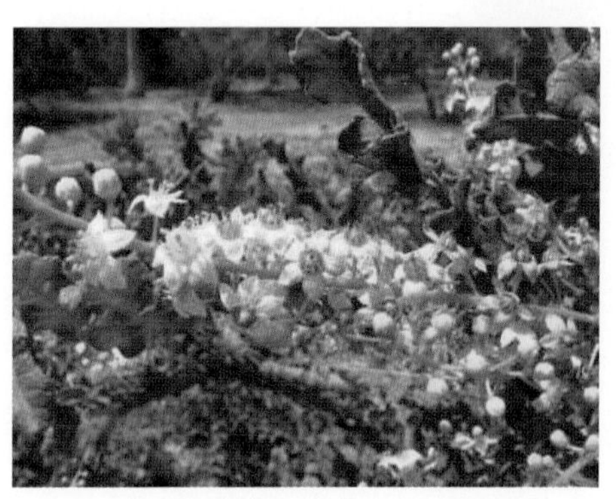
유 향

14. 종양과 웃음

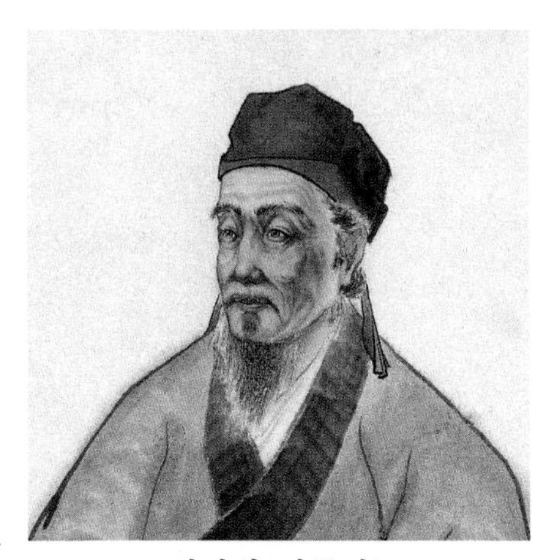
장자화(장종정)

금원(金元) 시대에 한 효자가 있었다. 어느 날, 부친이 강도에게 살해당했다는 소식을 듣고 대성통곡을 하였다. 한참을 울고 난 후에 명치끝 근처에 통증을 느꼈다. 통증은 날이 갈수록 더욱 심해져서 한 달 정도 지나자 단단한 덩어리가 잡히더니 점점 커져 갔다. 마치 찻잔을 배에다 엎어놓은 것 같았고 통증이 심해 견딜 수가 없었다.

"아니, 이게 뭔데 이렇게 아픈가?"

좋다는 약은 이것저것 가리지 않고 복용했지만 모두 효과가 없었다. 어느 의원이 복진(腹診, 배를 눌러서 진단하는 것)을 하였다.

"뱃속에 종양이 생겼는데, 뜸을 떠서 없애야 합니다."

"안돼요."

환자는 배에다 뜸을 뜬다는 말에 뜨거워 견딜 수 없다고 생각했는지 뜸 치료를 하지 않겠다고 했다. 그러다가 마침 장자화(張子和) 의원의 명성을 듣게 되어 왕진을 청하였다. 장자화는 금원시대의 유명한 의원이며, 또 심리치료로 유명했다.

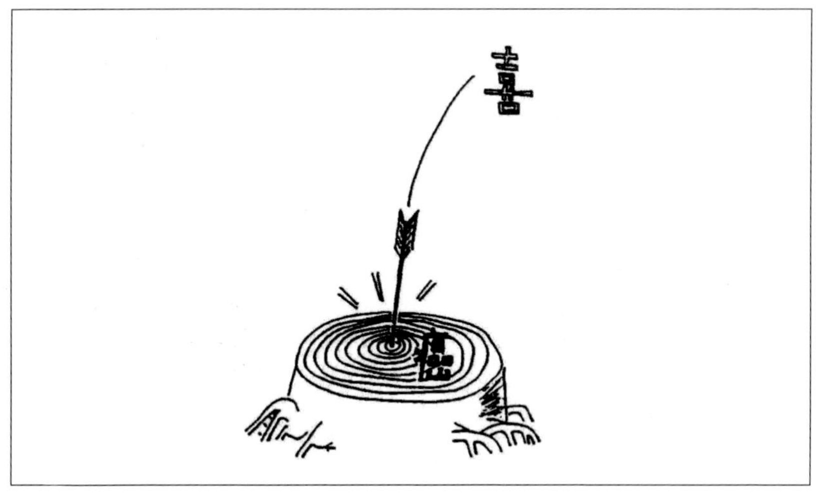

장자화는 환자에 대한 이야기를 듣고 왕진을 갔다. 환자의 집에 도착해 방에 들어서자마자 장자화는 무당이 병자에게 굿거리를 하듯 덩더꿍 뛰면서 빠른 동작으로 이리저리 뛰어다녔다. 무당이 병을 치료하는 방법과 같이 귀신처럼 분장을 하고 뛰면서 노래를 불렀다.

의원이 노래를 부르며 어릿광대처럼 이리저리 뛰자 그 모습이 너무나 엉뚱하고 우스꽝스러워 환자는 배를 움켜쥐고 웃기 시작하였다. 그는 마침내 눈물과 콧물이 나올 정도로 벽을 향하고 웃어댔다.

"나는 이제 갑니다. 치료는 다 끝났습니다."

장자화는 환자를 웃게 만들고 유유히 환자의 집을 떠났다. 환자는 장자화 의원이 돌아가고 그가 춤추며 노래하던 장면이 떠올라 연신 웃음을 터뜨렸다. 이런 일이 있고 2, 3일이 지나자 명치끝에 있던 종양이 온데간데없이 사라지고 자연 통증도

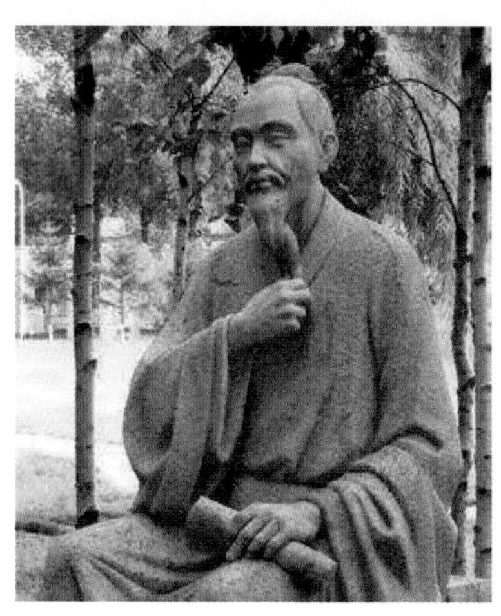
장종정(장자화)

가셨다.

"아니, 웬일이지? 덩어리가 집히지 않네?!"

환자는 장자화를 찾아가 감사 인사를 드렸다.

"고맙습니다, 의원님! 제 병은 이제 다 나았습니다."

"다 나았다니 다행이로군."

"그런데 어떻게 치료를 하신 겁니까?"

"자넨 비통하고 상심하여 기가 체류되고 피가 정체되어 어혈이 생긴 거라네. 경하면 통증과 복창감만 있고, 심하면 종괴가 생긴다네. 이것을 적취(積聚)라 하는데, 적취는 혈과 밀접하여 단단한 종양을 만든다네. 그래서 즐거워지면 적취를 없애니 자연 통증이 가신 거라네."

장자화는 심리를 이용한 치료법으로 약과 침을 사용하지 않고 환자를 완쾌시켰다.

15. 체기와 생화탕 生化湯

옛날 강소 회안(淮安)에 고연청(高燕淸)이라는 의원이 있었다. 그는 의술이 높아 일반적인 병은 말할 것도 없고, 웬만한 난치병도 그가 한두 번만 손을 쓰면 말짱하게 나았다.

한번은 양주(揚州)의 지부(知府, 명・청 때의 지방장관)의 부친이 죽을 먹고 체했다. 양주지방의 유명한 의원들을 청하여 치료를 받았고, 적지 않은 소화약을 먹었는데도 낫지 않았다. 언제나 배가 더부룩하고 음식 생각이 없으며, 온종일 기분이 답답하여 아들인 지부 대인은 강소지방의 명의 고연청을 양주로 모셔오도록 사람을 보냈다.

"어서 빨리 고연청 의원을 모셔오도록 하라!"

고연청은 증상을 자세히 듣더니 붓을 들어 생화탕(生化湯)이라고 처방을 내렸다. 고의원은 하인을 시켜 처방을 가지고 가도록 했다.

"이 처방을 가지고 가서 지부대인의 부친께 보이도록 해라."

하인이 달려가 처방을 환자에게 보여주자 환자는 박장대소를 하였다.

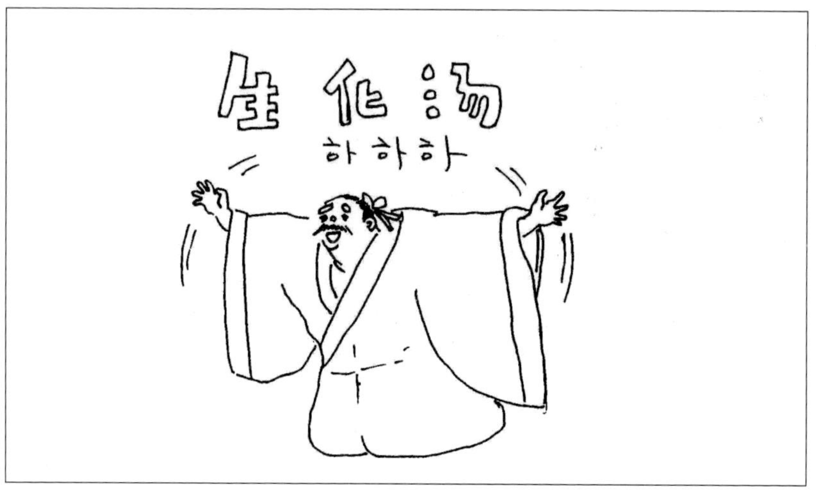

“아니 회안의 명의라는 자가 나를 보지도 않고 처방을 쓰지 않나, 처방 또한 생화탕이라니 이것은 부인병에 쓰는 처방이 아닌가!”

그는 웃으면서 말을 이었다.

“아니 내가 음식을 먹지 못하는 병인데, 어찌 생화탕으로 고친단 말인가. 하하하!”

환자는 문병을 오는 사람마다 처방에 대하여 말하며 웃었다.

고연청 의원의 하인이 돌아와서 자초지종을 보고했다.

“그래, 그 처방을 보고 환자는 뭐라 하더냐?”

“처방을 보자마자 갑자기 크게 웃었습니다.”

“얼마나 웃더냐?”

“한참 동안을 웃었습니다. 아마 지금도 웃고 계실 것입니다.”

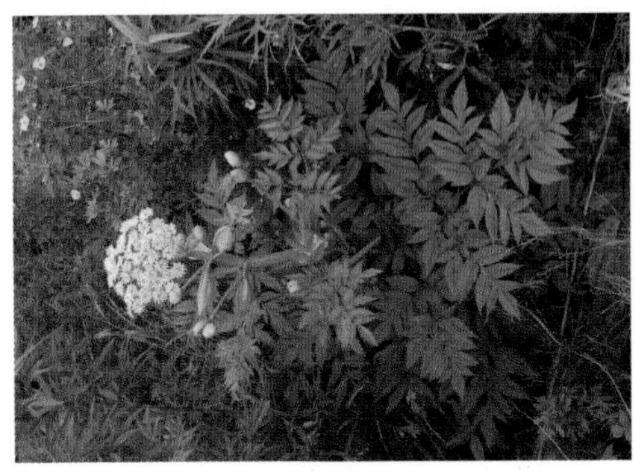
천 궁

"그럼 됐군! 그러면 약을 안 먹어도 치료가 되겠군!"

원래 고연청은 지사의 부친이 의학에 대한 지식이 있기에 그 처방을 보면 웃을 것을 알았다. 막힌 기체(氣滯)가 웃음으로써 저절로 해소되어 약을 쓰지 않아도 병이 저절로 낫게 된 것이다. 바로 이것이 고연청 의원의 기묘한 약 처방이었던 것이다.

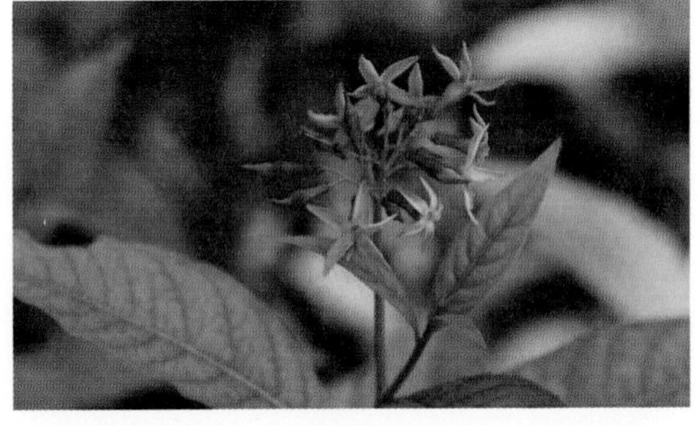
자감초

생화탕은 원래 부인과 전문인 부청주(傅靑主)가 만든 처방으로서 《부청주여과(傅靑主女科)》에 나오며, 이것은 주로 산후에 쓰며 당귀(當歸) · 천궁(川芎) · 도인(桃仁) · 흑강(黑姜) · 자감초(炙甘草)가 들어가며, 산후에 나쁜 피를 없애주고, 아랫배가 차고 아플 때 쓰며, 산후 7일 전에 쓰는 처방이다.

16. 손사막의 진흙 환丸

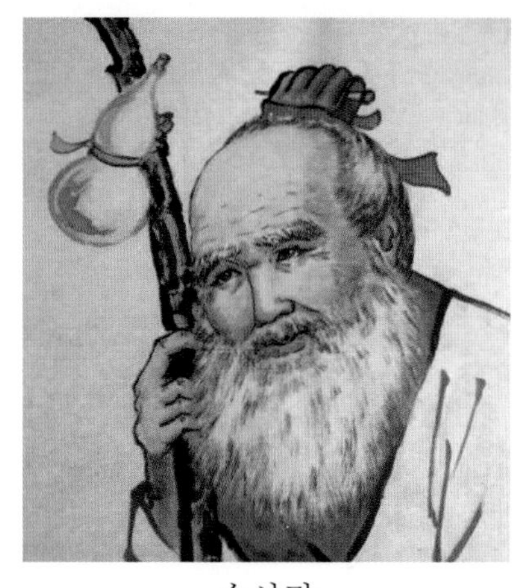
손사막

당(唐) 태종이 병사를 거느리고 싸움터에 나갔다가 진흙 강에 빠졌다. 당태종은 한참을 물속에서 허우적거리다가 마침내 부하 병사에 의해 구출되어 간신히 목숨을 구하게 되었다.

당 태종은 너무 놀란 나머지 가슴이 뛰고 두려움까지 갖게 되어 황궁으로 돌아와서는 몸져눕게 되었다. 온종일 정신이 흐리고 무섭고 가슴이 두근거리며, 자다가 꿈을 꾸고는 놀라서 소리를 질렀다.

"나를 살려 줘! 빨리 와서 나를 구해 줘!"

궁궐의 태의(太醫)들이 진맥을 하고 치료를 하였다. 마음을 안정시키는 주사(朱砂)를 복용시키고, 기와 혈을 순환시키는 약을 복용하였지만 모두가 별무효과였다. 내전에서는 매우 걱정을 하여 마침내는 전국에 의원을 구하는 방을 내렸다.

> 황제 폐하의 병을 치료할 의원을 찾는다.
> 폐하의 병을 낫게 한 자에게는 큰 상을 내린다.

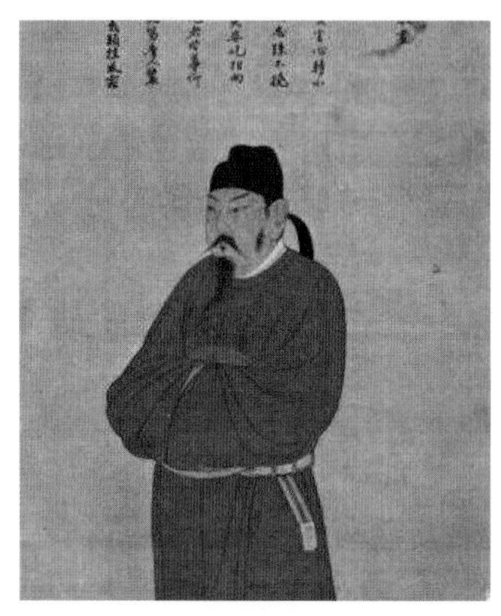
당태종

방을 보고 많은 의원들이 몰려들었지만 태종의 증상을 보고는 감히 내가 고치겠다는 의원은 없었다.

그러던 어느 날, 누더기 옷을 입고 손에는 나무 지팡이를 짚은 노인이 방을 보더니 병사에게 내가 고쳐 보겠다고 하였다. 노인의 행색을 살펴본 병사는 고개를 갸우뚱거리면서도 혹시나 하고 노인을 황궁으로 데리고 들어갔다.

한 대신(大臣)이 그에게 물었다.

"노인장께서 황제 폐하의 병을 치료할 수 있겠소? 황제의 병은 예사로운 병이 아니오. 만약 치료를 하지 못하면 임금을 희롱한 죄가 되오."

"제가 방의 내용대로 하겠다고 한 만큼 폐하의 병을 고칠 수 있습니다."

그래서 노인은 당 태종이 누워 있는 침소로 안내되었고, 병의 증상을 살펴본 노인은 대신에게 말했다.

"치료하는 데 필요한 인원 49명과 18일 간의 기일이 우선 필요합니다."

대신은 가만히 생각해 보았다.

"다른 사람들은 치료는커녕 손도 써 보지 못하고 돌아가

버렸는데……. 그래, 이 노인의 말을 한번 믿어 보자."

노인은 49명의 병사를 데리고 호성(護城) 강변으로 가서 당태종이 빠졌던 물속의 진흙을 파내라고 하였다. 깊은 물속에서 진흙을 파 올리는 일이 쉽지가 않았다. 그래서 18일 동안 물속에서 파 올린 진흙을 가지고 큰 공과 같이 만들어 황실의 침실로 가져가 탁자 위에 올려놓았다.

노인이 당태종에게 말했다.

"폐하께서는 매일 정신을 차리고 이 큰 환약(丸藥)을 잘 보십시오. 81일간 계속 쳐다보시면 이 환약이 작아지거나 마침내 없어지면 임금님의 병이 낫는 것입니다."

당 태종은 병이 낫고자 매일 그것을 서서 보고, 앉아서 보고, 누워서도 보곤 하였다. 마침내 81일이 되었는데, 진흙으로 만든 공같이 둥근 환(丸)은 조금도 작아지지 않았다. 당태종은 화를 내며 부하를 시켜 노인을 결박 지었다.

"내 죄를 알겠는가?"

그러나 노인은 전혀 개의치 않고 말했다.

"제가 이 대궐에까지 들어온 것은 오로지 폐하의 병을 치료하기 위한 것입니다. 진흙으로 만든 이 환을 작게 하려고 여기에 온 것은 아닙니다."

그제야 당태종이 곰곰이 생각하여 보니, 요즈음에 와서 자신도 모르는 사이에 정신상태가 좋아지고, 두려움도 없어진데다 밤에 잠을 자다가 악몽을 꾸는 일도 없어졌다.

"그래, 그러고 보니 나도 모르는 사이에 내 몸 상태가 회복된 것 같구나! 그것 참 신통하군!"

당태종은 노인에게 물었다.

"어떻게 내 병을 치료하였소? "

"폐하는 진흙 강에 빠져 놀라고, 두려워 잠잘 때 악몽을 꾸고 소리를 지르시는데, 이것은 놀람으로 인해 그 두려운 상황을 지워버리지 못하고 계속해서 떠올리다 보니 정신상태가 매우 쇠약해졌기 때문입니다. 제가 이 환을 폐하께 매일 쳐다보라고 한 이유는 임금님이 진흙 속에 빠진 것을 잊어버리고 정신을 돌리게 하기 위한 것이었습니다."

당태종은 노인의 말에 기뻐하며 말했다.

"옳지, 옳아! 그래 그대의 이름이 무엇인고?"

"손사막이라고 하옵니다."

바로 이 노인이 명의(名醫) 손사막이었던 것이다.

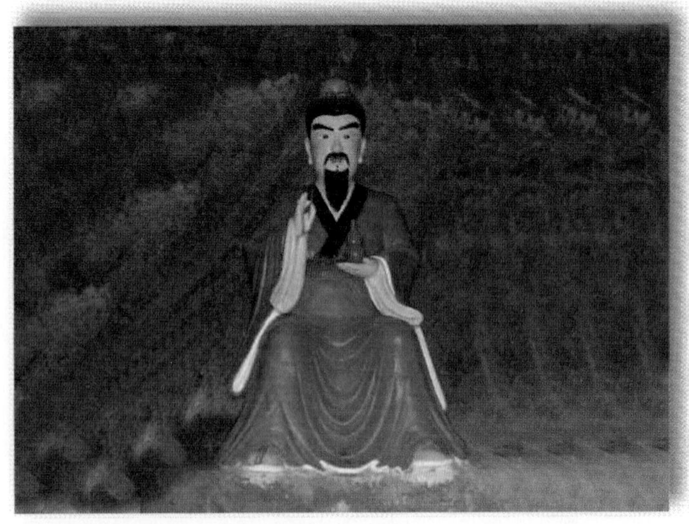

약왕 손사막

제5장. 성약(成藥)과 본초(本草)의 만남

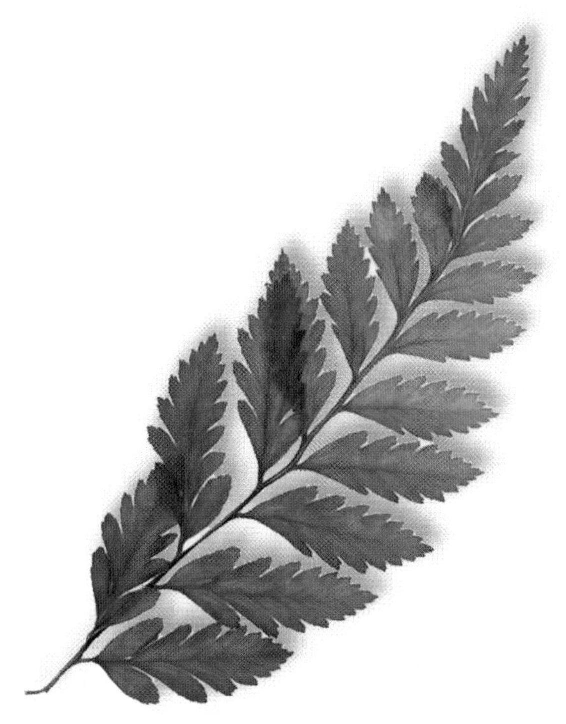

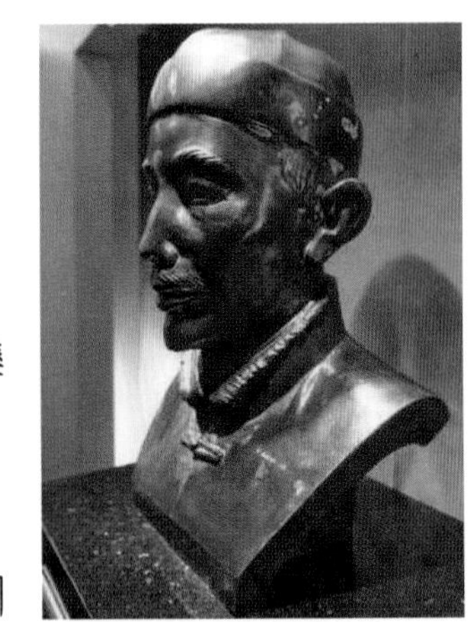
곡환장

1. 호랑이와 운남백약云南白藥

중국이 자랑하는 몇 가지 환약이 있다. 그 중에 편자환, 운남백약(云南白藥)이 있는데, 이 운남백약이 만들어지기까지에는 재미있는 일화가 있다. 운남백약을 만든 곡환장(曲煥章)은 일찍이 각지를 다니며 환자들을 치료하는 의원이었다.

어느 날, 곡환장이 깊은 산중을 지나치게 되었다. 산세가 절경이며 나무는 무성하고 온갖 잡초가 산을 온통 뒤덮고 있었으며, 수려한 경치는 그를 매료시키고 있었다. 그곳에서 자라는 풀들을 보니 모두가 진귀한 약초들이었다.

"산세가 너무 수려하구나! 게다가 약초 또한 많이 널려 있으니, 좀 들어가 볼까?"

그는 조심스럽게 약초를 캐기 시작했다. 여기저기 정신없이 약초를 캐다 보니 시간 가는 줄도 몰랐다. 문득 머리를 들어보니 날이 이미 저물어 있었다.

"이런 곳에서 맹수라도 만나면 큰일인데……."

그는 짐을 꾸려 가지고 산길을 찾아 내려갔다. 그때 별안간 일진광풍이 일며 흙과 돌멩이가 날아오르고 땅이 마구 흔들리

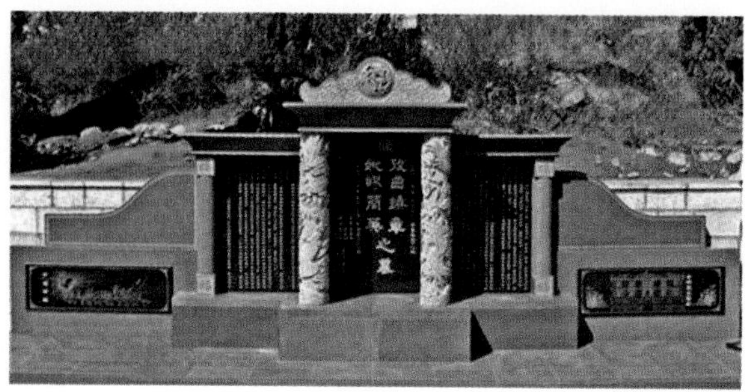
곡환장 묘

는 느낌을 받았다. 곡환장 의원은 크게 놀라 자기도 모르게 옆에 있는 큰 나무 위로 올라갔다. 어디서 그런 힘이 나왔는지도 모르게 단숨에 나무 위로 피하였다. 나무 위에 올라가 정신을 차리고 아래를 내려다보니 두 마리의 큰 호랑이가 서로 싸움을 벌이고 있는 것이었다."

"으르렁! 으르렁!"

"어흥! 어흥!"

눈 깜짝할 사이에 두 마리의 호랑이는 싸우면서 곡환장 의원이 올라간 나무 밑까지 왔다. 얼마가 지났을까 호랑이 두 마리는 다 지쳐 있었고, 서로 다쳐서 몸은 피투성이가 되었다. 한 마리의 호랑이는 다리를 절룩거리며 숲속으로 들어가 버렸고, 나머지 한 마리는 상처가 심해 피가 멈추지 않았고 걷지도 못하는지 곡환장이 올라가 있는 나무 밑에 몸을 웅크리고 앉아 있었다.

곡환장은 눈도 돌리지 못하고 호랑이를 보고 있었다. 호랑이는 조금 후 몸을 일으키고는 사방을 둘러보면서 뭔가를 찾고 있었다. 그러더니 천천히 작은 나무로 다가가서는 상처가 난 곳을 나무껍질에 대고 비벼대며 그 나뭇잎을 입으로 뜯어

씹고 있었다.

조금 후 상처 난 곳의 피가 멎었고 호랑이의 거친 숨소리도 점차 정상을 되찾았다. 그리고 아무 일도 없었다는 듯이 숲속으로 사라져 버렸다. 곡환장 의원은 가슴이 뛰기 시작하였다.

"맞아! 저 나무가 지혈작용을 하는구나."

속으로는 매우 기뻤으나 겁이 나서 나무 위에서 내려가지를 못했다. 이튿날 아침까지도 곡환장은 나무 위에서 꼬박 밤을 지새웠지만, 가슴 떨리는 흥분을 가라앉힐 수가 없었다. 겨우 나무 위에서 내려온 곡환장은 호랑이의 상처가 치유된 그 나무껍질과 잎을 채집하였다.

"속담에 큰 재난에 죽지 않으면 그 후에는 큰 복이 온다더니, 이렇듯 나에게 좋은 약초를 알려 주었군."

곡환장이 그 후 그 나무껍질에다 다른 약을 가미하여 조제한 것이 바로 운남백약이다.

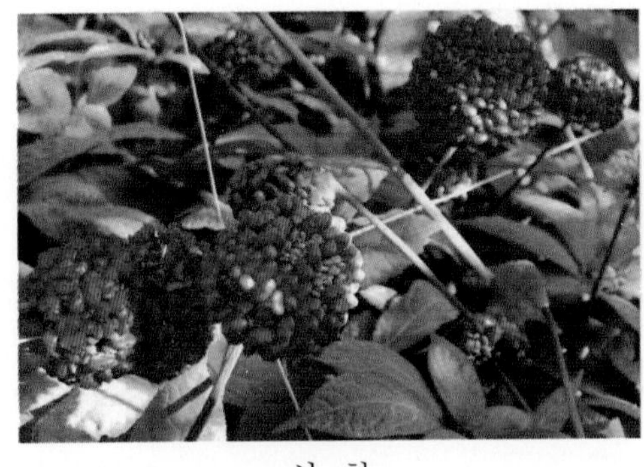

삼 칠

운남백약은 활혈(活血)·지혈(止血)·지통(止痛)을 해주어 외상으로 출혈을 할 때, 토혈할 때, 코피가 날 때 등 모든 출혈과 관계되는 질환에는 무조건 사용할 정도로 효험이 좋다.

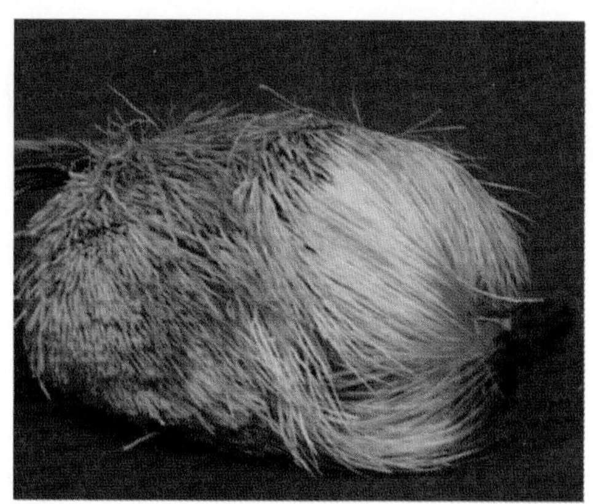
사 향

부인과에서도 많이 사용하며, 만성 위통, 위궤양, 십이지궤양에도 유효하다. 또 인후부가 부어올라 통증이 있을 때도 잘 듣는다.

운남백약은 삼칠(三七) · 사향(麝香) · 초오(草烏)를 배합하는데, 아직도 그 약의 내용과 배합이 확실치는 않고, 비밀리에 전수되고 있다.

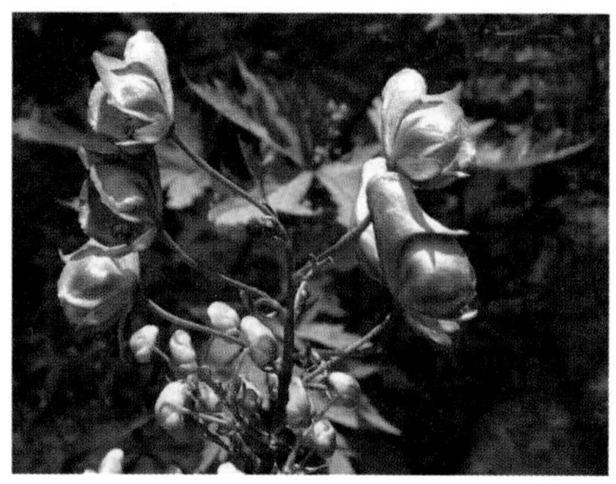
초 오

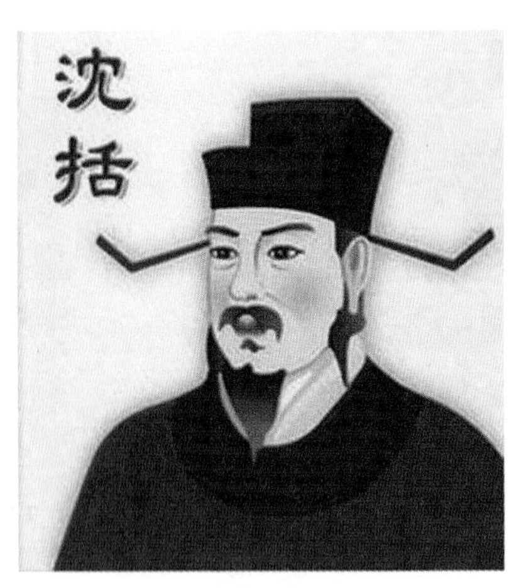

심 괄

2. 소식蘇軾과 심괄沈括

북송(北宋) 개보(開寶) 연간에 경성(京城)에 전원외(錢員外)라는 사람이 있었다. 그에게는 애지중지하는 딸이 하나 있었는데 혼기가 차 시집을 보내게 되었다. 호화 영롱한 오색등을 걸어놓고, 친지들로 잔치자리가 가득 메워지고 혼례 분위기는 한껏 고조되었다. 신부를 태우고 갈 가마가 도착했을 때 전원외가 큰 소리로 말했다.

"이제 신부를 가마에 태워라!"

그때 돌연 신부의 몸종이 그의 앞에 와서 아뢰었다.

"신부가 화장을 하다가 별안간 복통을 일으켜 울고 있습니다."

전원외는 그 말에 놀라 얼굴색이 변해 급히 사람을 보내 두(杜)씨 성을 가진 의원을 모셔오도록 했다.

의원이 달려와 신부를 진맥한 후 말했다.

"흠, 달리 방법이 없군……."

그는 호리박에 든 황색 분말을 쏟아 신부에게 복용하게 하였다. 그 후 얼마 안 되어 신부는 통증이 싹 가셨다. 신부는 입가에 웃음을 띠며 가마에 올랐다.

잔치에 참석한 사람들이 너무나 이상하게 생각하였다. 주인 전원외는 감격해서 두 의원에게 물었다. 두 의원은 수염을 쓰다듬으면서 말했다.

"신부의 병은 혼전(婚前)에 칠정(七情)이 실상(失常)되어 월경통이 생겼습니다. 내가 쓰던 약이 있어 통증을 멎게 하고 웃음을 나오게 하였습니다. 이 처방약은 통증을 멎고 너무 편하여 웃음을 그치지 않았다는 뜻인 실소산(失笑散)입니다."

말을 마치자 그는 두 손을 모아 인사를 하고 돌아갔다.

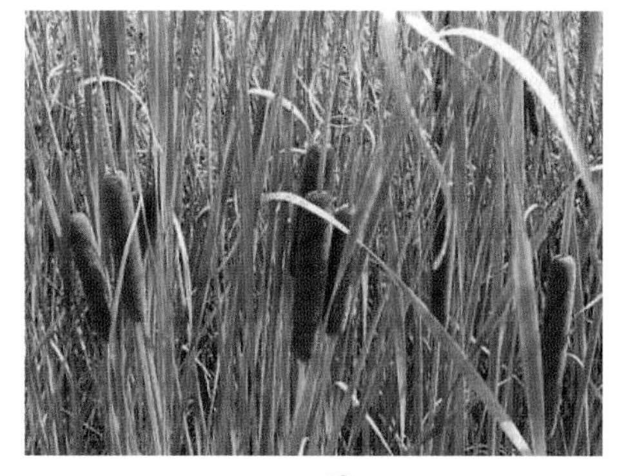
포 황

이 처방은 오령지(五靈脂)와 포황(蒲黃)이라는 약을 분말로 만든 것으로 오령지는 박쥐의 똥이며, 포황은 부들꽃의 꽃가루이다. 실소산은 단궁현산(斷弓弦散)이라고도 한다.

이 처방은 소식(蘇軾)과 심괄(沈括)이 엮은 《소심양방(蘇沈良方)》에 나온다. 소식의 자(字)는 자첨(子瞻)이고 호(號)는 동파(東坡), 사천 미산(眉山) 사람으로 북송의 저명한 문학가로서 의학에 통달하였다. 심괄의 자는 존중(存中), 절강 전당(錢塘) 사람이다. 북송의 걸출한 과학자로서 천문·지리·수학·물리학에 뛰어난 한림학사였

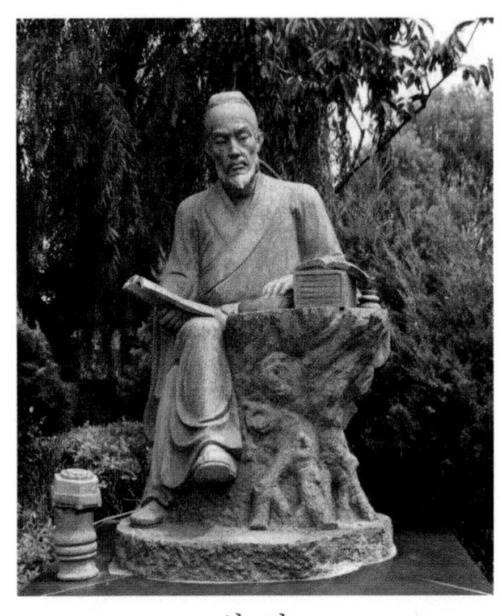

심 괄

다.

《소심양방》은 1075년에 만들어졌으며, 다른 이름은 《소심내한양방(蘇沈內翰良方)》으로, 소식의 《소학사방(蘇學士方)》과 심괄의 《양방(良方)》을 합본하여 만든 것이다.

이 책에 대하여 남송시대 조공무(晁公武)의 《군제독서지(群齊讀書志)》에는, 「심괄은 의학에 통달하여 효과 있는 득효방(得效方)을 만들었는데, 소식의 의학잡설(醫學雜說)을 덧붙여 책을 만들어 《소심양방》이라 하였다.」라고 기재되어 있다.

이 책은 본초학과 질병 치료학으로 분류되어 원본은 15권으로 되어 있으나, 현재는 10권의 책과 8권의 책으로 구분되어 있으며, 광범위하게 전해지는 것은 10권의 책이 전해오고 있다.

1권에는 주로 본초와 구법(灸法, 뜸)이 소개되고, 2권에서 5권까지는 내과의 질병과 상용 단방(單方)이 소개되고, 6권은 양생과 연단술(煉丹術)이 소개되고, 7권에서 10권은 외과, 오관과(五官科, 한방에서의 안과, 이비인후과, 구강과를 말하는데, 비鼻 · 안眼 · 구진口唇 · 설舌 · 이耳를 지칭한다), 부인과, 소아과의 상용 단방(單方)과 경험방이 소개되어 있다.

이 책에서 연단술은 의학 발전에 큰 공헌을 했는데, 추석방(秋石方), 음연법(陰煉法), 양연법(陽煉法) 중에서 비교적 자세하게 다량의 사람 오줌에서 성호르몬 결정체를 추출해내어 임상에 응용하는 방법을 소개하였다. 서양의학에서는 1909년에 비로소 이 사실을 보도하였고, 1927년에 임산부의 오줌에서 대량의 성호르몬을 추출하였는데, 이것은 한방에 비하면 800년이나 뒤진 것이다.

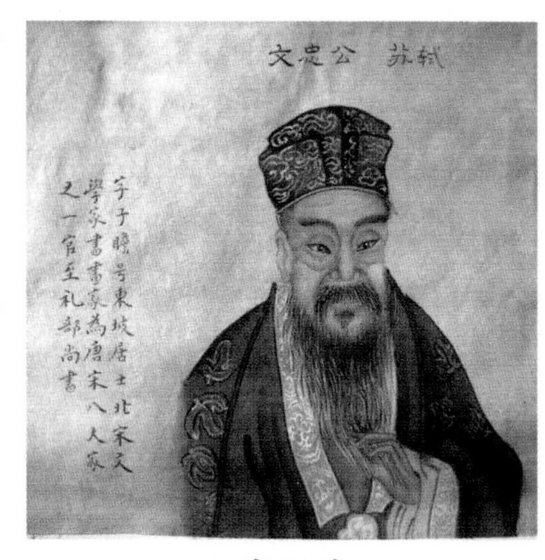

文忠公 苏轼
字子瞻号東坡居士北宋文
學家書畫家為唐宋八大家
之一官至礼部尚書
소식(동파)

이것은 사람의 오줌에다 사포닌(saponin)을 주입해서 스테로이드(steroids)를 추출하는 것인데, 한방에서는 이미 11세기에 성공을 하였다. 소심양방의 성호르몬 추출법에 대해 서양 의학자들은, "의학사상 탁월하고 새로운 장(章)을 열었다" 고 찬사를 보냈다.

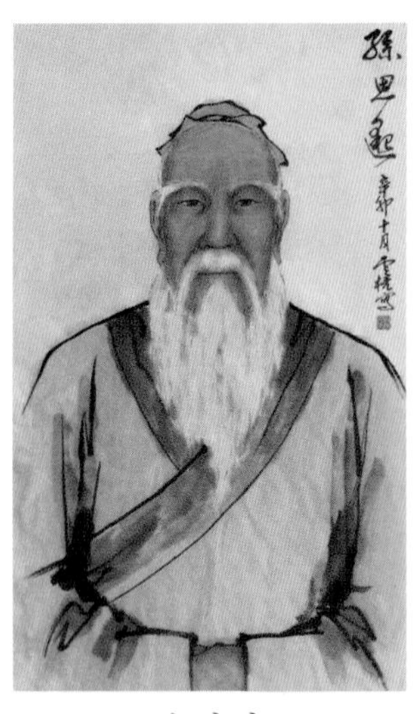
손사막

3. 거머리로 어혈치료

손사막이 장안성(長安城)의 집에서 휴식을 취하고 있는데, 밖에서 왁자지껄 떠드는 소리가 들렸다. 여러 사람이 키가 큰 한 젊은이를 부축하고 손사막에게 치료를 받으러 왔다.

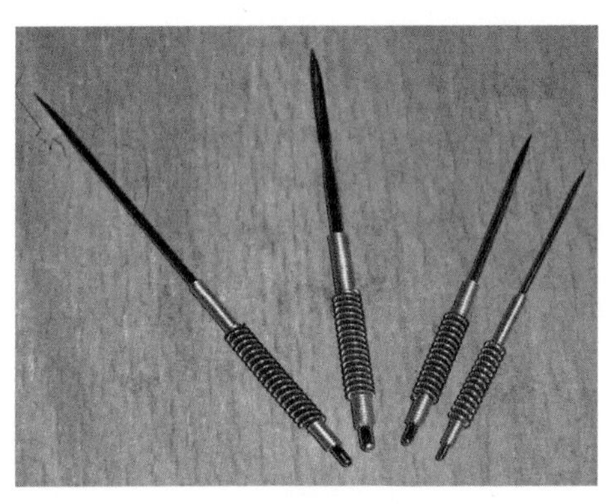
삼릉침

환자는 한쪽 눈을 얻어맞아 마치 잘 익은 붉은 복숭아처럼 퉁퉁 부어 눈을 뜨지도 못할 지경이었다. 손사막은 상처 부위의 어혈(瘀血, 나쁜 피)을 빨리 뽑아야 하는데, 어혈을 뽑기 위해 삼릉침(三稜針)으로 상처 부위를 잘못 찌르기라도 한다면 자칫 눈을 상할 위험성이 있었다. 삼릉침은 주로 피를 뽑는 데 쓰는 침이다.

"음! 어혈을 빨리 뽑아야 하는데, 어쩐다?"

"침으로 피를 뽑으면 위험하지 않을까요?"

그는 눈을 상하지 않고 눈 주위에 있는 어혈을 없앨 방법을 생각하였다. 그는 잠시 뒤뜰로 나가더니 보자기에 뭔가를 싸 가지고 들어왔다.

"환자를 눕히시오."

"의원님, 무슨 좋은 방법이라도 있습니까?"

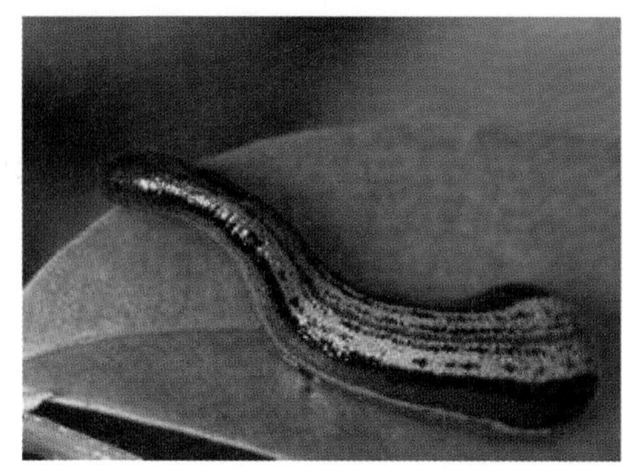

수 질

손사막은 보자기를 펼쳤다. 거기에는 방금 뒤뜰에서 잡은 거머리 두 마리가 꿈틀거리고 있었다. 손사막은 거머리를 상처 부위에 올려놓았다. 그러자 거머리는 피를 빨아대기 시작했다. 잠시 후 거머리는 몸이 커지고, 반대로 환자의 눈 주위는 많이 가라앉았다. 손사막은 거머리를 떼어버리고 맑은 물로 환부를 깨끗이 씻고 염증을 가라앉히는 약물을 발라주자 며칠 되지 않아 상처는 완전히 가라앉았다. 그로부터 손사막의 거머리로 혈종(血腫)을 흡수하는 신기한 묘법이 그 일대에 전해졌고, 그의 명성은 더욱 높아졌다.

거머리는 한방에서 수질(水蛭)이라고 하여 몸 안에 종양과 어혈을 없애는데, 특히 타박으로 오는 어혈에 좋은 효과를 나타낸다. 수질을 말려서 가루를 내어 하루에 0.5g씩 복용하는데, 임산부에게는 금기다.

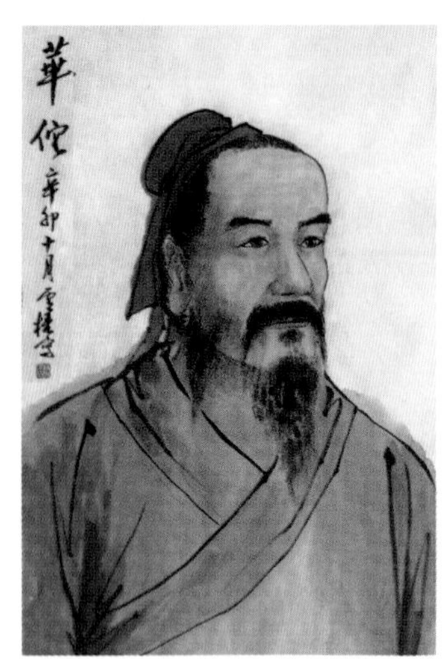

화 타

4. 마취약 만타라 曼陀羅

《삼국지연의》를 보면 관우(關羽)가 번성(樊城)에서 오른팔에 독화살을 맞아 신의(神醫) 화타가 뾰족한 칼로 살을 베고 뼛속의 독을 긁어냈다. 뼈를 긁을 때 나는 소리에 옆에 있던 군사들은 소름이 끼쳤다고 한다. 그러나 관우는 짐짓 태연하게 술을 마시며 바둑을 두었다.

그런데 후세 전문가들은 이 수술에서 화타가 마비산(痲沸散)을 썼을 것이라고 추측하고 있다. 화타는 수술을 하기 전에 관운장의 상처에 마비산을 뿌렸으리라는 것이다. 마비산은 화타가 제조한 일종의 마취약이다. 그런데 그 마비산이 만들어지게 된 동기가 있다.

옛날에는 사람들이 상처를 입어 수술을 할 때에 마취약이 없어 환자의 손발을 묶거나 혹은 몽둥이로 두들기거나, 피를 빼는 방법 등을 사용하여 환자를 혼미시킨 후 수술을 행하였다. 이런 방법은 환자에게 상당한 고통을 주었다. 그래서 화타는 수술 환자의 고통을 경감시키기 위해 백방으로 마취약을 찾아다녔다.

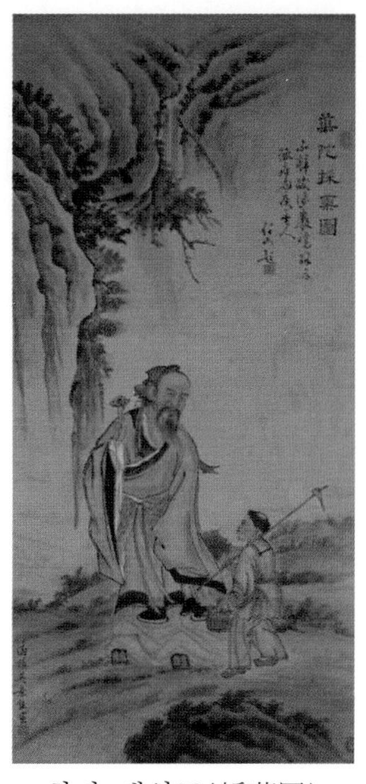
화타 채약도(採藥圖)

뜻이 있는 곳에 길이 있다고, 화타가 하루는 약초를 캐러 산으로 올라갔다가 큰 상처를 입고 넘어져 있는 나무꾼을 만났다.

"많이 다쳤습니까?"

"괜찮습니다."

"괜찮다니요?"

"이 근방에 통증을 없애주는 나무가 있습니다."

"아니, 통증을 없애는 약이라니요?"

화타는 통증을 없애 준다는 말에 귀가 번쩍했다. 오랜 동안 통증을 없애는 마취약을 찾아 헤매고 있던 화타로서는 실로 반가운 소리였다.

나무꾼은 산에서 어떤 나뭇잎을 뜯어서 손으로 비벼 상처에 발랐다.

"그걸 바르면 괜찮습니까?"

"점점 통증이 없어집니다."

실제로 상처의 통증이 없어진다는 사실을 알고 화타는 놀라움과 기쁨으로 가슴이 벅찰 지경이었다.

"그것이 무슨 잎이오?"

"만타라(曼陀羅)라는 나뭇잎이에요."

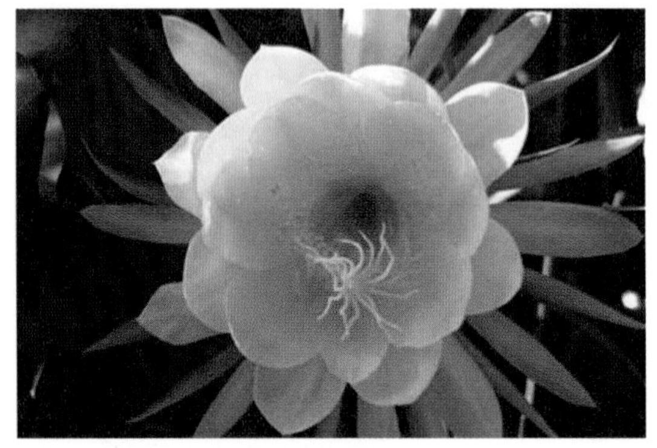
만타라화

마침내 화타는 만타라를 이용한 여러 차례의 실험을 거듭한 끝에 마취제 마비산을 만드는 데 성공했다. 그것은 오직 환자들의 고통을 덜어주고자 하는 그의 굳은 신념 때문이었다.

만타라는 독말풀이라고 한다. 씨를 만타라자(曼陀羅子) 또는 천가자(天茄子). 잎을 만타라엽(曼陀羅葉). 꽃을 양금화(洋金花) 또는 산가화(山茄花)라 한다. 씨와 잎 그리고 꽃을 약재로 쓰는데 각기 효능을 달리한다.

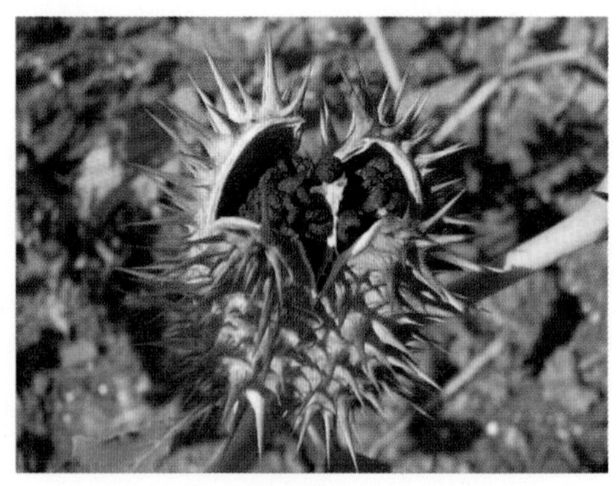
만타라자

씨는 열매가 잘 익은 것을 기다려서 채취하여 햇볕에 말린다. 쓸 때에는 그대로 이용하거나 또는 빻아서 쓴다. 잎은 수시로 채취하여 말린다. 꽃은 피는 대로 바로 채취하여 그늘에서 말린다.

씨는 진통, 경련이나 천식을 다스리는 효능이 있다. 적용질환은 위통, 복통, 월경통, 어린아이의 경기(驚氣), 대장염, 진해, 거담 등이다. 잎은 천식과 기침, 복통, 류머티스 등의 통증을 치료하는 데 쓴다. 꽃도 천식과 기침을 비롯하여 어린이의 경기, 복통, 월경통 등의 치료에 사용된다.

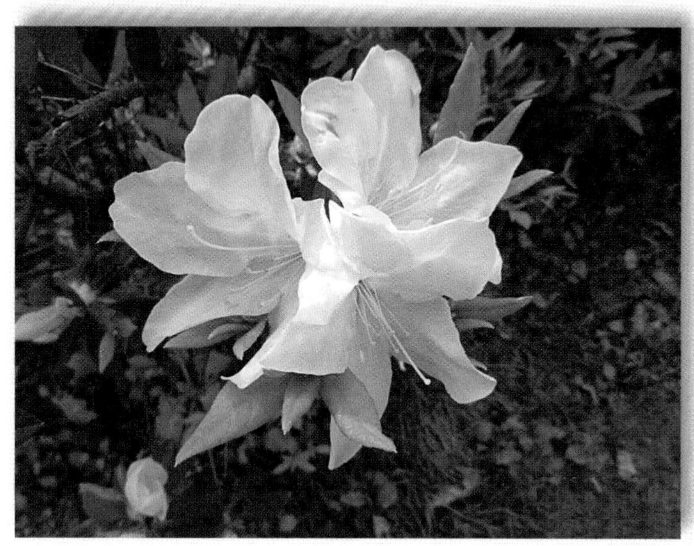

만타라화

5. 웅언성과 우렁이 田螺

남송(南朱)시대 항주(株州)의 명의 웅언성(熊彦誠)이 닷새 동안이나 대소변을 보지 못해 고생을 하고 있었다. 그의 배는 마치 북처럼 탱탱해지고 불러 왔다. 다른 의원들이 와서 치료하였지만 별무효과였다.

서호(西湖)에 있는 묘과사(妙果寺)에 혜월(慧月)이라는 고승(高僧)이 있었다. 혜월 스님과 웅언성 의원과는 오랜 친구였는데 한동안 왕래가 없었다.

"죽기 전에 혜월 스님을 보고 싶구나."

웅언성이 병이 급하니 사람을 보내 혜월 스님에게 통보하였다. 혜월 스님은 소식을 듣고 급히 항주로 향했다. 혜월 스님이 조교(釣橋)를 막 지나치는데, 타관 사람이 스님이 급히 지나가는 것을 보고 물었다.

"스님, 무슨 일로 그리 급히 길을 가십니까?"

혜월이 탄식하며 말했다.

"저에게 친한 친구가 있는데, 대소변을 보지 못하여 목숨이 넘어간다는 연락을 받고 급히 보러 갑니다."

그 사람은 웃으면서 말했다.

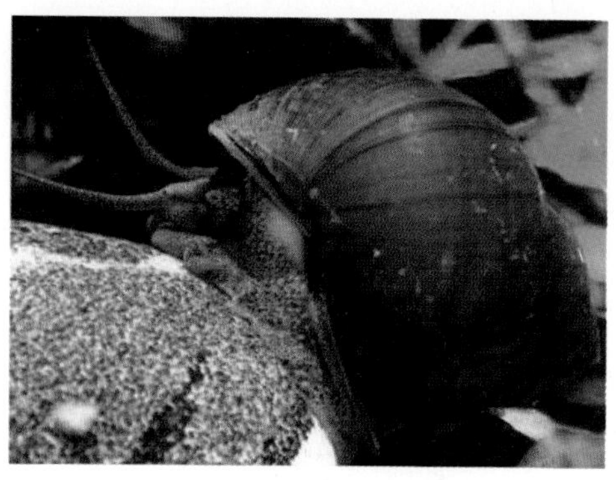
전라(田螺, 우렁이)

"걱정 마십시오. 제가 한 가지 좋은 약제를 드릴 터이니, 친구에게 갖다 주십시오."

그러고 나서 그는 갑자기 바지를 훌렁훌렁 걷더니 신발을 벗어 던지고는 곁에 있는 서호(西湖)로 성큼성큼 걸어 들어가서는 큰 우렁이 몇 마리를 잡아 가지고 나오는 것이었다.

"이 우렁이를 가지고 가서 말려 가루를 낸 다음 소금 반 숟가락을 섞어 환자의 배꼽 아래 1촌(寸) 3푼(分)에다 바른 다음 천으로 매어 두시고 변기를 준비해 놓으십시오."

혜월 스님은 반신반의하며 우렁이를 가지고 웅부(熊府)에 도착했다. 웅언성은 거의 혼미한 상태가 되어 있었으며, 그의 부인은 침대 곁에서 눈물만 흘리고 앉아 있었다.

왕진 온 다른 의원들은 무슨 좋은 치료법이 없는 것 같았다. 혜월 스님이 부인에게 말했다.

"이 우렁이를 볕에다 말려서 가루를 내어 소금 반 숟가락을 섞어 배꼽 아래에다 붙이십시오."

웅언성의 부인은 반신반의하면서도 지푸라기라도 잡는 심정으로 우렁이를 말린 다음 가루를 내어 정성을 다해 웅언성의 배에다 갖다 붙였다.

얼마간 시간이 흐르자 배에서 꿀럭꿀럭 하는 소리가 나는 것을 들을 수 있었다. 그러더니 조금 있다가 설사를 하기 시작했다. 닷새 동안 못 본 대소변을 한꺼번에 쏟아내기 시작한 것이었다. 그제야 웅언성은 정신을 차릴 수가 있었다. 그때까지 둘러서 있던 여러 의원들은 부끄러워 자리를 피했다.

그 후 웅언성은 16년을 더 살았으며, 더욱 분발하여 의학에 정진하여 이름을 날렸으며, 71세에 세상을 떠났다.

6. 가난한 사람의 의원

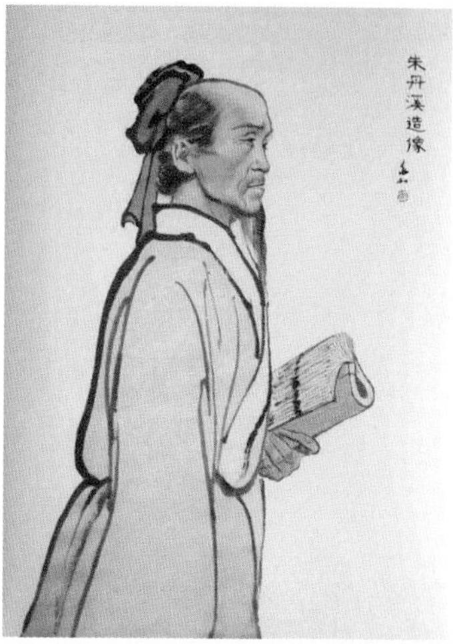

주진형

원(元)나라의 명의 주진형(朱震亨)은 의술을 베풀면서 명예를 탐내지 않고 물질을 추구하지 않으며, 빈곤한 환자의 고통을 덜어주기 위해 약을 무료로 지어주기도 하고, 환자를 위해 물질적인 도움까지 주었다. 그런 반면, 관리나 돈 많은 부호들에게는 쉽게 처방을 써주지 않았고, 특별한 치료도 해주지 않았다.

적안진(赤岸鎭)이라는 곳에 성격이 못된 왕(汪)씨 성을 가진 부호가 있었다. 그런데 이 왕씨 부호가 발찌가 생겨 많은 의원들을 청하여 치료하였지만 아무 효과를 보지 못했을 뿐만 아니라 발찌는 더욱 심해져 가기만 했다.

부호 왕씨의 엄청난 돈으로도 그의 발찌를 낫게 할 수는 없었다. 그래서 그는 곰곰이 생각했다.

"이 병은 오직 주진형 의원만이 고칠 수 있을 텐데……."

그는 주진형 의원의 성격을 잘 알고 있었다. 왕진을 청하여 치료해 달라고 해도 쉽게 들을 그가 아니기 때문에 그는 한 가지 꾀를 강구해냈다.

하루는 주진형이 왕진을 갔다 돌아오는 길에 십리양(十里

凉) 정자를 지나는데, 갑자기 정자 안에서 무슨 소리가 나는 것을 들었다. 주진형은 그것이 환자의 고통에서 나오는 신음소리라는 것을 알고 급히 정자 안으로 들어가자, 거기에는 얼굴이 야위고 머리는 백발인 데다 누더기 옷을 입은 환자가 신음을 하고 있었다. 주진형이 급히 다가가 물었다.

"영감님, 어디가 아프십니까?"

환자는 신음소리를 멈추고 머리를 들어 주진형을 쳐다보고는 곧 낙심한 듯 슬퍼하며 말했다.

"묻지도 마십시오. 선생께서는 갈 길을 가시오. 나는 전생에 무슨 잘못이 있었는지 이렇게 거지가 되어 죽을병에 걸렸습니다. 팔자가 왜 이리 센지!"

주진형은 얘기를 듣고는 더욱 동정이 갔다.

"영감님께서 가난한 것은 제 힘으로 도와드릴 수 없지만, 병이라면 혹 제가 고통에서 벗어나게 해드릴 수 있을지도 모르겠습니다."

그래도 환자는 고집을 피우며 말했다.

"제 병은 주진형 의원만이 치료할 수 있습니다. 주 의원이 치료한다 해도 나는 치료비조차 낼 수도 없는 처지입니다. 이 늙은 몸 이제 이 정자에서 죽어도 여한이 없습니다."

주진형은 자기 이름이 환자의 입에서 나오는 것을 듣고 말했다.

"영감님, 세상에는 주진형보다 좋은 의원이 많이 있습니다. 제가 한번 치료해 보지요."

"이제 됐다!"

환자는 속으로 생각하며 목 뒤쪽의 발찌를 보여주었다. 주진형이 자세히 들여다보니 발찌에 푸르스름한 죽은피가 꽉 차 있었다. 그래서 마음속으로 생각했다.

"바늘로 터뜨려서는 죽은피를 깨끗이 뽑아내기 힘들 것 같군. 죽은피를 완전히 뽑아내지 못하면 약을 복용해도 효과를 보지 못할 텐데……."

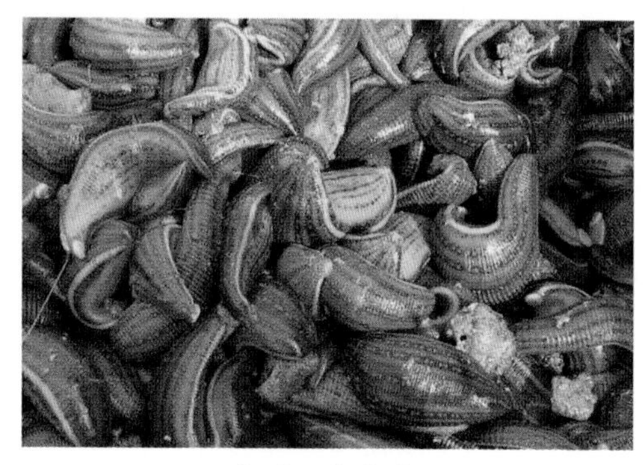

수질(거머리)

주진형은 정자 밖 논을 바라보고 곰곰이 생각하다가 갑자기 무릎을 쳤다.

"옳지!"

주진형은 다리를 걷어붙이고 논으로 들어가 거머리 세 마리를 잡아가지고 와서 환자를 바닥에 엎드리게 했다.

"움직이지 마시오."

거머리 세 마리를 발찌 부위에 올려놓았다. 거머리는 기를 쓰며 피를 빨아댔다. 주진형은 세 마리의 거머리가 점점 커지는 것을 지켜보았다. 그러자 환자의 죽은피는 거의 없어졌다. 주진형이 환자에게 말했다.

"영감님께서 다행스럽게도 가난한 거지였기에 저를 만났지, 만약 영감님이 재물이 많은 부호였다면 적어도 2, 3개월

후에야 치료를 받았을 것이고, 치료비로 최소한 벼 50석(石)은 내야 했을 겁니다. 이제 어떠세요?"

환자는 기뻐하면서 말했다.

"아픈 게 많이 가셨습니다."

거지 노인은 바로 왕씨 부호였다.

거머리는 약명으로 수질(水蛭)이라고 하며, 어혈을 풀어주고, 뱃속에 종양을 없애주며, 자궁의 종양에도 사용한다. 특히 혈소판증다증(血小板增多症)을 치료한다.

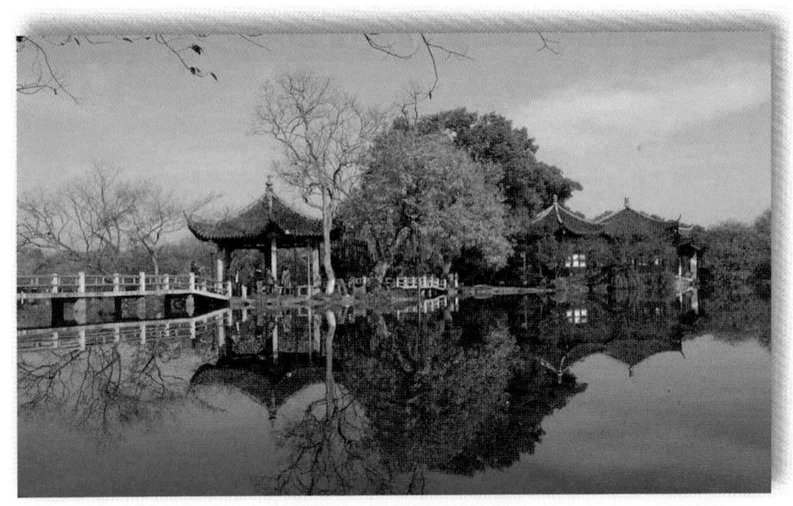

주단계(주진형) 능원

7. 죽은 산모를 구한 호박 琥珀

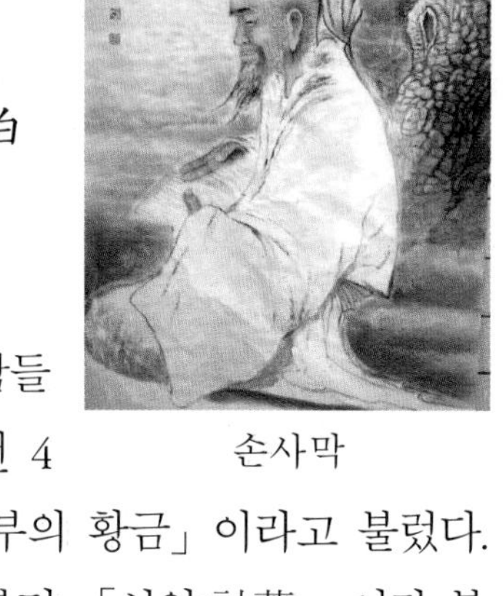
손사막

호박(琥珀)은 오랜 옛날부터 사람들이 진귀한 보물로 여겨왔다. 기원전 4세기 그리스 사람들은 호박을 「북부의 황금」이라고 불렀다. 이 진귀한 보물을 중국에서는 옛날부터 「신약(神藥)」이라 불러 약으로서도 귀중하게 여겼다.

당나라 때 약왕(藥王) 손사막이 하남성 서협(西峽)을 지나가다 사람이 죽어 가족들이 슬피 우는 것을 보았다.

"무슨 일입니까?"

"산모가 갑자기 죽었습니다."

손사막이 매장하려는 관을 보니 피가 흘러나오는 것이 보였다.

"잠깐, 제가 관을 좀 열어봐도 되겠습니까?"

"예?"

사람들은 깜짝 놀라 손사막을 쳐다보았다.

"선생께서는 무슨 일로 죽은 사람의 관을 열어보려고 하십니까?"

"저는 의원입니다. 그런데 관에서 흘러나오는 피를 보니

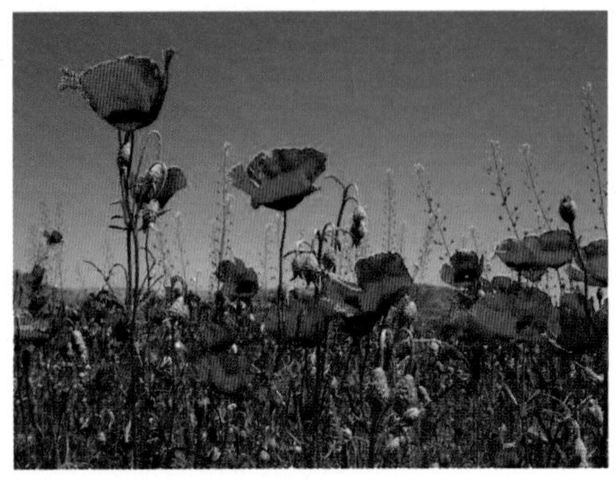
홍 화

살릴 수 있을 것 같아서 그렇습니다."

"아이고, 의원님, 제발 살려주십시오!"

"그러면 빨리 가서 호박가루를 구해 오십시오."

죽은 산모를 다시 관에서 들어냈다. 손사막은 가족들이 구해온 호박가루를 산모의 입에다 물과 함께 흘려 넣었다. 그런 다음 홍화(紅花)를 태워 산모의 코앞에다 갖다 대고 연기를 마시게 했다. 그러자 기적이 일어났다.

"으음!"

죽은 산모가 신음을 하고는 몸을 움직이기 시작하는 것이었다.

"정말로 신의(神醫)이십니다!"

사람들은 손사막의 의술에 감탄했다. 손사막은 빙그레 웃으며 입을 열었다.

"이렇게 살릴 수 있은 것은 신약(神藥)인 호박의 효험 때문입니다."

삼국시대 때 오나라 손권의 아들 손화(孫和)가 실수하여 칼로 사랑하는 부인 등(鄧)씨의 얼굴에 상처를 입혔다. 얼굴의 상처가 심했다. 그리하여 의원을 불러 치료를 받았는데, 그때 호박가루와 주사(朱砂)와 백달(白獺, 흰 수달)의 척수(脊髓) 등을 배합하여 가루로 만들어 얼굴에 바르자 등부인의 얼굴 상처는 감쪽같이 사라지고 오히려 칼로 벤 부위에 붉은 빛이 감돌아 더욱 아름다워지고 사랑스러워졌다. 이때부터 호박은 부인들의 얼굴을 부드럽게 하는 피부 미용 약재로 쓰였다.

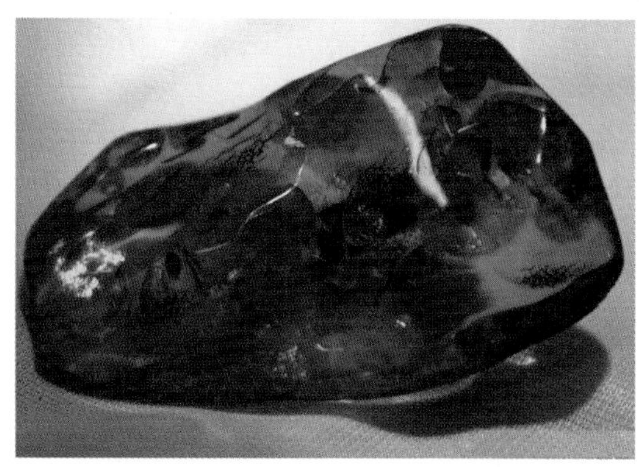
호 박

호박은 소나무에서 나온 수지가 땅에 매몰되어 화석(化石)화 된 것으로 우리나라 한복의 단추로도 사용되고 있으며, 약재로는 신장을 자극하여 신장의 순환기능을 왕성하게 하여 배뇨작용을 촉진하고, 부패를 막아주는 방부제로도 쓰인다. 또한 장의 연동을 증진시키고, 지혈을 해주며, 새 살을 나게 한다. 그리고 어혈을 없애고 방광염, 급성요도염, 관절염, 변비, 간질, 자궁병에 유효하며, 히스테리 등의 진정제로도 사용된다.

8. 의이명주 薏苡明珠

동한(東漢)시대 초엽 광무제(光武帝) 유수(劉秀) 휘하의 마원(馬援)은 큰 싸움에서 공을 세워 장수로 임명되어 광무제의 신임을 얻게 되었다. 기원 40년에 마원은 광무제의 명에 따라 교지(交趾, 베트남 북부 하노이의 옛 이름)를 정벌하러 출정길에 올랐다.

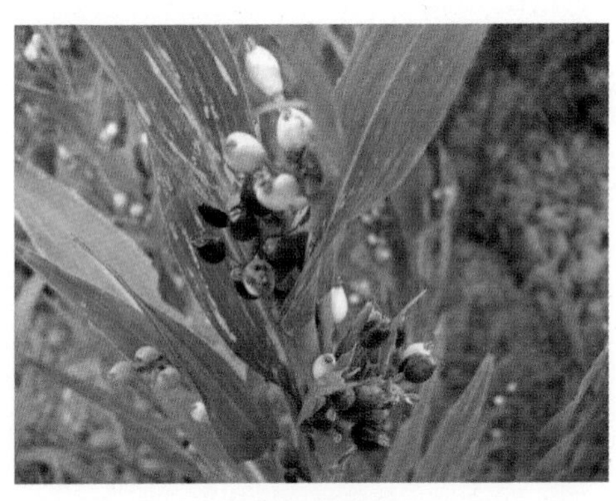
의이인(薏苡仁)

교지는 지금의 월남 하내북(河內北) 지역으로 당시는 황폐한 땅이었다. 그런데 이 지방에는 의이(薏苡)라고 불리는 식물이 자라고 있었다. 의이의 열매를 미인(米仁)이라고 하는데, 지금은 보통 율무라고 부른다.

평상시 자주 먹으면 몸이 건강해지고, 중국 남방의 삼림 속에서 발생하는 말라리아 종류의 병을 막아준다. 그리하여 마원은 풍토병을 예방하기 위해 율무를 계속해서 먹었다. 얼마

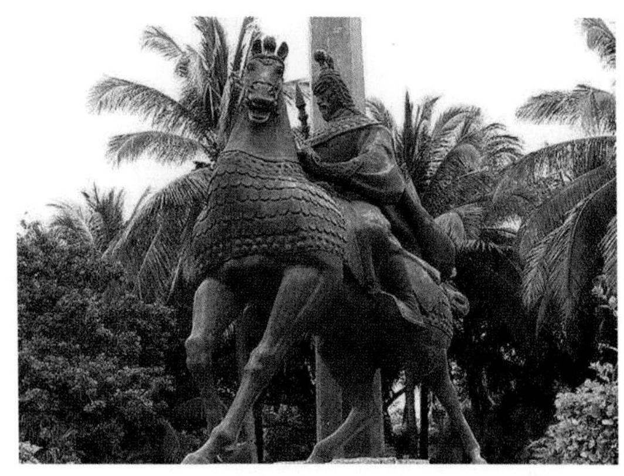
복파장군 마원

안 되어 마원은 교지를 함락시켰다. 하루는 그가 율무를 보면서 부하에게 말했다.

"북방에선 보기 힘든 씨알이 좋은 율무로구나. 가져다가 우리 고향에다 심으면 좋겠구나."

그래서 그는 군사를 거느리고 돌아올 때 한 수레의 율무를 싣고 와 북방에 심어 재배하려고 했다.

마원 장군이 서울로 돌아오자, 사람들은 그가 수레에 가득 싣고 온 물건을 보고 모두들 수군댔다.

"진주와 서각(犀角)을 많이도 가져왔나 보군."

보통 남방 정벌을 하고 돌아온 장수들은 보물인 진주와 코뿔소의 코뼈인 서각을 전리품으로 가져오기 때문이었다.

풍토병인 말라리아로 말미암아 마원의 군사는 적지 않은 숫자가 병에 걸려 죽었다. 마원도 서울에 돌아와 큰 병에 걸렸다.

하루는 광무제의 사위 황문랑(黃門郎) 양송(梁松)이 문병을 와서 마원에게 큰 예를 올렸는데도 마원은 일어나지 않고 누운 채 답례만 했다. 양송이 돌아간 후 마원의 아들이 아버지에게 물었다.

"아버님, 양송은 황제의 사위입니다. 권세가 대단한 데다

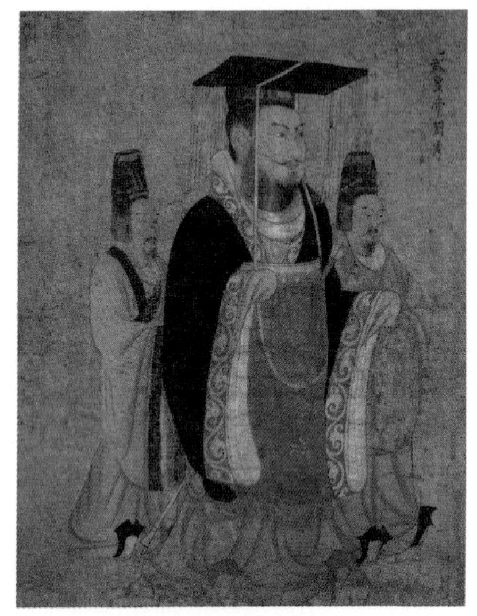
광무제 유수

조정에서는 그를 두려워하지 않는 사람이 없습니다. 아버님, 왜 일어나서 답례를 하시지 않았습니까? "

"나는 그의 부친과 오랜 친구다. 그가 비록 왕의 사위지만, 내가 그에게는 연장자인데 어찌 일어나서 답례를 하겠느냐."

며칠이 지나 마원은 왕의 명령을 받고 오계만(五溪蠻)에 있는 오랑캐를 징벌하러 갔는데, 마원 장군은 불행하게도 말라리아에 걸려 마침내 죽고 말았다. 그가 죽기 전 양송은 군대를 감찰하는 임무를 띠고 흠차대신(欽差大臣)으로 마원 장군에게 갔을 때, 마원은 양송이 왔는데도 앉아서 답례를 하니, 같이 대동한 황문시랑(黃門侍郞)들이 불쾌하게 생각하여 돌아가 광무제에게 상소를 올렸다.

"마원은 전번 남정 때 한 수레의 진주와 서각을 가져왔는데도 폐하에게 보고를 안 한 큰 죄를 지었습니다."

옆에 있던 양허후(揚虛侯) 마무(馬武)와 우릉후(于陵候) 후욱(侯昱)도 거들어 같이 모략을 하자, 광무제는 화를 내며 급히 마원 장군 신식후(新息侯)의 관직을 박탈했다.

마원의 처와 아들은 아버지가 어떻게 하였기에 광무제의 노

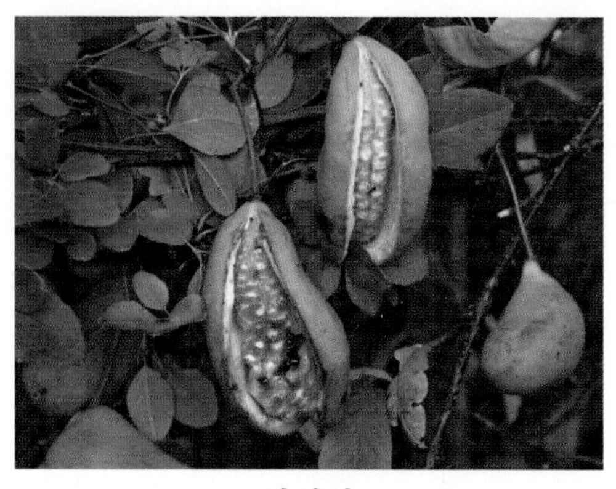
의이인

여움을 샀는지 몰랐다. 그들은 아버지의 시신을 선영에 안장하지 못하고 낙양(洛陽) 서쪽 교외에 땅을 사서 그곳에 대강 안장을 했다. 그리고 마원의 부인과 아들, 그리고 조카들까지 함께 새끼줄을 묶고는 궁에 들어가 광무제에게 속죄했다.

"황제 폐하, 황공하오나 소인의 지아비가 무슨 죄를 지었는지 알려주십시오."

광무제가 입을 열었다.

"듣기로는 마원 장군이 교지에서 돌아올 때 많은 진주와 서각을 가지고 왔는데, 보고를 하지 않았으니 경한 벌로 신식후의 관직을 박탈한 것이다."

마원의 처는 울면서 말했다.

"소녀의 지아비가 폐하께 충성하였는데, 어찌 그런 일이 있었겠습니까? 그가 교지에서 돌아올 적에 분명 한 수레의 물건을 가져왔사옵니다. 하오나 그것은 의이(율무)라는 열매로 그곳의 율무는 알이 커서 희고 빛이 나서 마치 진주와 같았습니다. 폐하, 소인의 집에 적지 않은 의이가 있어 이를 증명할 수 있사옵니다."

광무제는 비로소 마원 장군이 억울하게 관직을 박탈당했다는 것을 알게 되어 명을 거두어들이고 마원의 관을 선친의 묘지에 이장시키도록 했다. 이 일로 뒷날 「의이명주(薏苡明珠)」라는 말이 생겼고, 이 말은 청백한 사람이 모함을 당해 억울한 누명을 썼을 때 쓰게 되었다.

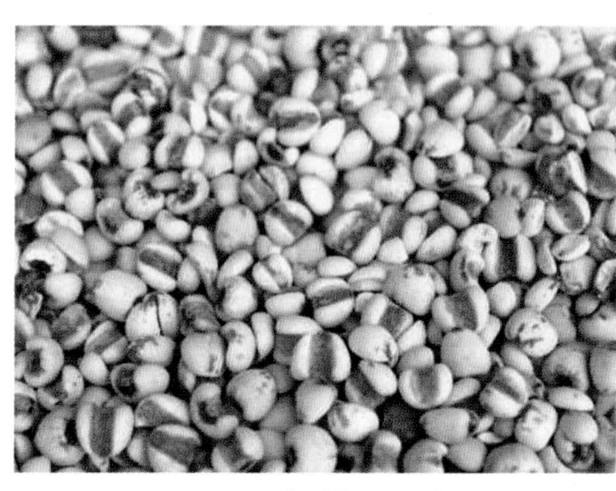
율 무

율무의 약명인 의이인(薏苡仁)은 자양강장하며 배농(排膿)하여 주고, 이뇨에 좋은 약이다. 폐수종과 폐농양 또는 소변을 보지 못할 때, 폐결핵에도 좋으며, 아미노산(amino acid)인 류신(leucine)과 타이로신(tyrosine)이 풍부하며, 특히 피부질환에 좋은 효과가 있어 피부암에도 탁월하다.

9. 왕휘지와 대나무

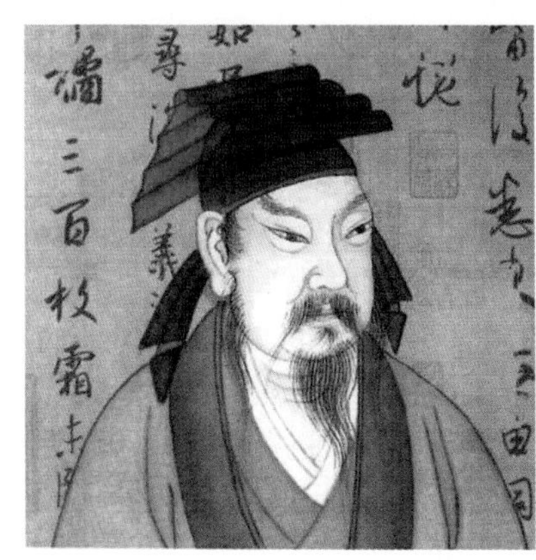
왕휘지

왕휘지(王徽之)는 동진(東晋)의 유명한 서예가인 왕희지(王羲之)의 다섯째 아들로, 자(字)는 자유(子猷)이며, 대사마 항온(恒溫)의 군에 있었으며, 후에 벼슬이 황문시랑(黃門侍郞)에까지 올랐다.

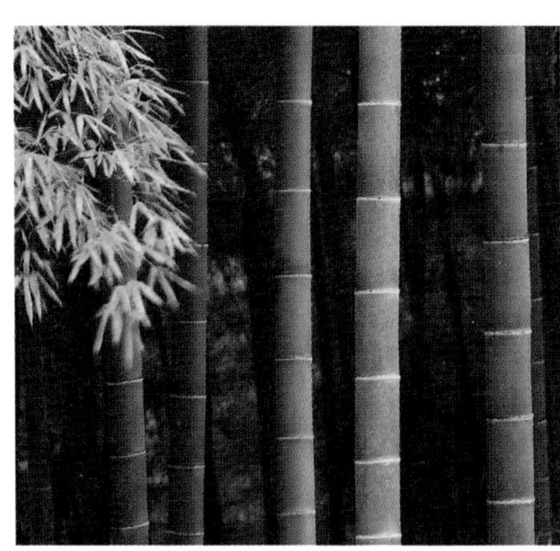
대나무

왕휘지는 평생 대나무를 좋아하였고, 그의 집 앞과 뒤뜰에는 갖가지 종류의 대나무를 심었다. 굵직한 죽순 대나무인 모죽(毛竹), 아름다운 대오리 나무인 멸죽(篾竹), 단단한 강죽(剛竹)이 있고, 그 외에 담죽(淡竹), 자죽(紫竹) 등 온갖 대나무가 꽉 들어차 있었다. 그는 공무 일 외에는 항상 대나무숲 속에서 떠나기 싫어하였고, 대나무의 향기를 음미하며 살았다.

하루는 왕휘지가 어느 집에 머물게 되었는데, 뜰 안에 대나무가 없는 것을 보고 생각했다.

"허허, 여기에 대나무가 없다니!"

그는 그 집 하인을 시켜 대나무를 사오도록 하여 뜰 안에 심었다. 집 주인은 이상하게 생각하여 그에게 물었다.

"선생께서는 며칠만 계시다가 가실 텐데 왜 많은 돈을 들여 이렇게 대나무를 심으십니까?"

왕휘지는 웃으면서 대나무를 가리키며 말했다.

"저는 하루도 대나무를 떠나서는 살지 못합니다. 하물며 내가 여기에 며칠을 머물지 않습니까?"

한번은 왕휘지가 일이 있어 오중(吳中)에 갔었다. 한 관리의 집 뜰에 대나무가 아주 잘 자란다는 얘기를 듣고 그 관리의 집을 방문하기로 했다. 관리는 왕휘지가 방문한다는 말을 듣고 뜰 안을 깨끗이 청소했다. 그리고 객실로 나가서 그를 기다렸다.

왕휘지는 관리의 집에 도착해서 수레에서 내리자마자 먼저 주인에게 인사도 하지 않고 곧바로 대나무가 있는 뜰 쪽으로 걸어갔다. 왕휘지가 대나무가 있는 뜰에 가서 시간을 보내자, 주인은 객실에서 기다리며 매우 불쾌해 했다.

"왕휘지는 예절도 모르는 사람이로군!"

그러나 그는 왕휘지가 대나무를 몹시 아낀다는 것을 알고 있었기 때문에 마음을 풀고 기다렸다.

"대나무를 보고 난 후에 나를 보고 가겠지."

그러자 왕휘지는 대나무를 구경한 후 그대로 문으로 나가려 했다. 그러자 주인은 참다못해 화를 내며 사람들에게 명령을 했다.

"대문을 닫아라!"

왕휘지가 밖으로 나가지 못하도록 문을 잠그자, 그제야 왕휘지는 주인에게 인사하러 객실로 갔다. 주인은 그를 맞이하여 곧 대나무에 대한 이야기를 하다가 서로가 마음이 통하게 되어 친구가 되었다.

뒷날 「왕휘지애죽(王徽之愛竹)」이라는 말이 생겼는데, 대나무를 사랑하는 것을 일컫는 말로서, 문인(文人)의 기쁨과 우아한 취미를 나타낼 때 사용하는 말이다.

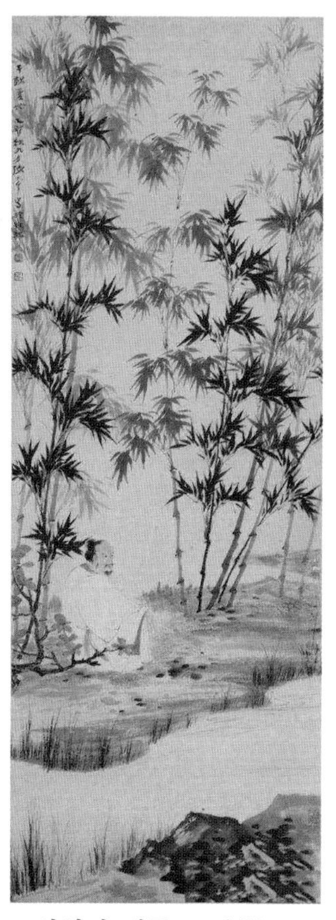

왕휘지 애죽도(愛竹圖)

하룻밤 자고 나면 못 알아볼 정도로 자라나는 죽순(竹筍)은 경이로운 약효를 지니고 있다. 대나무를 검게 구운 가루는 류머티즘과 통풍에 놀라운 치료 효과가 있으며, 손발 관절에 요산(尿酸, uric acid)으로 오는 통증의 통풍은 대나무를 숯처럼 태워 가루를 하루에 2스푼씩 복용하면 좋다.

새벽에 대나무를 베면 마디마디에 신비한 액체가 고여 신선

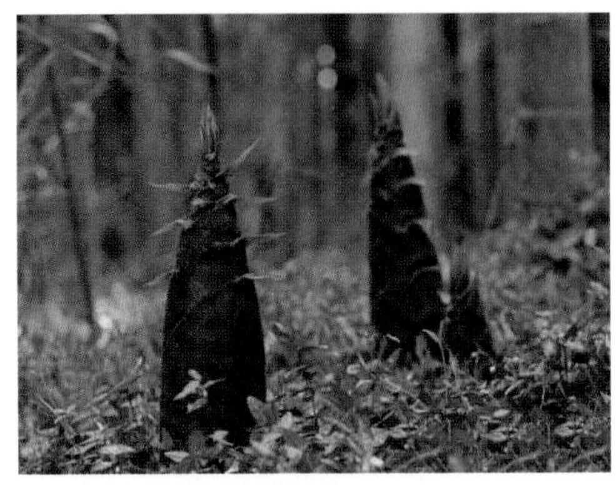
죽 순

과 행자(行者)들이 이 액체를 마시면서 활력을 얻었다는 이야기도 있다.

대나무 잎인 죽엽(竹葉)은 몸의 열을 없애주고 진액을 만들어 주며, 소변을 잘 통하게 해준다. 또 어린아이 경기(驚氣)나 입 안에 창(瘡)이 날 때도 사용한다. 대나무 속에 있는 것은 죽여(竹茹)라는 약재인데, 이것은 폐에 열이 있어 해수와 누런 가래가 나올 때 쓰며, 위에 열이 있어 구토가 나는 것을 막아준다.

또 신선한 대나무를 불에 태우면 액체가 나오는데, 이것을 죽력(竹瀝)이라고 하며, 열을 내리고 담(痰)을 없애주는 귀한 약재이다.

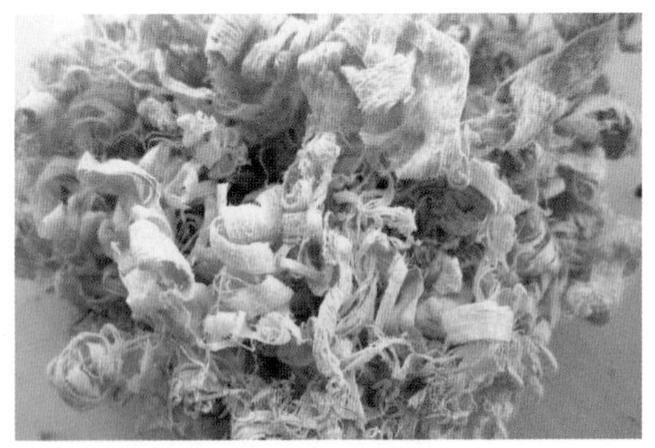
죽 여

10. 수모와 빈랑檳榔

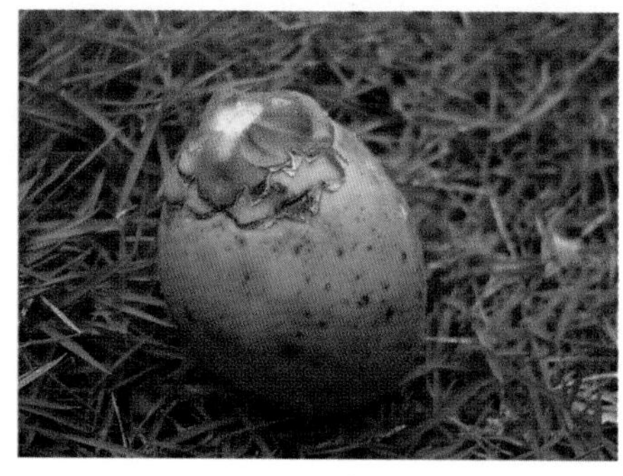

빈 랑

남송(南宋)시대 무제 때 상서좌복야(尙書左僕射) 유목지(劉穆之)는, 젊었을 때 집이 매우 가난했다. 가난한 그는 술을 좋아하여 없는 살림에 더더욱 곤란을 겪었다. 그는 항상 부인의 형제들에게 가서 얻어먹기가 일쑤였는데, 여러 번 뼈있는 말로 모욕을 당했지만, 그는 수치스러움을 느낄 줄 몰랐다.

유목지의 부인 강(江)씨는 총명하고 예의바른 사람이었다.

"여보, 제 형제 집에 가지 마세요. 번번이 무시당하잖아요. 우리 집안에서는 당신을 탐탁지 않게 여기는데 또 가시겠어요?"

유목지는 부인의 말을 듣고 웃기만 할 뿐 귀담아듣지 않았다. 한번은 처가 쪽에 연회가 있었는데, 처가 쪽 형제들이 사람을 보내 유목지에게 통지를 했다. 부인은 남편 유목지에게 말했다.

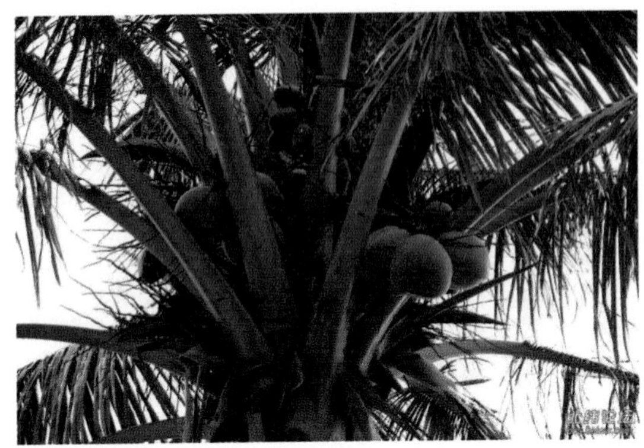
빈 랑

“친척들 모두를 초청한 건 아니니, 당신은 가지 마세요.”

그러나 유목지는 처가의 연회에 참석하여 자리를 잡고 앉아 있다가 연회 손님들이 빈랑(檳榔)을 먹는 것을 보고 처남과 처제에게 말했다.

“나도 빈랑이 먹고 싶은데?”

처제는 유목지가 빈랑을 갖다 달라고 하자, 비꼬는 투로 한마디 했다.

“빈랑은 소화를 시키는 작용을 하는데, 형부는 늘 배가 고프다면서 어찌 그것을 잡숫겠어요?”

후에 유목지는 단양(丹陽)에서 높은 관직에 올랐다. 그는 처남과 처제들을 청하여 연회를 베풀고자 준비했다. 부인은 매우 기뻐하여 눈물을 흘리며 고마워했다.

“여보, 고마워요. 전에 그렇게 수모를 당했는데도 제 형제들을 초청해 주시다니!”

“나는 당신 형제들에게 아무런 유감도 없소. 내가 그들을 잘 접대할 것이니, 당신은 걱정하지 마시오.”

부인은 못 살았을 때 수모를 당한 남편이 처가 식구를 초대한다는 말에 감격을 했다.

연회에 초대받은 처남과 처제가 산해진미로 포식을 하고 나자, 유목지는 주방에 있는 요리사를 불러 말했다.

"금으로 만든 접시에 빈랑을 담아 오너라."

후에 「일곡빈랑(一斛檳榔)」이라는 말이 나오게 되었는데, 포식과 아름다운 연회석을 말하며, 「걸빈랑(乞檳榔)」이라는 말은 빈곤한 사람들이 음식을 탐한다는 말로 사용되었다.

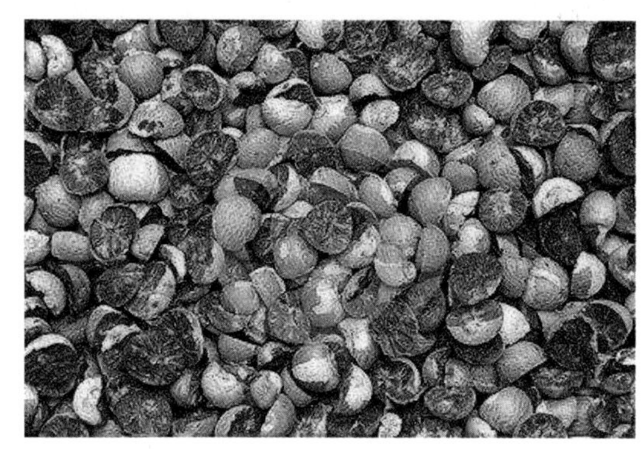
빈랑자

빈랑은 장에 있는 기생충을 없애는 작용을 하고, 식사 후 체했을 때, 배가 더부룩하고 변비가 있을 때, 몸이 부기가 있을 때 유효한 약재로 쓰인다.

빈랑자에는 타닌과 알칼로이드가 들어 있으므로 촌충구제 · 설사 · 피부병 · 두통 등에 사용하고, 어린잎을 식용한다. 열매는 염료로서 많이 사용하여 왔다. 인도와 말레이시아에서 주로 재배하지만 원산지는 확실하지 않다.

11. 육신환六神丸과 섬수蟾酥

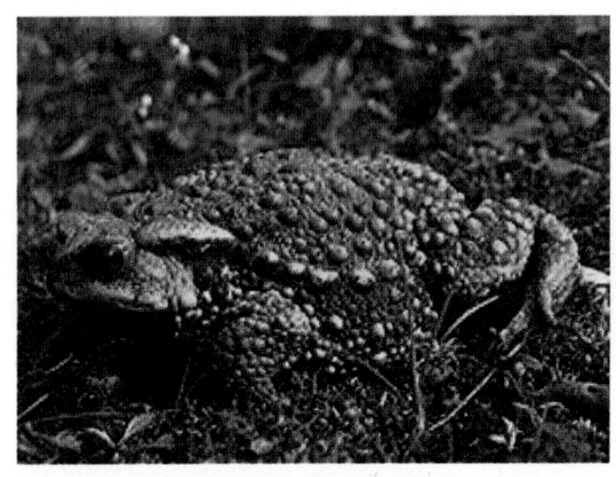

섬여(蟾蜍, 두꺼비)

육신환(六神丸)이라는 환약은 열을 내리고 해독을 하여 주며, 소염진통에 아주 효과적인 명약이다. 이것은 진주(珍珠) 가루와 우황, 웅황(雄黃), 사향, 섬수(蟾酥)와 빙편(氷片)으로 만든 것인데, 인후 부위가 붓거나, 궤양이나 편도체염, 구창(口瘡), 옹저(癰疽)에 쓰이는 약이다. 이것은 중국의 소주에서 만든 것이 특히 약효가 좋다.

옛날 청나라 강희년, 소주(蘇州)에 고약, 환약, 가루약을 만드는 뇌용분(雷涌芬)이 경영하는 약방이 있었다. 지금은 뇌윤상(雷允上) 제약공장이라 부른다. 약방을 개업한 지 오래지 않아 약방 주인 뇌용분과 종업원 몇 명이 산에 올라가 약초를 채집하였다.

모두들 흩어져 약초를 캐다가 한 종업원이 풀 속에서 뭔가

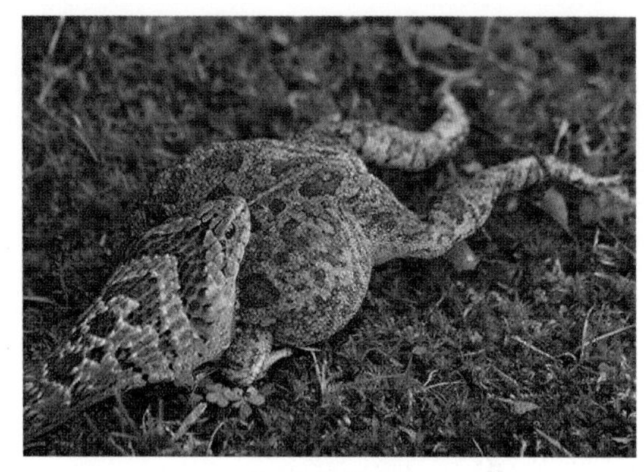
두꺼비와 뱀

를 발견하고는 소리를 질렀다. 그것은 한 마리 두꺼비가 독사에게 둘둘 말려 있는 것이었다. 종업원이 호미를 들어 독사를 내리치려고 했다. 그러자 주인은 얼른 종업원의 팔을 붙들어 제지시켰다.

"독사가 이상한데?"

그래서 독사를 자세히 살펴보니 독사의 전신이 경련을 일으키고 있었다. 한참 그러더니 마침내 독사는 죽고 오히려 두꺼비는 풀려났다.

이 우연한 발견에 약방 주인은 매우 신기함을 느끼고 두꺼비를 잡아가지고 약방으로 돌아왔다.

"아니, 독사가 두꺼비에게 죽다니!"

주인은 한참 동안 두꺼비를 관찰하였다. 가만히 보니 두꺼비의 몸에서는 계속해서 분비물이 흐르고 있는 것을 알 수 있었다. 주인은 그 분비물을 추출하였다. 그 분비물이 바로 섬수(蟾酥)인 것이다. 그는 이 분비물에다 웅황, 진주분, 사향, 우황, 빙편(氷片)을 첨가하여 약을 만들었는데, 이 환약은 인후 부위가 붓거나 궤양이나 편도체염, 구창(口瘡), 옹저(癰疽)에 신기할 정도의 효력이 있었다. 이 약효가 신묘하고 여섯 가지의 약재가 첨가되었다고 해서 육신환이라는 이름으로 지금까지 사용되고 있다.

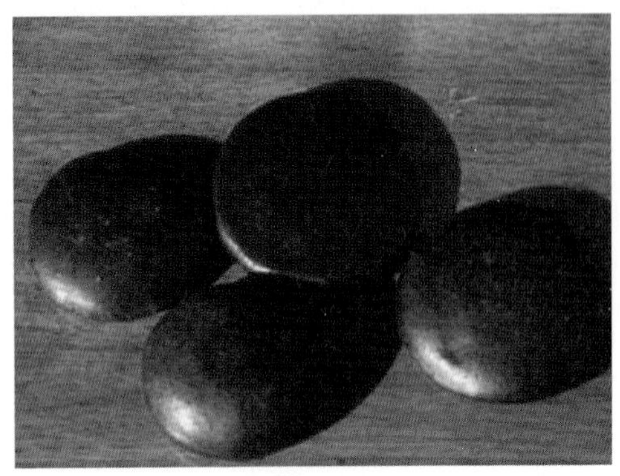
섬 수

예부터 두꺼비의 몸에서 추출한 분비물인 섬수를 일반 가정에서도 비상약으로 사용해왔다. 섬수는 강심, 진통, 지혈, 소염 작용을 하며, 어린이 볼거리(임파선염)에 효과가 있다. 사대부집에서는 업두꺼비라 하여 작은 단지에 두꺼비를 넣고 키우며, 섬수가 필요할 때마다 삼릉침으로 피부를 찌르거나 두꺼비의 입에 매운 고춧가루를 넣으면 두꺼비의 몸에서 분비물이 나오는데, 그것을 채취하여 약으로 써왔다.

두꺼비의 생태는 두꺼비가 알을 배면 생식 능력이 없어 뱀에게 간다. 알을 밴 두꺼비가 독이 있어 뱀이 피하면 두꺼비가 자꾸 길을 막고 약을 올린다. 나중에는 뱀이 독이 올라 마침내 두꺼비를 잡아먹게 되는데, 이때 어부지리로 뱀과 두꺼비를 한꺼번에 잡으면 아주 귀한 영약이 된다.

이 귀한 약재를 푹 끓여 고아서 복용하면 보약 중의 보약이라고 하였다. 잡아먹힌 두꺼비의 알이 부화되어 뱀의 살갗을 뚫고 나오는 동물의 세계가 있다. 두꺼비는 혼자서는 알을 까지 못하고 꼭 뱀의 몸을 이용해서 알을 부화한다.

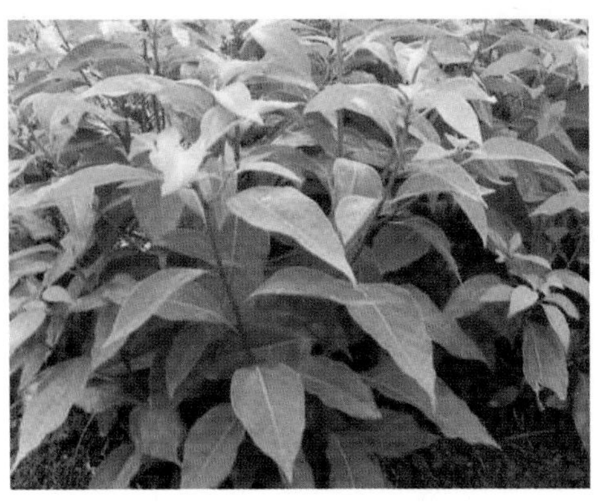

빙 편

육신환은 많은 한의사들이 애용하는 환약으로 몸의 부기를 내려주고, 성홍열(猩紅熱)과 화농성 편도선염에도 좋으며, 소아들이 복용하기도 간편한 약이다. 외용으로는 육신환을 식초나 끓인 물에 풀어서 환부에 붙이기도 한다.

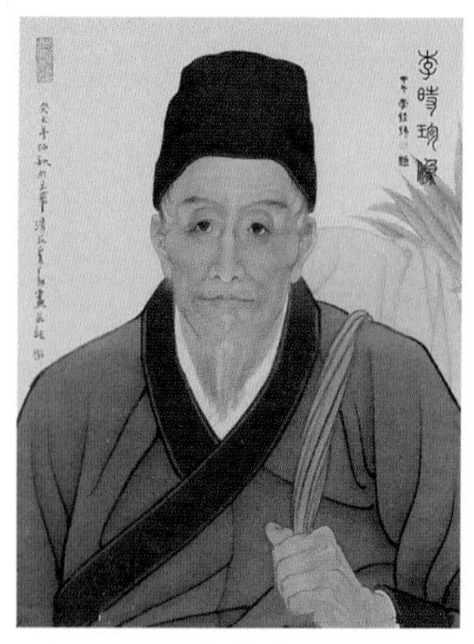

이시진

12. 지렁이의 효능

지렁이의 원래 이름은 지룡(地龍)이며, 다른 이름은 구인(蚯蚓)이라고도 한다. 이시진(李時珍)은 "지렁이가 길게 탄식하는 울음이 마치 노래 부르는 가수 같다(其鳴長吟 故日歌女)." 라고 했는데, 사람들이 지렁이의 노래 소리를 들었다는 것은 땅강아지가 날개를 펼 적에 내는 소리를 지렁이의 소리로 잘못 들은 것이다.

지렁이는 땅에 줄무늬를 그리면서 기어가는데, 그 지렁이가 기어가는 것을 어떤 사람이 밭을 가는 데 비유하여 계산해 봤더니, 만 마리의 지렁이가 소 한 마리가 밭을 가는 것과 같으며, 소 한 마리가 경작한 것보다 흙을 더 보드랍게 간다고 하였다.

지렁이는 땅 위의 공기를 쉽게 흙 속으로 넣어 미생물이 번식하기 쉽게 하여, 지렁이가 흙에 사는 것이 마치 살아 있는 화학비료 공장으로 비유할 정도이다.

지렁이는 열을 내려주고 진정시키며, 혈압을 떨어뜨리고 기관지 평활근을 이완시키고, 콜레스테롤 수치를 낮추어 준다. 열병으로 열이 심하게 나고 몸이 뒤틀리며 답답한 증상이 있을 때, 경련이 있을 때 사용한다.

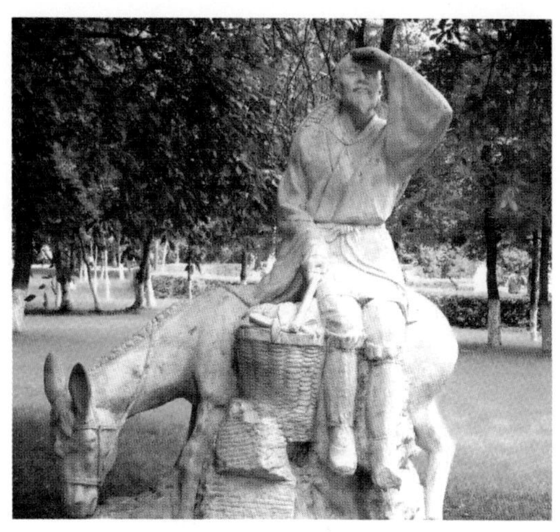
이시진 조소(彫塑)

《성제총록(聖濟總錄)》의 소활락단(小活絡丹)이나 왕긍당(王肯堂)의 지룡산(地龍散), 장만완(張萬頑)의 지룡주(地龍酒), 왕청임(王淸任)의 보양환오탕(補陽還五湯) 등의 한방 처방은 모두가 지렁이의 경락을 순환시키고, 열을 내리며, 풍(風)을 없애는 통경활락(通經活絡) 청열식풍(淸熱熄風) 작용에서 치료 효과를 얻고 있다.

지렁이를 가루를 내어 물로 복용하거나, 혹은 끓여 먹으면 고혈압, 뇌동맥경화 등에 치료 효과를 본다. 지렁이를 100~200g 물에 은근한 불로 오랫동안 끓여서 복용하면 B형 뇌염 후기에 나타나는 치매, 말을 못하고 지체(肢體) 부자유 등의 후유증을 치료한다.

또한 지렁이는 소변을 이롭게 하여 지렁이와 동과피(冬瓜皮), 차전초(車前草)를 같이 사용하면 신염(腎炎)으로 인한 수종(水腫, 몸이 붓는 것)을 치료한다.

14세기 유럽의 《백과전서(百科全書)》에는 빵에다 지렁이 분말을 뿌려 먹으면 담석증이 치료된다고 기재되어 있고, 우리나라의 민간요법에, 부추 밭에 있는 지렁이를 깨끗이 씻어 말려 술에 담가 먹으면 남자의 양위증(陽萎症, 발기불능)을 치료한다고 했다. 지렁이는 피를 잘 돌게 하며, 어혈을 없애주는 활혈화어(活血化瘀) 약을 같이 사용하면 관심병(冠心病, 관상동맥죽상경화성(冠狀動脈粥狀硬化性, 심장병)을 치료 예방한다고 했다.

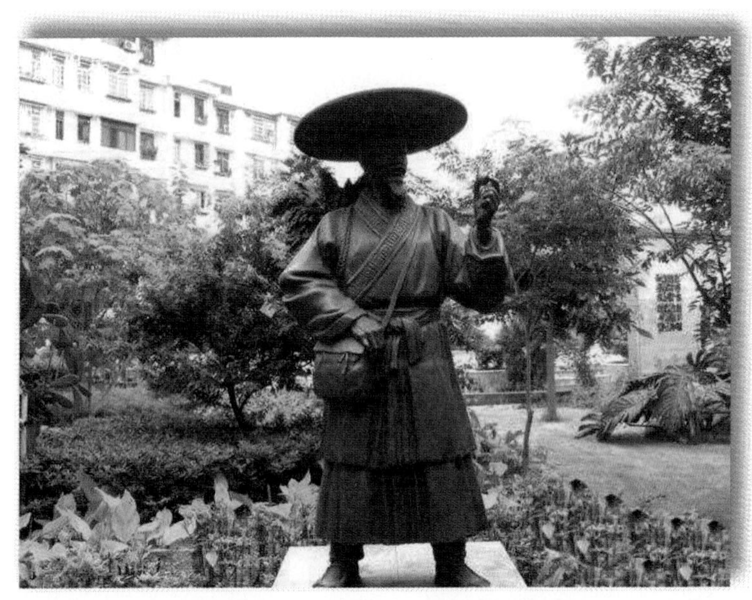

약초 캐는 이시진 조소(彫塑)

13. 뱀술蛇酒의 기원

옛날 어느 산골마을에 장사가 잘 되는 한 술집이 있었다. 술집에는 술 창고가 있었는데, 창고 안에는 여러 가지 종류의 술이 있었다. 하루는 심부름하는 하인이 술독의 덮개를 열고 술을 퍼내고는 바쁜 탓인지 덮개를 덮는 것도 잊고 일을 한참 하다가 그제야 생각이 났는지 중얼거렸다.

"참! 내 정신 좀 봐, 술독을 덮지도 않고!"

그가 뚜껑을 덮으려고 술 창고에 들어가 보니 독 안에는 이미 한 마리의 큰 뱀이 들어가 죽어 있었다. 하인은 크게 놀랐다.

"주인이 알면 난리가 날 텐데!"

그는 그 큰 뱀이 두려워 손도 대지 못하고, 게다가 주인에게 야단맞을 것이 두려워 급히 술독의 뚜껑을 덮어놓았다.

"그래, 이따가 기회를 봐서 뱀을 꺼내 놓자."

마침 술 창고에는 많은 술독이 있었고, 오래 묵은 것도 적지 않았기에 한참이 지나도 뱀이 들어간 술독은 발각이 되지 않았다. 그러다 보니 하인도 그 일을 잊어버리고 어느 새 2년이라는 세월이 흘렀다.

인근 마을에 이이(李二)라는 망나니가 있었다. 이이는 동네 사람들이 모두 피할 정도로 망나니였는데, 그 망나니가 풍습비통(風濕痺痛)에 걸렸다. 풍습비통은 요즘의 신경통과 마비 증세이다. 망나니 이이는 항상 술집에 와서 공짜 술을 마시곤 했지만, 술집 주인도 그의 성질이 못되어 속으로만 끙끙 앓고 있을 뿐이었다.

그러던 어느 날, 하인이 망나니 이이가 술집에 들어오는 것을 보고 갑자기 지난번에 큰 뱀이 술독에 빠져 있는 것이 생각났다.

"그래, 오늘 이놈에게 뱀이 빠진 술을 주어 뱀독이 퍼져 죽게 하여야지."

"야, 이놈아! 술 가져와!"

하인은 뱀이 빠진 술을 한 사발 가득 떠다가 망나니 이이에게 갖다 주었다.

"여기 있어요."

망나니는 술이 취하면서 연신 떠들어댔다.

"좋은 술이군, 이거 괜찮은데!"

그렇게 망나니는 술을 여러 사발 마시고 나서는 취하여 비틀거리며 술집을 나갔다.

"술값은 없다. 히히히!"

이이가 나가자, 하인이 투덜거렸다.

"저런 놈은 누가 안 잡아가나."

망나니 이이는 비틀거리며 길을 가다가 쓰러졌는데, 누구

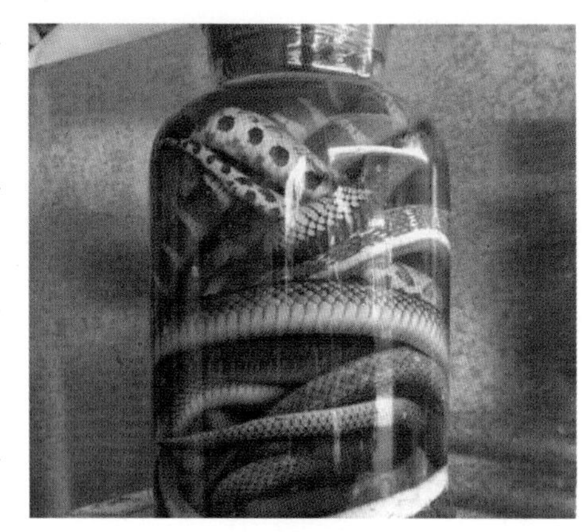

뱀술(蛇酒)

하나 일으켜 돌봐주는 사람이 없었다. 술집에서 내다보고 있던 하인은 속으로 기뻐하였다.

"마침내 독이 퍼져 죽어 가는군."

그러고 얼마 있자니 쓰러진 이이는 깨어난 듯 허리를 쭉 펴면서 일어나는데 몸놀림이 전보다 훨씬 가벼워 보였다. 그러더니 사라져 버렸다.

며칠이 지나 망나니 이이가 다시 술집에 나타났다.

"이봐! 며칠 전에 내가 마셨던 술을 가져오게, 오늘은 내가 돈을 주고 술을 먹을 테니 걱정 말게."

그는 뱀술을 마시고는 예기치도 않게 고질병인 풍습비통이 말끔히 나아버린 것이었다.

그 후로 술집은 장사가 잘 되고, 뱀술의 효과에 대한 소문은 꼬리를 물고 퍼져 나갔다. 이 우연한 발견으로 약방에서 사주(蛇酒)를 담가 팔기 시작하였는데, 한방에서도 사주의 약효를 인정하게 되었다.

14. 귤橘의 효능

청(淸)나라 초엽, 광동성 화주(化州)에 한 관리가 있었는데, 그의 성품은 급하기가 마치 불 같았다. 화주에는 귤이 유명하여 조정에 진상할 정도였다. 관리는 해천(咳喘)으로 고생하여 많은 의원에게 치료를 받았지만 백약이 무효였다. 해천은 기침으로 주로 감기와 동반되는 경우가 많았다.

어느 날 밤, 소낙비가 끊이지 않고 내리는데 기침이 갑자기 심하여져 멎지 않고 숨이 차서 자리에 눕기도 곤란하였다. 그는 급히 계집종을 불렀다.

"지금 먹고 있는 약을 다시 재탕하여 가져오너라."

계집종이 부엌에 가서 약을 달이려고 하니 물이 없었다. 우물에서 물을 길어오자니 비가 너무 내려 미끄럽고 또 시간이 지체되어 야단맞을 것이 두려웠다. 마침 계집종은 처마 밑에 있는 독을 보고 옳다구나 했다. 독 안에는 빗물이 가득 고여 있었다.

"그래 이 빗물로 약을 달이자."

계집종은 빗물로 달인 약을 주인 관리에게 가져갔다. 관리가 약을 먹고 나자 몸이 훨씬 편해지는 것을 느꼈다. 숨이 찬

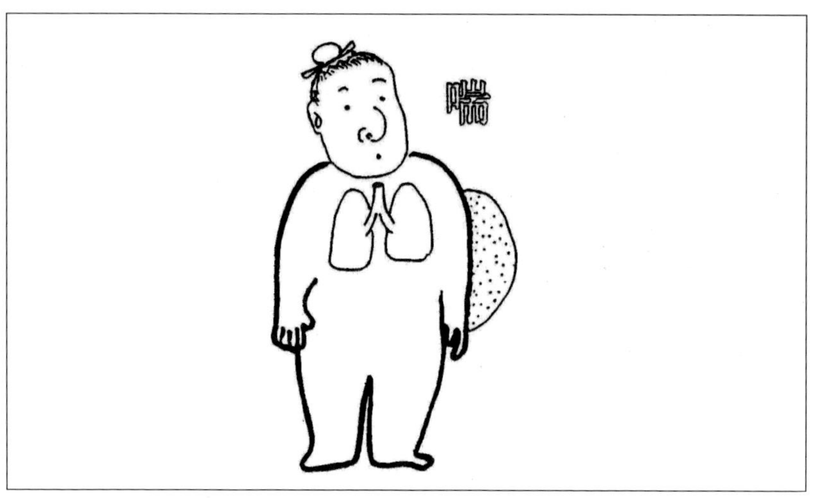

것도 훨씬 덜해지고 잠도 잘 잤다.

이튿날, 관리가 잠을 깨어 보니 머리도 상쾌하고 몸도 훨씬 가벼웠다. 그는 가만히 생각해 보니 이상하였다.

"아니, 어젯밤에 먹은 약과 어제 낮에 먹은 약은 다른 것 같군. 어젯밤에 먹은 약이 훨씬 효과가 좋은 것 같구나!"

그는 이상하다고 생각하며 계집종을 불렀다.

"여봐라!"

계집종은 관리 앞에 불려오고, 어제 약 달인 것을 묻자, 계집종은 양다리를 달달 떨며 두려워 한마디 말도 못했다.

"어제 먹은 약은 어떤 약이냐?"

"........"

"왜 떨고 있느냐? 너를 야단치려고 하는 것이 아니니까, 자세히 이야기해 보거라."

계집종은 비로소 사실대로 말했다. 그래서 관리가 계집종을

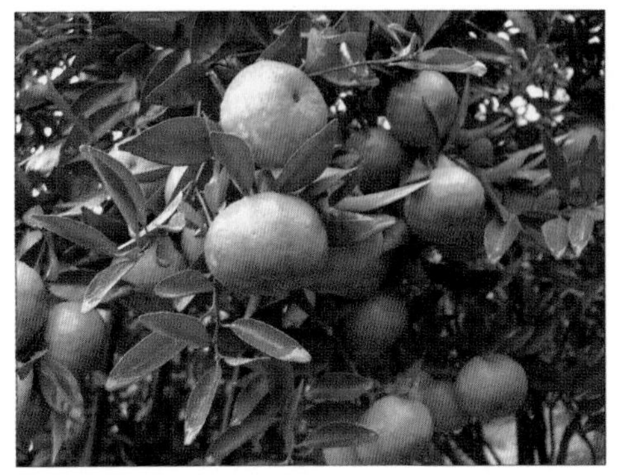
귤

데리고 독이 있는 곳으로 가 보니 기와 위에는 귤나무의 꽃이 많이 떨어져 있었다.

"맞아, 귤(橘)나무 꽃이 떨어져 비바람에 독으로 많이 흘러 들어가 약효가 생긴 것 같구나!"

그래서 관리는 귤껍질을 달여 여러 번 마셔 보았더니 기침에 효과가 좋았다.

《영남잡기(嶺南雜記)》에는 「질병을 치료하는 데 신비할 정도로 효과가 있어 그 값어치가 천금이나 된다(治疾如神 每片眞者可値千金)」라고 하였다.

귤껍질을 귤피(橘皮)라고 하는데, 이것은 오래된 것일수록 효과가 있어 진피(陳皮)라고 한다. 진피는 몸의 기를 잘 돌게 하며, 습(濕)을 없애고 담(痰)을 삭혀 준다. 주로 비위(脾胃)의 기가 체류하여 생기는 배가 더부룩하고, 트림이 나고, 구역질이 나며, 구토할 때도 쓰인다.

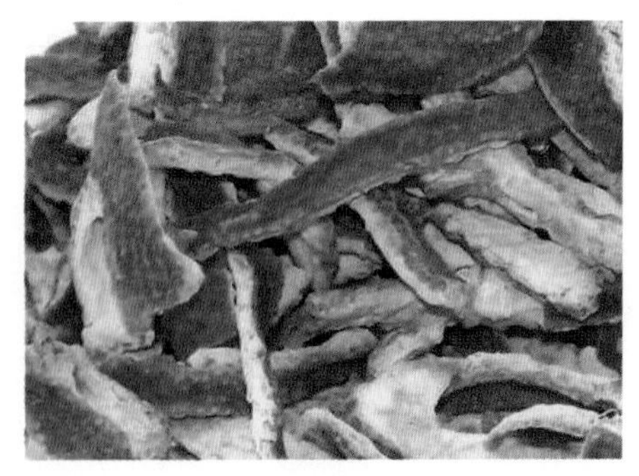
진 피

제6장. 한의漢醫 발전

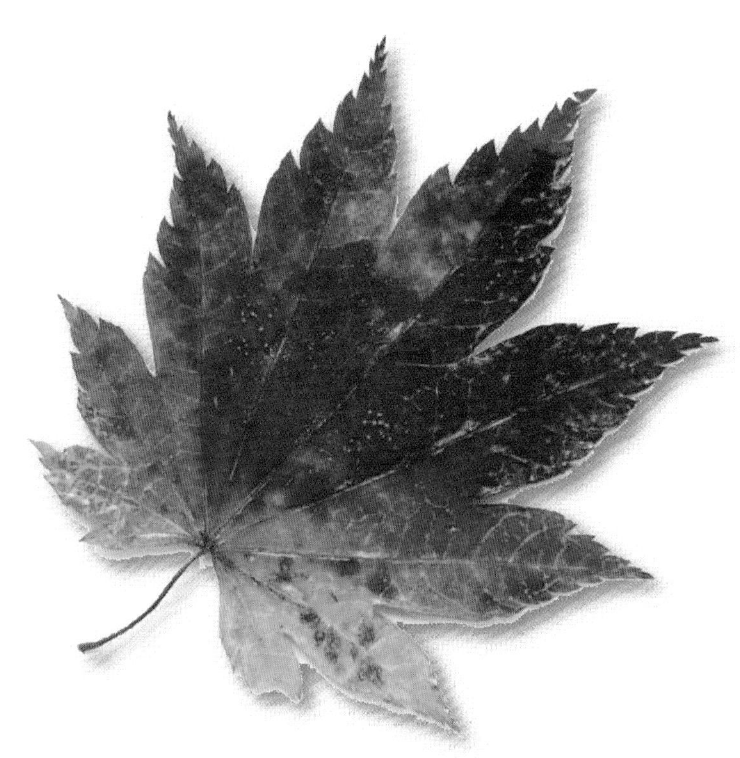

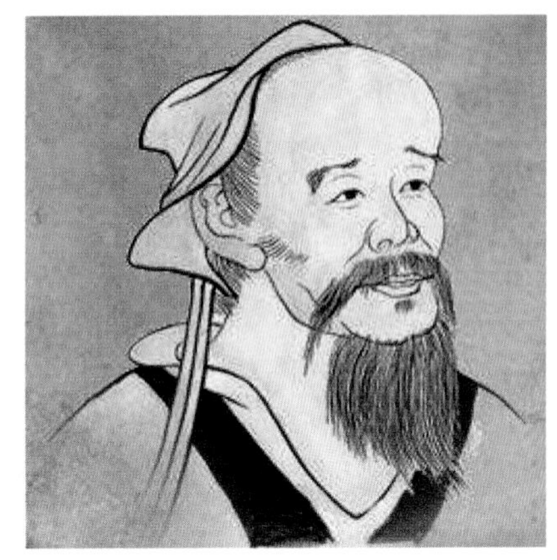
화 타

1. 대증하약 對症下藥

화타(華陀)는 동한(東漢)시대의 명의로서, 소아과 · 내과 · 외과 · 부인과 · 침구과에 뛰어났으며, 치료에 많은 일화가 있다.

예심(倪尋)과 이정(李廷)이라는 하급관리가 있었다.

"이형, 오늘 나는 머리가 아프고 열이 나는군. 일찍 들어가야겠네!"

"예형, 어쩐 일이지? 나도 마찬가지로 머리가 아프고 열이 나서 일찍 들어가려던 참인데!"

"거 참 신기한 일이군. 그러면 같이 화타 선생에게 약을 지으러 가세나."

"그러세!"

화타는 예심을 망진(望診)과 진맥(診脈)을 하였다.

"선생은 이 약을 가져다 달여 먹으면 내일 아침은 거뜬해질 겁니다."

그리고 이정을 진맥할 차례가 되었다.

"어디가 아프시오?"

"예심과 마찬가지로 머리가 아프고 열이 있습니다."

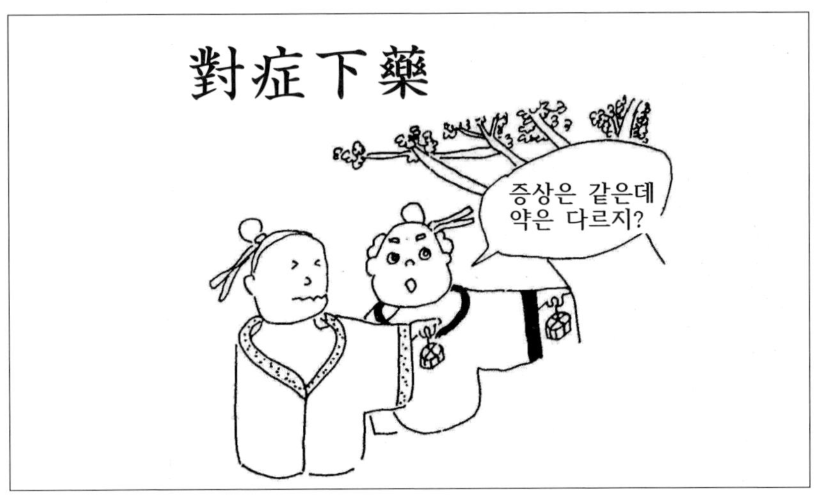

"어디 맥을 봅시다."

조용히 맥을 짚으며 화타는 처방을 생각한다.

"예심과 똑같은 약을 주시겠지요?"

이정은 예심과 같은 증상이기에 같은 약을 조제해 줄 것으로 믿고 있었다. 이정의 말에 화타는 조용히 웃음만 지으며 약을 조제하였다. 화타는 예심에게는 설사약을 조제했고, 이정에게는 해표발산약(解表發散藥)을 조제하여 주었다.

"이 약을 복용하면 내일 아침에는 거뜬히 나을 것입니다."

이정과 예심은 약을 가지고 집으로 가는 도중에 예심이 말했다.

"자네와 내가 증상이 같은데, 어찌 자네 약봉지가 더 크지?"

"글쎄, 한번 약을 볼까?"

두 사람은 약봉지를 펼쳐 보았다. 봉지 속에는 내용물이 서로 달랐다.

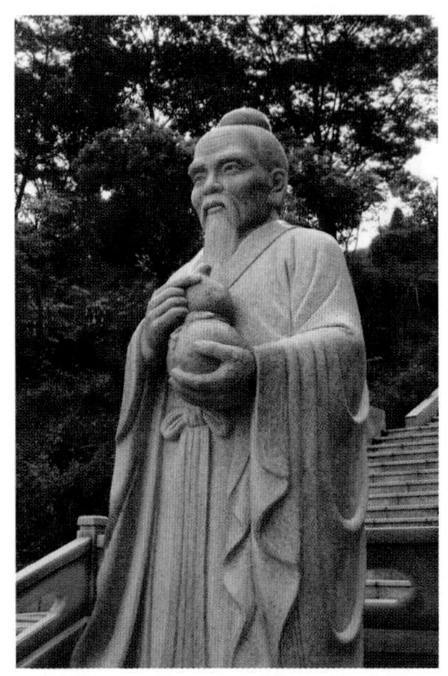
화타 석상

"의원께 가서 약이 잘못 되었다고 얘기하세."

"그러세."

둘은 되돌아가서 화타에게 약이 다르다는 이야기를 하였다. 이야기를 듣고 난 화타는 말했다.

"두 사람 다 똑같은 증상이지만, 예심 선생의 병은 본래 음식을 과식하여 생겨서 병이 내부에 있으므로 당연히 적체(積滯)를 없애는 설사약을 써야만 병이 좋아질 것이고, 이정 선생의 병은 찬 기운이 몸 안에 들어와 감기로 기인된 것이므로 병은 몸의 외부에 있어 당연히 해표약을 복용하여 풍한(風寒)의 나쁜 사기(邪氣)를 땀으로 없애면 두통이 바로 치료될 것이오."

화타의 설명에 그제야 두 사람은 이해를 하고 집으로 돌아가 약을 달여서 복용하니, 과연 다음날 아침 쾌유되었다.

한방에서는 병의 증상은 비록 같지만, 질병의 원인이 다르기 때문에 치료 방법이 똑같지 않아 「대증하약(對症下藥)」이라는 성어(成語)가 탄생했다. 똑같은 상황이지만 똑같지 않은 방법으로 문제를 처리할 때 비유하여 「대증하약」이란 말을 쓰기 시작하였다.

한방의 특성은 대증요법으로 병의 이름을 몰라도 나타난 증상만으로 치료하는 것을 대증치료라 한다.

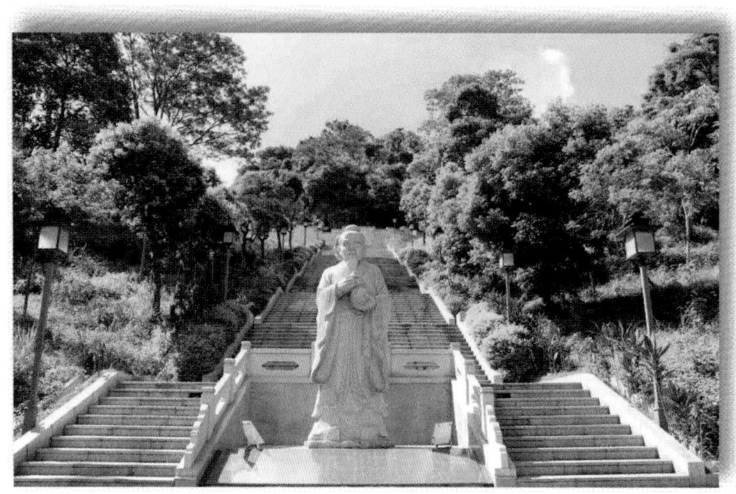

화타산 공원

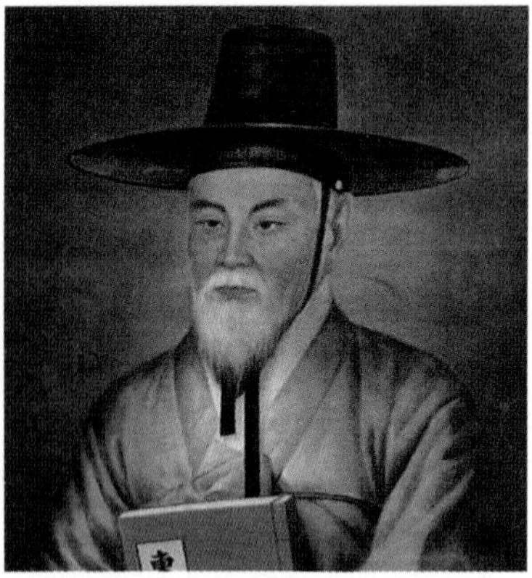

2. 사상의학 四象醫學

이제마

우리나라가 세계에 자랑할 만한 의서(醫書) 가운데 이제마(李濟馬)의 《동의수세보원(東醫壽世保元)》이 있는데, 이것은 체질의학을 논한 것으로 한의학을 크게 발전시켰다.

사상의학(四象醫學)은 인간의 체질을 네 가지로 분류하여 치료하는 것이다. 한의학(漢醫學)에서는 환자의 병명을 진단하기에 앞서 몸 상태를 보고 증(證)을 파악하여 치료하는 데 반해, 사상의학은 한방의학의 이론적 구성과 근본에 있어서 네 가지 형의 체질적 차이를 논하고, 질병을 치료하는 데 있어 증증(症證)보다는 체질 형에 중점을 두어 같은 병에 걸렸다 하더라도 그 치료 방법을 같이하여서는 안 된다는 점을 주장한 것이다.

고종 25년(1887년), 이제마 선생은 군관 직에 등용되었으나 이내 이를 사직하였고, 또 진해(鎭海) 현감이 되었으나 이것도 사직하고 함흥으로 올라가 그의 일생을 한의학 연구와 제자들의 교육에 힘쓰면서 사상의학을 확립하였는데, 그가 사상의학을 창시한 데는 나름대로 동기가 있었다.

그는 오랫동안 해역증(咳逆證, 지체골절이 나약해지는 증상으로 소갈병 혹은 열성병 후에 볼 수 있다)과 열격 반위증(噎膈 反胃症, 음식물이 잘 내려가지 못하고 식후 음식물을 토하거나 위가 더부룩한 증상으로 주로 위암·식도암·식도협착·식도경련에 볼 수 있다)으로 고생을 하여 많은 약을 써 보았지만, 도무지 효과를 보지 못하던 중 나중에는 사람은 제각기 체질이 다르고, 체질에 따라 약도 달리 써야 병이 낫는다는 이치를 깨달은 것이다. 이제마가 이러한 이치를 발견하였을 때는 마치 실성한 사람과도 같았다.

어느 날, 마을의 처녀가 중한 병에 걸려 그녀의 부모로부터 왕진 의뢰를 받았다. 그는 환자의 집을 방문하여 환자를 진단했다.

"어디가 아픈가요?"

"……"

그녀의 지나치게 수줍어하는 성격으로 인해서 이제마는 그녀의 체질을 정확하게 파악할 수가 없었다.

"허, 참! 이토록 수줍어하니……."

병을 치료하려면 체질을 판단하여야 하는데, 도무지 입조차 떼지 않으니 실로 난처하였다.

"체질을 알아보려면 이 방법을 써야겠군!"

생각 끝에 이제마는 방안에 있는 환자의 식구들을 모두 밖으로 내보냈다.

"자, 이 방에 아무도 없으니 옷을 한 가지씩 벗어 봐요."

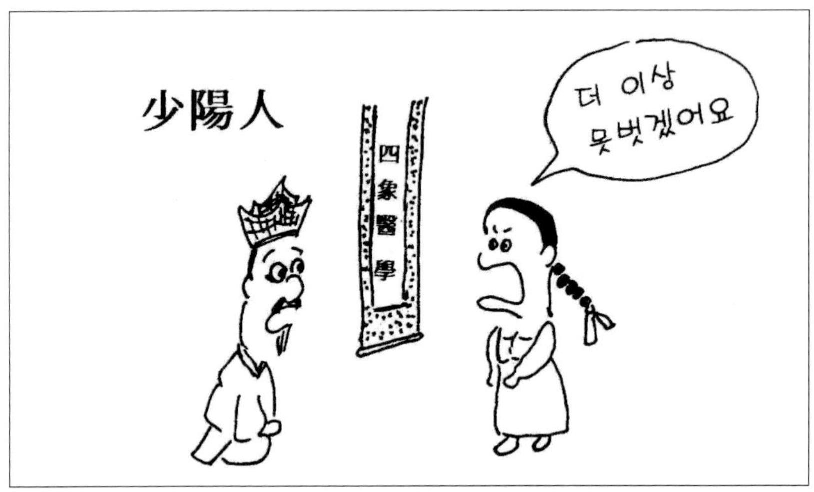

"……?!"

"어서 벗어요!"

"네."

처녀는 겨우 다 죽어가는 소리로 대답을 하고 옷을 한 가지씩 벗기 시작했다. 처녀가 옷을 모두 벗고는 속옷 하나만 남겨 놓았다.

"그것마저 벗어요."

처녀는 속옷만은 죽어도 못 벗겠다는 듯이 몸을 웅크리고 꼼짝도 않고 앉아 있었다. 그러자 이제마는 마치 겁탈을 하려는 사람처럼 처녀의 속옷을 낚아챘다.

"악!"

처녀는 비명을 지르고 그 자리에 쓰러졌다. 이때 이제마 선생은 무릎을 치면서 소리를 질렀다.

"이제 알았다!"

이제마는 처녀의 체질을 소양인(少陽人)으로 판정하고 마침내 약을 써서 병을 고쳤다.

그의 이 같은 행동은 환자의 체질을 확실하게 알기 위한 그 나름대로의 독특한 방법이었다. 그는 많은 환자의 체질을 알아내 치료를 하였다. 사상의학에서는 사람의 체질을 네 가지로 분류하고 있는데, 태양인 · 소양인 · 태음인 · 소음인이 그것이다. 이것이 바로 사상(四象)이다.

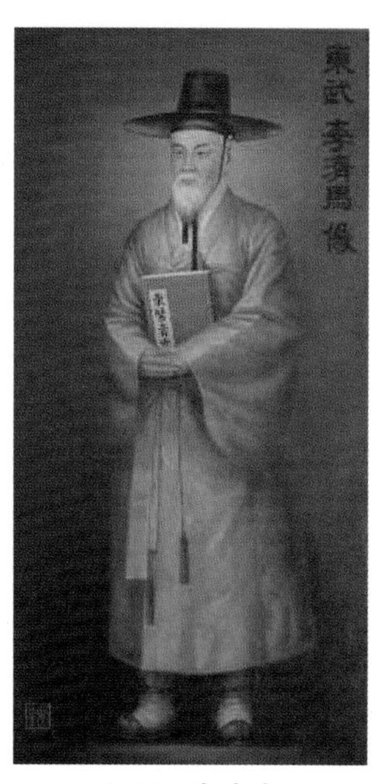

동무 이제마

사상체질이란, 태양(太陽) · 태음(太陰) · 소양(少陽) · 소음(少陰)으로 분류되며, 이를 체질에 결부시켜 태양인 · 태음인 · 소양인 · 소음인으로 구분하였다. 그리고 각기 체질에 따라 성격 · 심리상태, 내장기의 기능과 이에 따른 병리 · 생리 · 약리 · 양생법과 음식의 성분에 이르기까지 분류하여 놓았다. 또한 사상인(四象人)에 따라 같은 병인이 작용해도 각기 다른 병증상이 나타나므로 치료를 개별화해야 하고, 약물작용도 달리 나타나기 때문에 해당하는 체질 형에 맞게 약을 쓰도록 처방들을 새롭게 만들어 놓아 치료에서 효과를 높이도록 하였다.

"인산은 선천적으로 물려받은 장부허실(臟腑虛實)이 있고,

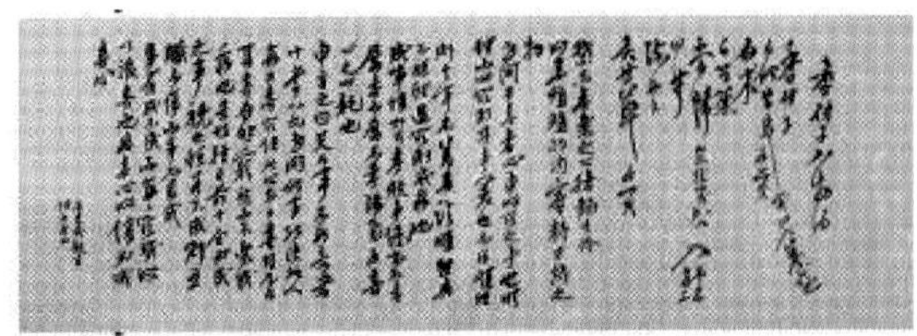

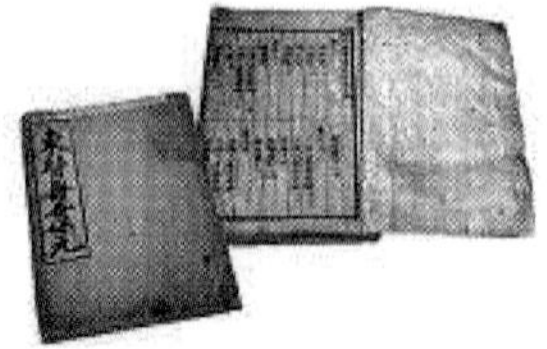

이제마의 친필 처방전과 저서 《동의수세보원》

사람마다 각기 체질이 다른 만큼 그 체질에 맞는 약을 써야 한다. 나는 이것을 선현(先賢)들이 전해 준 저술과 나의 오랜 경험 및 연구를 통해 발견했으며, 내가 죽고 난 백 년 후에는 반드시 사상의학(四象醫學)이 사람들에게 널리 쓰이는 시대가 올 것이다." 라고 주창한 이제마 선생의 「체질의학 시대의 도래」 예언은 오늘날 그대로 적중하고 있다.

"방이 만 개나 되는 읍에 그릇 만드는 사람이 한 사람이면 그릇이 부족할 것이요, 집이 백 채가 있는 마을에 의원이 한 사람이면 사람을 살리는 데 부족할 것이니, 반드시 의학을 널리 밝혀서 집집마다 의학을 알고, 사람 개개인이 자신의 병을 알아야 가히 세상을 건강케 할 수 있다." 라고 주창했던 이제마 선생의 사상의학은 지금도 꾸준히 연구 발전해 가고 있다.

* 동무 이제마는 중국의 漢醫가 아니고 韓醫지만 「사상의학(四象醫學)」을 주창한 우리나라의 위대한 韓醫로서 열전에 간단한 일화를 소개했다.

3. 감기와 한방漢方

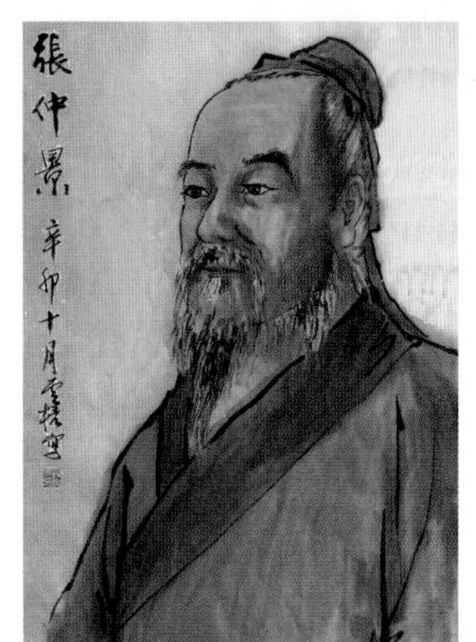

장중경

감기는 모든 병의 근원이라고 한다. 옛 선조들은 공기 중에 세균이 있다는 것을 이미 알고 있었다. 그리하여 바람 풍(風)에는 벌레 충(虫)이 들어 있다. 그것도 뿔이 달린 벌레가 있는 것을 볼 수 있다.

한의학의 의성(醫聖)으로 불리는 장중경(張仲景, 이름은 機, 仲景은 字)은 고향인 남양(南陽)에서 장백조(張伯祖)에게 의술을 배웠다. 그가 질병학의 대가가 되기까지에는 그럴 만한 이유가 있었다.

그는 기원 150년에 태어나 219년까지 69세로 일생을 마칠 때까지 감기에 대한 많은 연구와 치료에 몰두하였다.

옛날에는 상한병(傷寒病)이 돌면 많은 사람들이 대책 없이 죽어 갔다. 상한병은 지금의 급성 전염병으로 볼 수 있으며, 독감도 여기에 속한다. 그의 친척들이 대가족을 이루어 약 200여 명이 있었는데, 3분의 2가 상한병으로 한 달에 한 명꼴로 목숨을 잃었다. 당시 사망 원인 중 70%가 상한병으로 죽었는데, 그는 의술에 몰두하여 연구를 거듭한 끝에 상한병에 대한

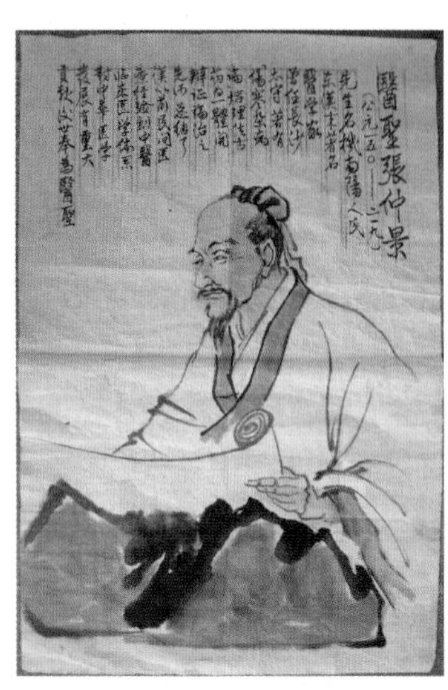

의성 장중경

일대 복수전을 전개하였다.

"어떻게 의술을 배울 생각을 하였습니까?"

"양친과 형제가 모두 상한병으로 죽었소."

"선생님은 굳이 의술을 하지 않으셔도 모든 학술에 정통한 대학자이시지 않습니까?"

"대학자라 출세하기가 수월할 텐데 왜 굳이 의술을 배웠느냐, 그 말씀이군요?"

"선생님 같으면 얼마든지 출세하여 부귀영화를 누릴 수 있으실 텐데, 무엇 때문에 사서 고생을 하시는지요?"

장중경은 모든 학술에 정통한 대학자였다. 당시 의원은 점쟁이, 요술쟁이와 같은 방술사(方術士)로 여겨졌기 때문에 그만한 대학자라면 의술에 정통한 것이 오히려 불리한 일이었다. 그 당시 의원은 많았지만 부귀영화를 좇아 출세만 하려 했고, 유행성 질병만 돌면 치료도 못하고 의원 자신 죽기까지 하는 일이 흔했다.

"부모로부터 받은 소중한 생명인데, 상한병으로 말미암아 단 한 번의 삶이 헛되이 쓰러지는구나."

상한병으로 인한 친인척의 몰살에 충격을 받은 장중경은 부지런히 의술을 배웠다. 그 당시 유명한 의원이면 누구에게든지 찾아가서 배우는 한편, 《내경(內經)》, 《본초경(本草經)》, 《난경(難經)》 등 의학서적을 두루 섭렵하였다. 40년의 임상과 상한에 대한 연구로 기원 200년에서 210년에 걸친 10년 동안 《상한잡병론(傷寒雜病論)》 16권을 만들었다.

「소중한 하나의 생명이 태어나 한갓 유행병에 걸려 단 한 번의 삶을 헛되게 끝맺는다.」라는 문구가 책에 씌어져 있다.

한의학에서는 특히 감기에 대한 연구 치료가 이미 1800년 전부터 이루어짐으로써 장중경을 의성(醫聖)으로 부르고, 한의학이 이때부터 크게 발전하였기 때문에 한나라 때 의학이라 해서 「한의(漢醫)」라 불리게 되었다.

장중경이 만든 《상한잡병론》이 분실이 되어 기원 300년에 《맥경(脈經)》의 저자 왕숙화(王叔和)가 찾아 편집하여 만들어진 것이 《상한론(傷寒論)》이고, 나중에 다시 더 연구하여 편집해서 만든 것이 《금궤요략(金櫃要略)》이다.

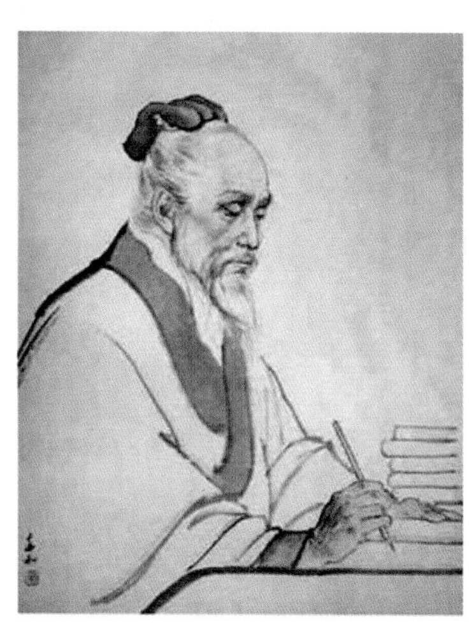
왕숙화

특히 장중경은 모든 학술에도 뛰어나 영제(靈帝) 때 효렴(孝廉)으로 천거되어 장사(長沙) 태수까지 지냈으나, 장중경은 사람의 목숨을 중히 여겨 병과 싸우는 데 일생을 바쳤다. 신의(神醫)로 불리는 화타도 《상한잡병론》을 읽어 보고 감탄하여 탄성을 질렀다고 한다.

"참으로 이 책이야말로 사람을 병으로부터 살려내는 활인서(活人書)이다."

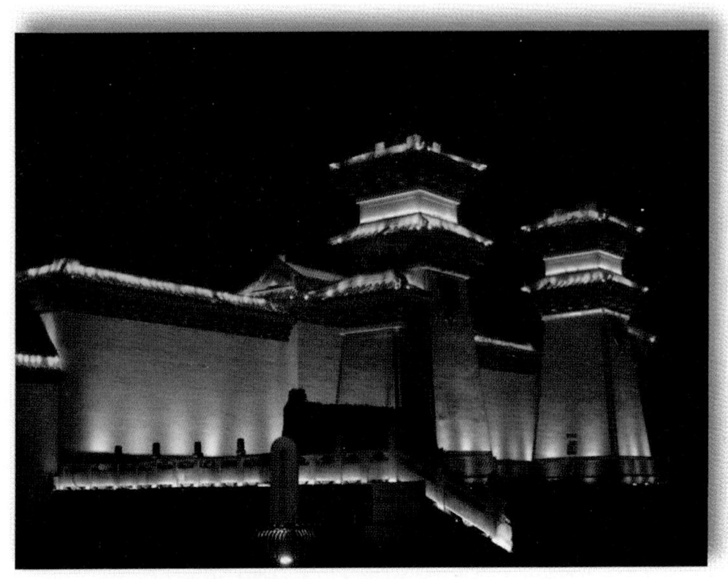

장중경 의성사 야경

4. 인공 도뇨술 人工導尿術

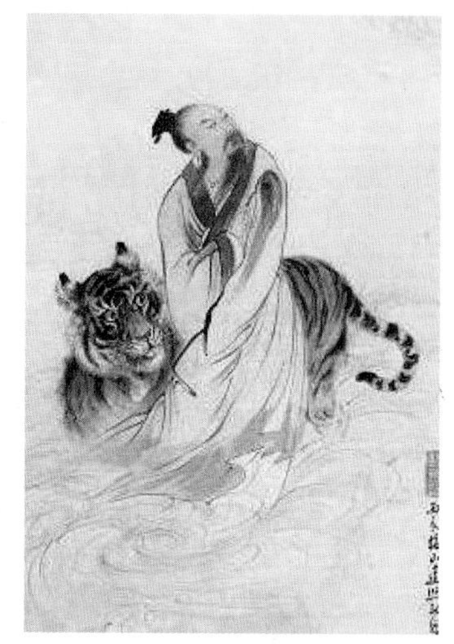
손사막

수당(隋唐) 시대의 이야기다. 어느 날, 명의 손사막(孫思邈)이 사람들을 모아놓고 의술에 대한 강좌를 하고 있었다.

"의원님, 도대체 기(氣)가 무엇입니까?"

"옛날 사람들은 이 세상을 형성하는 가장 기본적인 물질을 기(氣)라고 보았으며, 기의 운동과 변화에 의하여 모든 사물이 생겨나는 것으로 인식하였습니다. 이와 마찬가지로 인체를 구성하는 기본물질을 기라고 보고 기의 운동과 변화에 의해서 생명활동이 유지됩니다."

"그러면 기가 약해지면 어떤 증상이 있나요?"

"손발이 차기도 하고, 감기에 잘 걸리기도 하고, 몸이 나른하고 무거워지기도 하며, 땀을 잘 흘리기도 합니다."

기(氣)가 막힌다는 것은 기가 순환이 되지 않고 체류되어 병을 일으키기도 하고 죽기까지 한다. 기가 막히게 좋다는 것은 병이 날 정도나 죽을 정도로 좋다는 말이다.

이때 사람들이 모여 있는 바깥쪽에서 왁자지껄하는 소리가 들렸다.

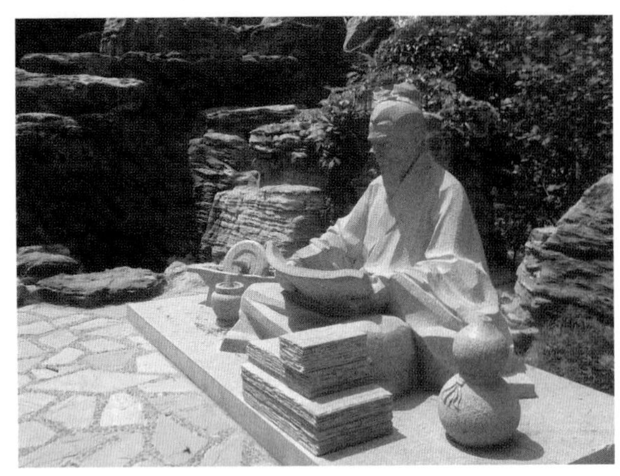
손사막 조상(彫像)

"여러분, 길 좀 비켜 주세요! 여기 급한 환자가 있습니다."

몇 사람이 환자를 들것에 싣고 와서 방에 눕혔다. 환자의 이마에서는 식은땀이 흐르고 있었으며, 얼굴은 고통으로 일그러져 있었다. 환자는 찡그린 얼굴을 한 채 손사막을 바라보고는 힘들게 말했다.

"저는 며칠 동안이나 소변을 못 보아 오줌통이 퉁퉁 부어 고통이 이루 말로 다 할 수 없을 정도입니다. 어서 빨리 좀 살려 주십시오."

손사막은 환자를 진단했다. 환자를 보니 소복(小腹, 아랫배) 부위가 팽창되어 있고, 피부가 얇아져 있었다. 아주 위급한 상태였다.

"어허! 빨리 치료하지 않으면 안 되겠군. 환자의 고통이 여간 심하지 않겠군!"

이 병은 융폐증(癃閉症, 배뇨 곤란)으로, 방광의 염증이나 결석 혹은 요도의 결석, 교감신경의 문제, 비뇨 기관의 종양, 전립선 비대 등에서 볼 수 있는 것이었다.

손사막은 치료 방법을 곰곰이 생각하였다.

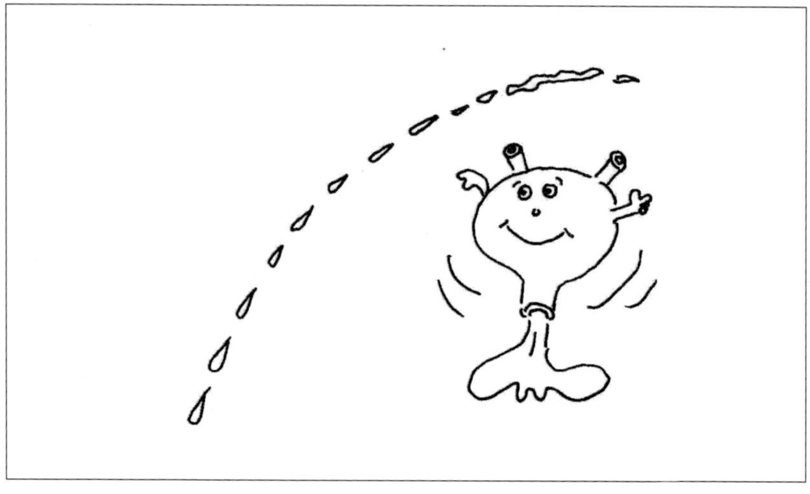

"어떻게 할까? 약을 달여 먹이려면 시간이 걸리는데……."

생각을 하고 있던 중 돌연 그는 《상한론(傷寒論)》에서 장중경(張仲景)이 변비 환자에게 돼지의 쓸개즙을 대나무를 이용하여 항문에 집어넣어 치료한 일이 생각났다.

"그렇지만 이 환자는 요도가 막혔는데, 요도에는 대나무가 너무 커서 넣을 수가 없지 않은가?"

손사막은 약을 쓸 시간은 없고, 요도를 통하게 하는 방법을 써야 하는데, 그 방법이 잘 떠오르지 않았다.

"무슨 방법이 없을까?"

손사막은 생각이 떠오르지 않아 손을 만지작거리며 방안을 왔다 갔다 하다가 답답해서 바깥으로 나왔다. 그때 마당에서는 어린아이들이 파를 대롱으로 하여 입에 물고 피리를 부는 것이었다.

손사막은 그것을 보고 손뼉을 쳤다.

"옳지, 바로 그거야! 파를 가져오너라!"

하인이 파를 가져오자 손사막은 파의 앞과 뒤를 자른 다음 대롱을 만들어 그것을 환자의 요도에다 집어넣었다. 첫 번째 파 대롱을 요도에다 삽입을 하는데, 삽입하는 동안 파 대롱이 부러졌다. 두 번째도 실패했다.

"의원님, 아파요!"

"조금만 참으시오."

세 번째 파 대롱이 요도를 타고 안으로 서서히 들어가자 갑자기 쏴아 하는 소리와 함께 소변이 쏟아져 나왔다. 소변을 다 내보내고 난 환자는 그제야 배뇨 곤란으로 인한 통증이 사라졌다.

"의원님, 감사합니다. 이제 통증이 싹 가셨습니다."

이것은 동서고금을 통해 의학 사상 처음으로 시술된 인공 도뇨술(導尿術, Catheterism)로서 한방에 의해 시술된 것이었다. 인공 도뇨술은 프랑스의 비뇨기과 의사인 캐더린(Cathelin Fernand, 1873~1945)이 처음으로 방광 내에 기구를 넣어 오줌을 배출하였는데, 이것은 한방의 것보다 1,200년이나 뒤진 것이다.

5. 이시진의 약리실험

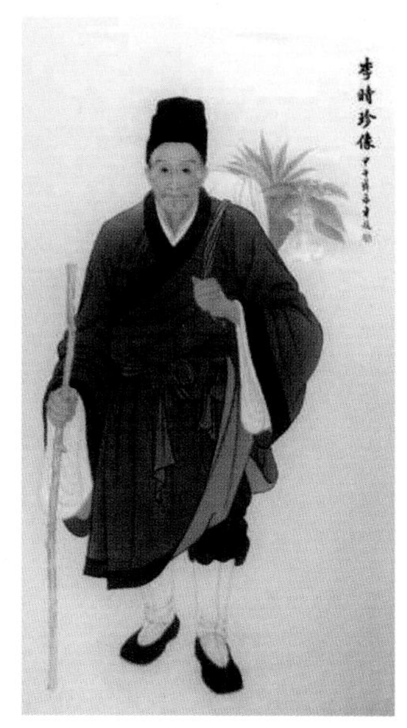

이시진

인체의 약리작용(藥理作用)을 관찰하는 일은 현대에 있어서는 매우 중요한 연구의 하나로, 일찍이 한의학은 400년 전 명(明)나라 때 의학자 이시진(李時珍)이 이러한 연구를 실시하였다.

이시진은 1518년에 태어나 1593년 75세를 일기로 세상을 떠났다. 그의 다른 이름은 가관(可觀)이며, 자(字)는 동벽(東璧), 만호(晩號)는 빈호(瀕湖)이다. 호북(湖北) 기주 사람으로 역시 명의였던 이언문(李言聞)의 둘째아들로 태어났다.

이시진이 약초를 채집하러 갔을 때, 한 노인이 나무를 하다 가는 다가와서 물었다.

"약초 캐는 것으로 보아 의원이신가요?"

"네, 노인장께서는 땀을 많이 흘리시는군요. 좀 쉬었다 하시죠."

노인이 말했다.

"저기 야생 저마엽(苧麻葉)이 어혈증(瘀血症)에 잘 듣더군요."

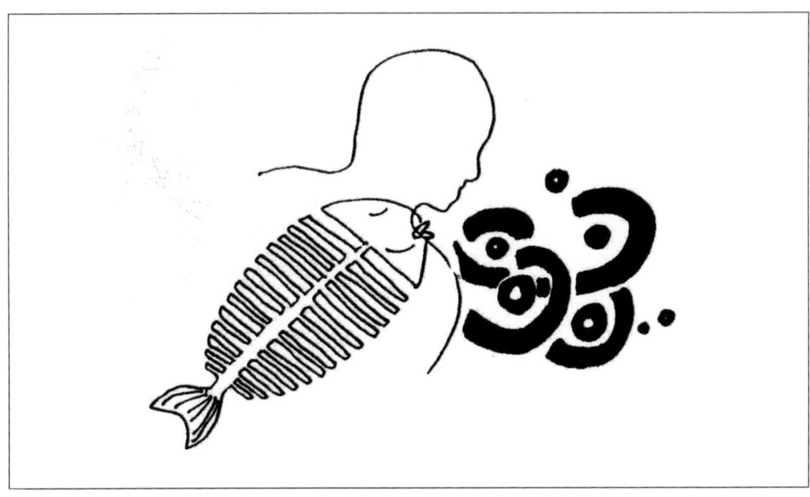

이시진은 나무꾼 노인에게서 들은 저마엽을 직접 시험해 보고자 하였다. 그는 집으로 돌아와서 돼지 피를 두 잔으로 나누어 담고, 그 중 한 컵에는 야생 저마엽을 가루를 내어 넣고, 한 컵은 그대로 두었다.

그는 돼지 피의 변화를 관찰해 보았다. 저마엽 가루를 넣은 컵의 피는 응고가 되지 않았고, 저마엽 가루를 넣지 않은 컵의 돼지 피는 금방 응고가 되었다.

"오호라! 응고가 되지 않는구나. 다시 한 번 해보자. 한 번으로 단정 지을 순 없지."

그는 반복해서 실험을 해보고, 이제는 반대로 응고가 된 돼지 피에 저마엽 가루를 넣자 응고된 피가 점점 풀어졌다. 이시진은 그제야 비로소 저마엽이 어혈을 풀어주는 작용이 있다는 것을 알고 《본초강목(本草綱目)》에 기재하였다.

하루는 이시진이 왕진을 나갔다가 돌아오는 길에 목이 말라

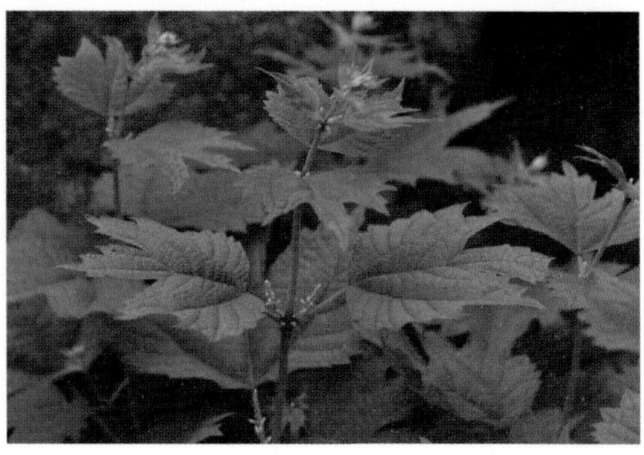
저마엽

한 농부의 집을 찾아가서 물을 마시려고 하는데, 마침 이때 농부의 어린아이가 목에 생선뼈가 걸려 아파서 울고 있었다.

이시진이 어린아이를 치료해 주려고 하는데, 어린아이의 할머니가 봉선화 씨를 가져와서는 이시진에게 보여주며 말했다.

"의원님 앞에서 감히 주제넘지만, 이 늙은이를 욕하지 마십시오. 제가 이것으로 치료하겠습니다."

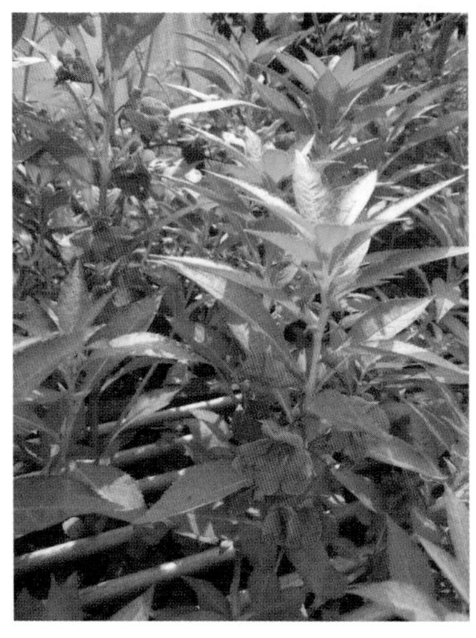
봉선화(지갑화)

할머니는 봉선화 씨 몇 개를 찧어서 어린아이 입에다 넣어 주었다.

"아가, 천천히 넘겨라."

봉선화 씨를 받아먹고 난 뒤 어린아이는 언제 아팠냐는 듯 뛰어놀았다. 이시진은 놀라면서 마음속에 기억해 두었다가 집으로 돌아와서 실험을 해보았다.

가게에 가서 큰 생선 한 마

리를 사다가 봉선화 씨와 같이 끓였다. 그러자 생선은 잘 익었고, 생선뼈는 연하게 물러졌다.

"그래, 봉선화 씨는 생선뼈를 연하게 하는 작용이 있구나!"

비로소 이시진은 봉선화 씨가 「투골연견(透骨軟堅)」 작용이 있다는 것을 확신하게 되었다. 이러한 이시진의 과학적인 실험 태도는 현대 사람들에게 본보기가 되었다.

봉선화(鳳仙花)를 사람들은 지갑화(指甲花)라 하는데, 그것은 봉선화 꽃으로 손톱에다 물감을 들이기 때문에 그렇게 부르기도 하는 것이다.

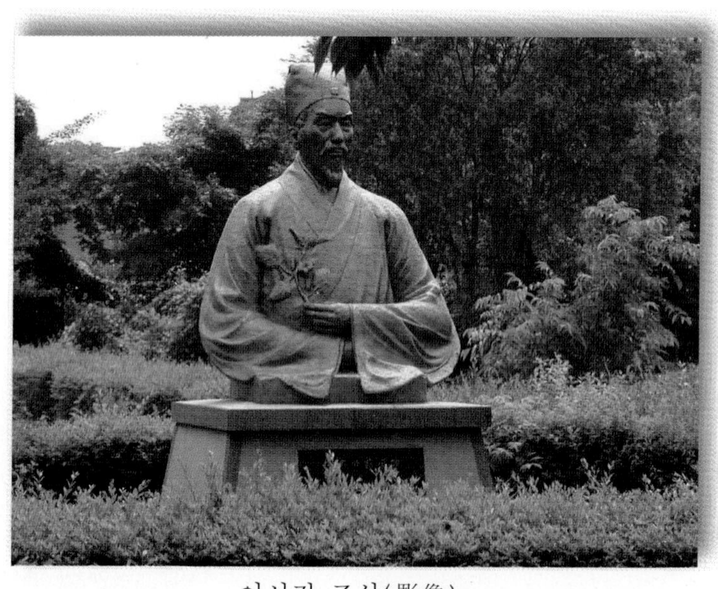

이시진 조상(彫像)

6. 미용과 한방

한방이 미용에도 효과가 있다는 사실은 오래된 일이다. 한약을 미용에 사용한 것은 후진(後晉) 시대(10세기)의 왕가(王嘉)가 지은 중국의 전설을 모은 지괴서(志怪書) 《습유기(拾遺記)》에도 나와 있다.

삼국시대 때 오(吳)나라 손권(孫權)의 아들 손화(孫和)는 어쩌다가 그의 사랑하는 등부인(鄧夫人)의 얼굴을 다치게 하였다. 다른 데도 아닌 얼굴에 상처를 입은 등부인은 흉터가 남을 것을 생각하고 몹시 낙심했다.

손화는 의원들을 불러 치료하도록 명령을 내렸다. 의원들은 흰 수달의 척수(脊髓)와 백옥(白玉)·호박(琥珀)·주사(朱砂) 등을 배합하여 등부인의 얼굴 상처 부위에 붙였다. 그러자 얼마 후 딱지가 생겼다 떨어지고 상처는 흔적도 없이 아물었다.

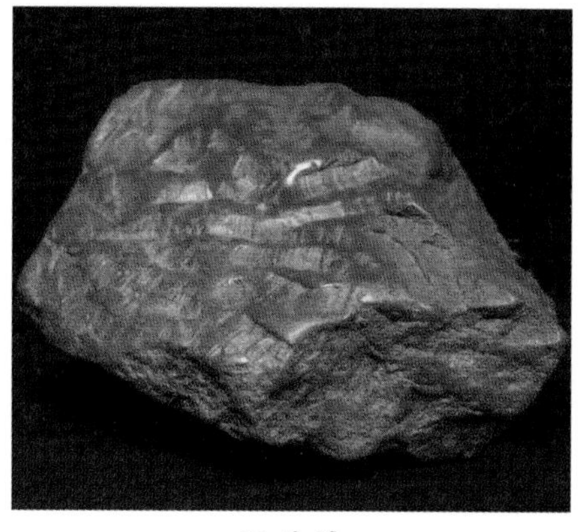
주사석

게다가 등부인의 얼굴은 전보다 더욱 윤기가 돌고, 피부는 더욱 부드러워져 날이 갈수록 사람의 마음을 움직이게 되었다. 흰 수달의 척수는 구하기 힘들지만, 호박과 주사는 당시 부인들의 미용에 흔히 사용되었다.

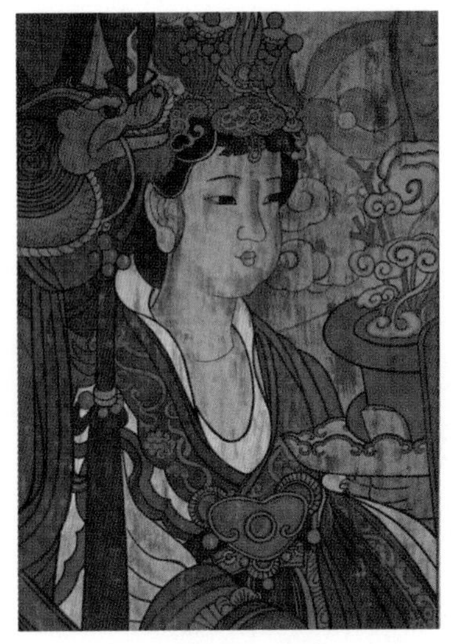
영락공주 벽화

당나라 현종(玄宗) 이융기(李隆基)의 딸 영락공주(永樂公主)가 어려서부터 몸이 약하고 병이 많았다. 얼굴은 마르고 피부도 창백하며 모발도 매우 거칠었다.

훗날, 전쟁이 일어나 영락공주는 사원(沙苑) 지방으로 피난을 가게 되었다. 그곳은 질려(蒺藜)라는 약초가 많이 생산되어 그곳 주민은 질려를 불려서 차(茶)로 마시고 있었다.

영락공주 역시 그곳에서 기거하면서 질려 차를 마시게 되었다. 사원지방에 기거한 지 2, 3년이 되었을 때, 어찌 된 일인지 영락공주의 얼굴은 아름다운 미인으로 변해 있었다.

사원질려, 즉 황기(黃芪)의 씨앗인데, 훗날 사람들이 발견하고 오랜 동안 여성들의 피부미용에 애용되어 왔다.

사원자(沙苑子)는 신(腎)을 보하며 눈을 밝게 하고, 얼굴 피부를 곱게 하는 작용이 있다. 사원자에는 인체에 필요로 하는 미량 원소인 아연(Zinc)과 셀레늄(Selenium)이 함유되어 있고, 발육과 노화방지를 해준다. 지금은 사원자로 술을 담가 상품화하고 있기도 하다.

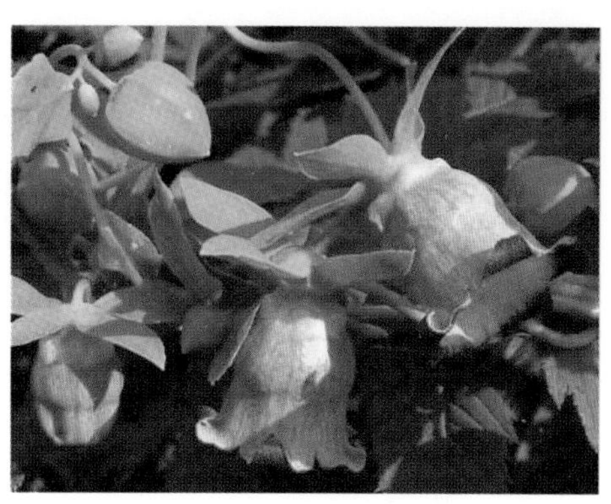
사원자

송(宋)나라의 문학가 소동파(蘇東坡)는 노년에도 몸이 건강하고 얼굴색이 좋으며, 귀와 눈이 밝으며, 머리가 검고 치아도 튼튼하였다. 그의 말에 의하면, 수십 년간 매일 20여 알의 검실(芡實)을 천천히 씹어 먹었다.

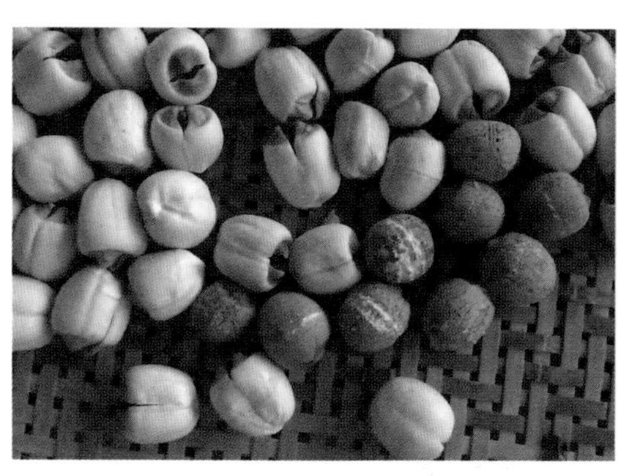
검 실

검실은 위와 비장을 튼튼히 하고, 신장을 보익하게 하고, 정(精)을 윤택하게 하며, 뇌와 골수를 보하고, 인후부의 염증을 예방하고 치료하는 데 효과가 있다. 천천히 씹으면 양 볼에 침이 생기며, 주름살도 감소시킬 수 있다.

청나라 자희태후(慈禧太后)는 한방미용에 많은 노력을 기울였다. 《자희광서의방선의(慈禧光緒醫方選議)》에 광서(光緒) 30년 6월 23일 수약방(壽藥房)에는 황태후가 쓰는 처방이 기재되어 있다. 처방명은 거풍윤면약방(祛風潤面藥方)으로,

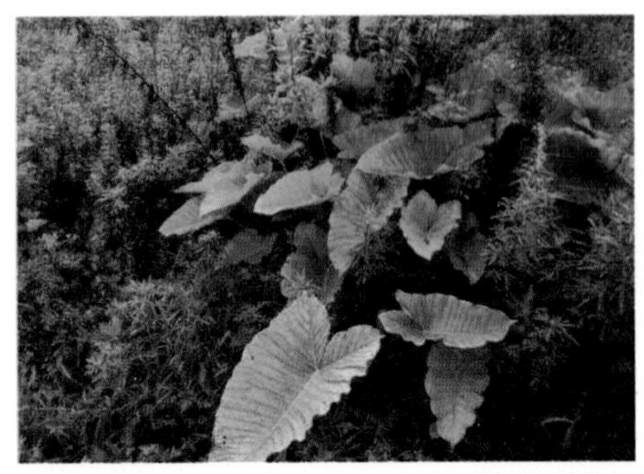
백부자

녹두분(綠豆粉) 6푼(分)
산나(山奈) 4푼(分)
백부자(白附子) 4푼(分)
백강잠(白殭蠶) 4푼(分)
빙편(氷片) 2푼(分)
사향(麝香) 1푼(分)

을 가루로 내어 굵은 채에 쳐서 거기에다 2홉 4량(兩)을 넣어 잘 섞어 만든다.

이것이 서태후(西太后, 자희태후)의 안면 미용 비방이다.

청(淸)나라의 한 황태자가 얼굴에 여드름이 생겼는데, 아주 보기가 흉측할 정도였다. 태자는 태자방에서 얼굴도 내밀지 않고 꼭 틀어박혀 있었다. 후에 의원들이 이 사실을 알고 처방을 하여 깨끗이 치료하고 옛 모습으로 돌아갔다.

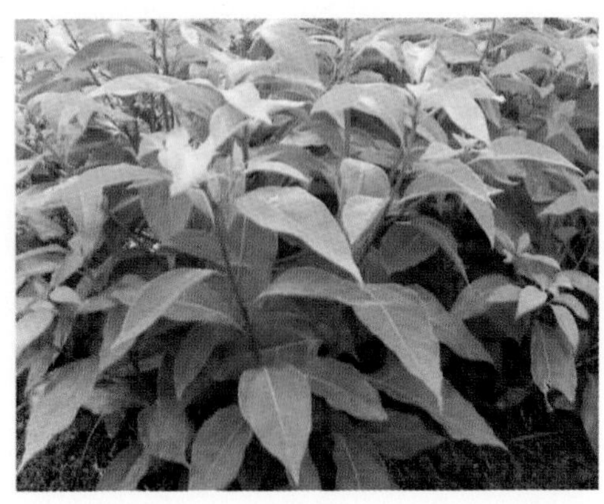
빙 편

그 처방은 대황(大黃)・황백(黃柏)・고삼(苦參)・황삼(黃參)을 각 등분으로 가루를 내어 물과 탄산(炭酸)으로 환부에 발랐다. 후에 이 밀방(密方)이 민간에 전해져서 발전되어 미용과 여드름에 많은 효과를 보았다.

옛날의 한방 화장품으로는 손과 얼굴, 입술에 각기 다른 약재를 사용하였다.

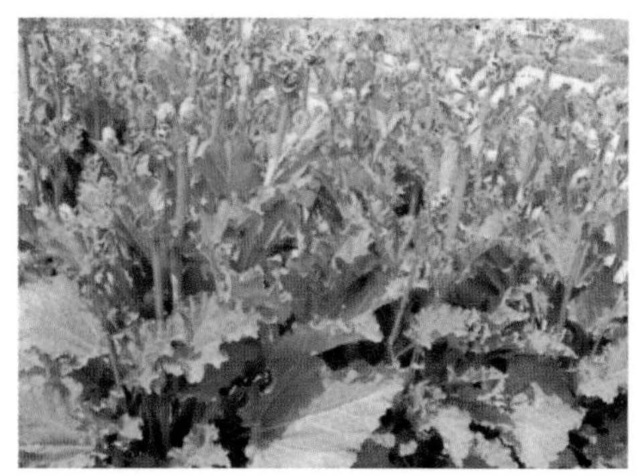
대 황

- 얼굴 : 주로 진주·사향·정향(丁香) 등의 약재와 동물의 지방(흰 거위, 흰 양)으로 만든다. 기름은 백설 같으며, 향기 또한 코를 찌른다.
- 손 : 주로 진주와 도인(桃仁)·행인(杏仁)·귤인(橘仁) 등의 약재와 동물의 뇌(소, 양 등)로 만들며, 손에 바르면 피부를 보호하고 피부병을 방지해 준다.
- 입 : 주로 주사(朱砂)·자초(紫草)·정향(丁香)·인삼(人參) 등으로 만든다.

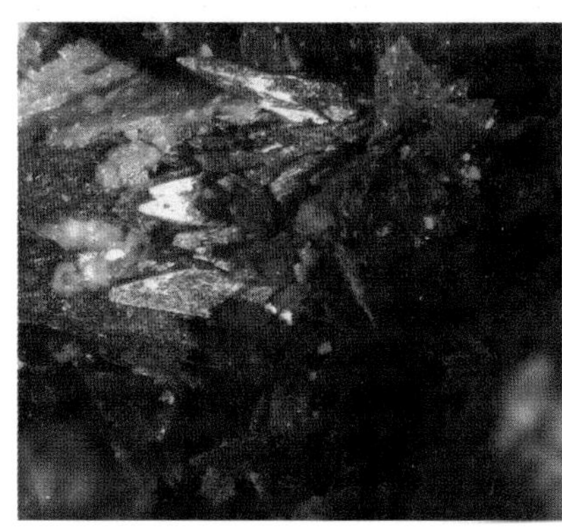
밀타승

여기서 소개된 일종의 옥용분(玉容粉)은 얼굴의 색소가 침착되는 것을 방지하고, 얼굴에 주름살을 감소시키며, 피부를 윤택하게 하여 탄력을 가져온다. 옥용분의 내용은 백지(白芷)·백부자(白附子)·활석(滑石) 각15g과 밀타승(密陀僧)·빙편(冰片) 각 6g, 하화(荷花)의 꽃잎 60g, 녹두(綠豆) 250g을 가루를 내어 아침과 저녁에 얼굴을 깨끗이 씻은 후 바

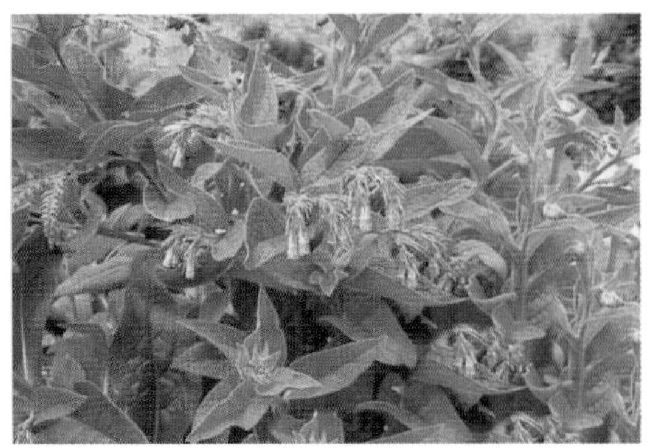
자 초

른다. 밀타승은 독이 있으므로 먹어서는 안 된다.

현대의 화장품은 대부분 화학제로서 피부에 자극이 있어 과민 반응을 일으킬 수가 있다. 그러나 한약재로 만든 화장품은 이런 부작용을 피할 수 있고, 피부병에도 좋을 뿐만 아니라 피부에 윤택과 탄력을 가져온다.

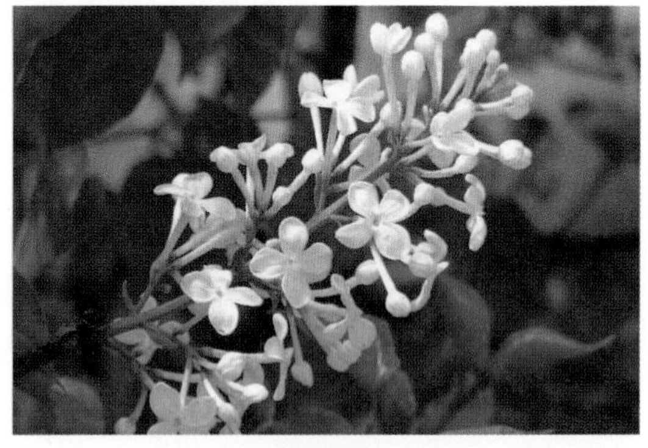
정 향

7. 진실공의 종양수술

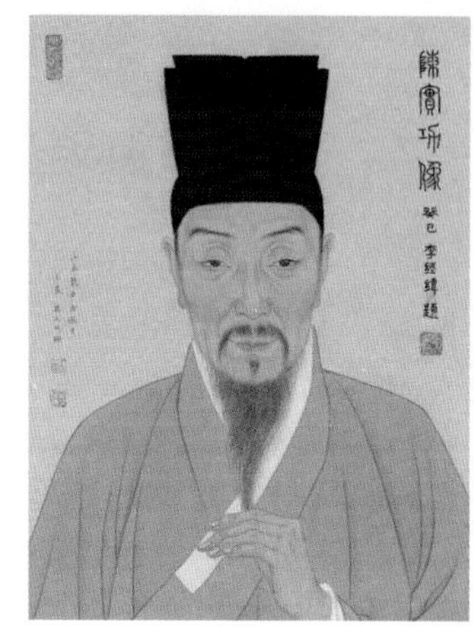
진실공

명(明)나라 만력황제 때 진실공(陳實功)은 외과에 대한 의서 《외과정종(外科正宗)》을 편찬하였다. 이 책은 총 4권으로 엮여져 있다. 제1권은 총론으로 진단과 치료의 외과질환을 서술하였고, 제2권부터 4권까지는 몇 백 종의 외과 병례가 있는데, 그 중에는 각종 피부병과 종양이 포함되어 있다.

또 외과수술에 대해서도 기술되어 있는데, 비식육(鼻瘜肉)의 절제, 기관봉합술(氣管縫合術), 인후나 식도의 침술에 의한 수술 등이 기술되어 있어, 400년 전에 이미 이런 진보적인 외과수술 지침이 있었다는 데 대해 후세 의료인들로 하여금 경악을 금치 못하게 하고 있다. 이 밖에도 농종(膿腫)의 경험을 기술하고 있다.

이 시대 가장 대표적인 외과의원은 《외과정종》의 저자이기도 한 진실공이다. 진실공은 1555년에 태어나 1636년까지 81세를 일기로 세상을 떠났고, 자(字)는 육인(毓仁), 강소성 남통(南通) 사람으로 어려서부터 외과 의술을 배우고 40여 년간의 진료를 하였으며, 일찍부터 수술로써 많은 환자들을 병마

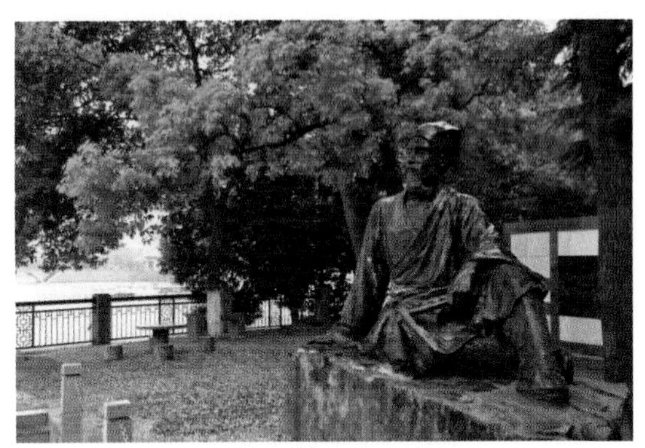
진실공 조소(彫塑)

에서 구했다.

종기에는 장사가 없다는 옛말이 있다. 진실공의 「할제완육치배옹(割除頑肉治背癰)」이라는 유명한 이야기가 있다. 이 이야기는 한방을 연구한 사람이면 모두가 알고 있는 이야기다.

몇 해 동안 외과 의술을 시술해 온 진실공은 어느 날 볼일을 보러 밖으로 나갔다가 60세가 넘은 한 노파를 만났다. 진실공이 이 노파를 보니 걸음걸이가 이상했다. 그는 노파의 걸음걸이와 손 흔드는 모양으로 보아 등허리에 옹창이 있다는 것을 직감했다. 그런데 그 상태가 꽤 심각하여 위험한 지경 같았다.

“흠, 이 노파가 등에 옹창이 심하구나!”

그는 자기 볼일도 다 잊어버리고 노파의 뒤를 따라가 같이 집안으로 들어갔다. 그리고는 노파의 집 식구들에게 말했다.

“할머니의 등에 있는 옹창을 빨리 치료하여야 합니다. 제가 고쳐 드리겠습니다.”

“말씀은 고맙지만, 괜찮습니다. 연세도 많고 또 여러 번 치료를 받아 보았지만 소용이 없었습니다.”

식구들은 별 기대를 하지 않았다. 치료를 받아 보았지만 효

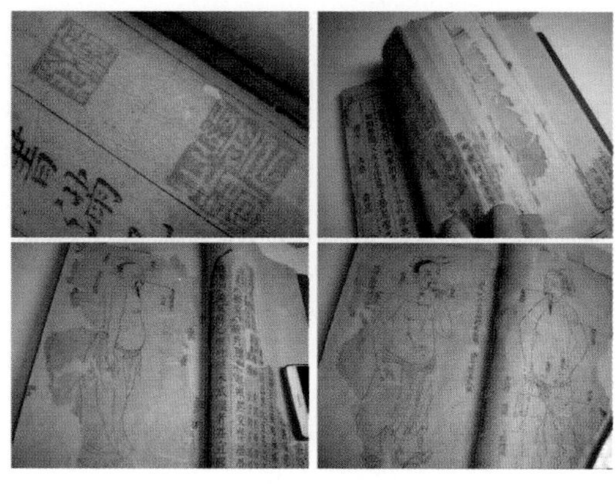
진실공의《외과정종》

과도 없었고, 진통제 외에는 별다른 방법이 없다고 생각하였기 때문이었다.

"이 늙은이는 오직 저승사자가 빨리 데려가 달라고 빌기만 할 뿐입니다. 하루하루 살면 그것으로 족합니다."

진실공은 외과의원으로서 의술에 대해서 무지한 사람들을 이해시키기란 쉬운 일이 아니었다. 또한 그 당시만 해도 사람들은 몸에 칼을 댄다는 데 대해서 거부감을 가지고 있었다.

진실공으로서는 한 사람의 귀중한 목숨을 구한다는 의원의 신분으로서 최선을 다하지만, 이런 외과수술은 가족의 동의를 얻지 못하면 곤란한 일이었다. 그래서 진실공은 입이 마르도록 노파의 가족을 설득시킨 끝에 마침내 가족들은 진단에 동의하였다.

진실공은 진단 결과 짐작했던 것과 같은 결론을 내렸다.

"흠, 이미 말기로군"

종양은 말기였지만, 다행스럽게도 오장육부는 아직 상하지 않았다. 종양은 주위 피부 조직과는 똑똑히 구별할 수 있었다.

"이런 병은 치료할 수 있습니다. 칼로 도려내기만 하면 됩니다."

그러나 노파의 가족들은 믿으려 들지 않았다.

"천지신명께 기도하고 팔괘(八卦)로 진단하여도, 또한 모든 의원들은 다 죽는 일밖에 남지 않았다고 하는데, 어떻게 치료할 수 있는 방법이 있다고 장담을 하십니까?"

진실공은 길게 탄식하며 말했다.

"지금은 되고 안 되고를 따지고 있을 때가 아니오. 만약 한시바삐 수술을 하지 않으면 3, 4일 후면 등의 옹창이 극심해져 그때 가서는 치료할 방법이 없습니다."

그래도 가족들은 의구심을 떨쳐버릴 수가 없었다. 진실공은 다음날 아침 환자의 진료를 서둘러 마치고 다시 노파의 집을 찾아갔다.

"귀찮은 사람이 또 왔군!"

가족들은 오히려 진실공을 귀찮게 생각했다.

"나는 한 사람의 의원으로서 치료하면 고칠 수 있는 소중한 생명을 보고 그냥 죽게 내버려둘 수는 없습니다."

설득 끝에 마침내 수술을 하기로 결정했다. 진실공은 먼저 총애탕(蔥艾湯)으로 환부를 깨끗이 소독한 후에 예리한 칼로 옹창이 있는 부위 2촌(寸) 정도의 살을 도려냈다. 이 도려낸 살 속으로 관을 꽂아 넣고 양 손으로 상처 주위를 누르자 피고름이 두 사발 정도 흘러 나왔다.

곁에서 수술하는 광경을 지켜보던 가족들은 이전에는 보지도 못했던 치료법에 대하여 아연해 하고 있었다. 그들은 질린 얼굴로 누구 하나 입을 벌려 말하는 사람이 없었다. 피고름을 다 짜낸 다음, 진실공은 또 약물로 상처 부위를 깨끗이 씻어냈다. 그리고는 고약을 바른 후 외과정종의 처방인 회원대성탕(回元大成湯)과 화제국방(和劑局方)의 처방인 인삼영양탕(人蔘營養湯)을 가져와 노파에게 복용시켰다.

죽어서 관에 들어갈 노파가 백 일이 지나지 않아 건강을 회복하자, 가족들은 기뻐서 입을 다물지 못하였다. 이렇게 해서 진실공의 외과수술은 의료계에 널리 퍼지게 되었다.

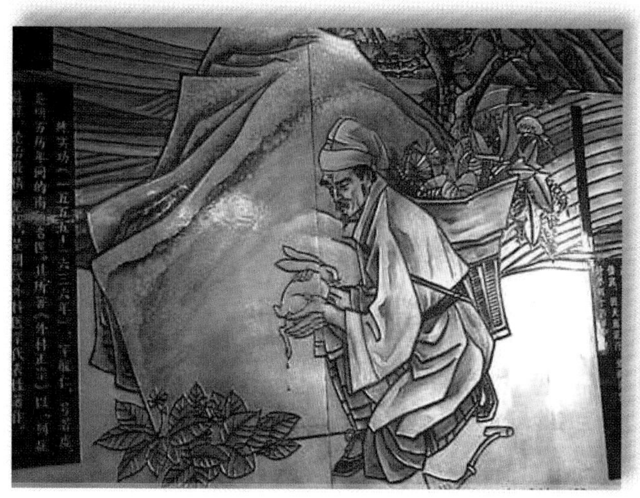

진실공

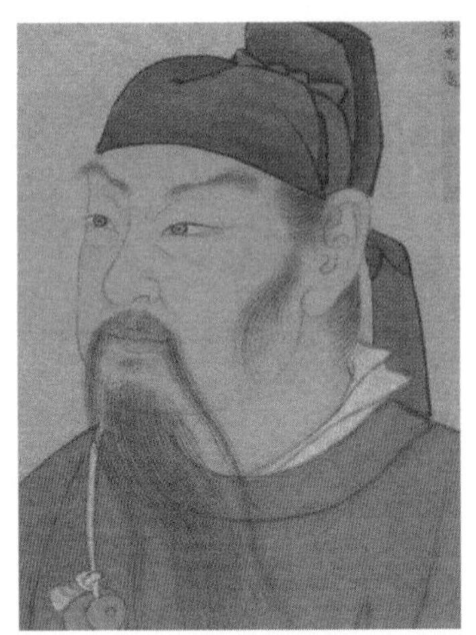
손사막

8. 손사막과 아시혈阿是穴

침술에는 혈자리가 있다. 혈자리 중에 눌러서 아픈 부위를 아시혈(阿是穴)이라고 부른다. 아시혈은 손사막에 의해 발견되어 한의학에 큰 공헌을 하였다.

당나라 태종 이세민이 가슴이 아파 어의(御醫)가 여러 차례 치료하였으나 조금도 호전되는 기미가 보이지 않자, 손사막을 불러 치료하여 통증이 가시고 완쾌되었다. 그래서 당태종은 특별히 손사막에게 「약왕(藥王)」 칭호를 하사하였다.

손사막은 침구술이 뛰어나 그가 일찍이 만든 《명당침구도(明堂針灸圖)》는 침구요법을 자세히 서술하였는데, 그가 침구술에 중요한 공헌을 한 것은 무엇보다도 아시혈의 발견이었다.

어느 날, 한 환자가 다리 뒷부분에 통증이 심하여 치료를 받으러 손사막을 찾아왔다.

"어디가 아픈가요?"

"네, 다리가 아파 걷기조차 힘들 지경입니다."

손사막은 보행이 불편한 환자를 자기의 집에 머물게 하고

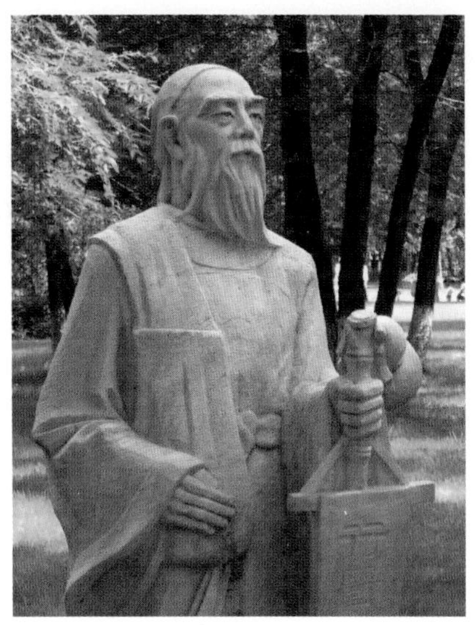

손사막 석상

치료를 하였다. 매일 약을 달여 복용시키고 침을 놓아 치료를 하였는데도 보름이 지나도록 아무런 효과가 없었다.

"의원님, 집으로 돌아가겠습니다."

환자는 병이 차도가 없자 자기 집으로 돌아갔고, 손사막은 마음이 조급해졌다. 손사막은 다시 환자에게 권하여 계속 치료하기로 하였다. 손사막은 지난 보름 동안 치료한 과정을 자세히 재검토하였다.

"약은 서근지통탕(舒筋止痛湯)을 처방했고, 14경락 중 혈자리를 찾아 침을 놓았는데, 왜 치료가 되지 않았을까?"

그의 처방은 틀리지 않았다. 그는 다시 한 번 생각하였다.

"그럼 인체의 14경락 중에 기재된 365개의 혈자리 외에 발견되지 않은 새로운 혈자리가 있단 말인가?"

그는 스스로 자신의 몸을 하나하나 조사하며 여러 군데를 찔러 보았다. 그 때 그 다리가 아픈 환자가 다시 찾아왔다. 손사막은 환자를 침대 위에 눕히고 다리를 쭉 펴게 하였다. 그런 후에 혈자리를 하나하나 만져 나가며 환자에게 물었다.

"여기가 아픕니까?"

"아닙니다."

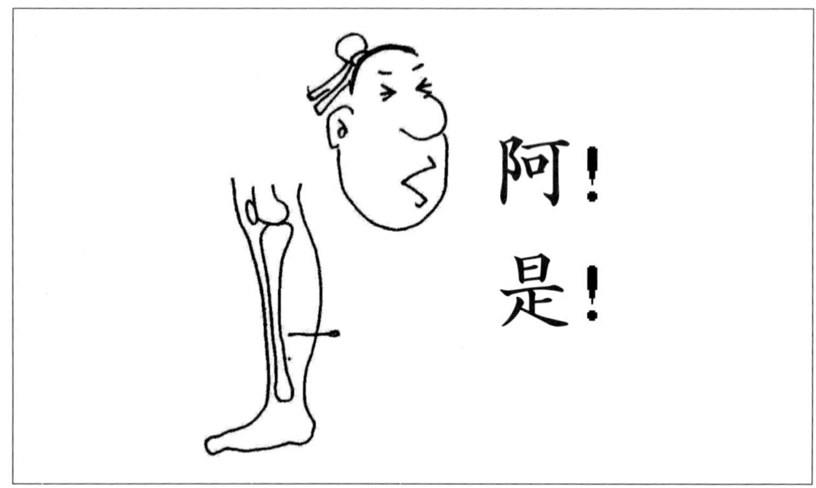

계속 물어 가다가 삼음교(三陰交) 혈의 위쪽을 손으로 짚어 가는데 환자가 소리를 질렀다.

"아! 예, 바로 그곳입니다."

손사막은 급히 압통 부위를 만지면서 예상치 않은 그 자리에 침을 찔렀다. 시간이 조금 흐른 뒤 환자는 통증이 경감되었다.

"그래, 이 자리가 침의 치료 효과가 있군! 그런데 이 자리는 혈자리가 아닌데? 어쨌든 이 혈자리를 기억해 두자."

다음날, 그 환자가 다시 와서 어제 치료한 자리를 다시 침을 놓았다. 그런데 어제와 달리 아무 효과가 없었다.

"이상하군, 어제 이 자리였는데?"

그래서 손사막은 어제처럼 손으로 압박을 해서 아픈 부위에서 압통점을 찾아 그 압통점에 침을 찔렀다. 그 후 며칠 동안 압통점을 찾았고, 매일 다른 부위에 침을 놓아 환자는 완전히 치료가 되었다. 손사막은 이러한 방법으로 새로운 통증자리를 찾아 침을 놓는 것을 생각하였다.

"이런 혈자리는 고서(古書)에는 없는데……?"

손사막은 인체에 고정되지 않은 혈자리가 얼마나 되는지 몰랐다.

"이런 혈자리의 이름을 무어라고 할까?"

손사막은 환자를 치료할 때를 생각하며 환자가 아파서 소리치는 것을 생각하였다.

"아(阿)! 네(是)." 하던 생각을 하였다.

시(是)는 중국어로 "네"라는 뜻이다. 그리하여 아시혈이라는 이름이 되어 지금까지 내려오게 되었다.

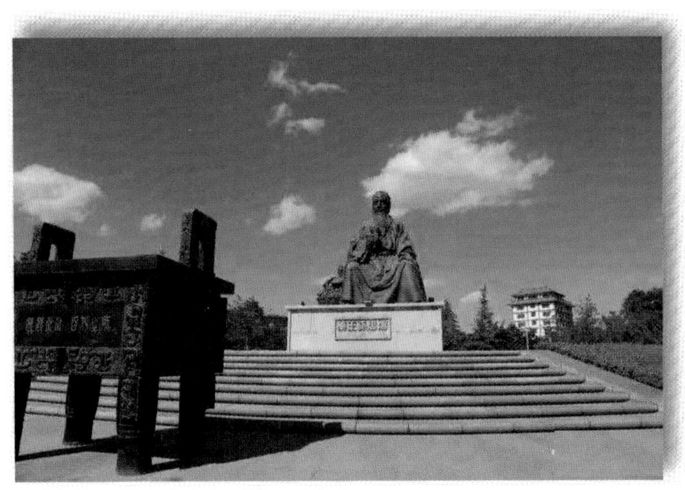

약왕 손사막

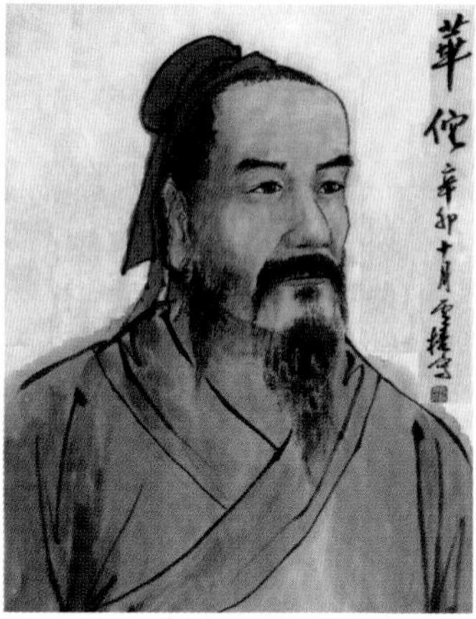

9. 마취약 痲醉藥

화 타

동한(東漢, 112~207년) 시대에 화타(華佗)가 마비산으로 마취를 하여 개복수술을 하였다. 양의(洋醫)에서는 미국인 의사 크로포드 롱(Crawford Williamson Long, 1815~1878)이 1842년에 에테르(ether)를 가지고 처음으로 등허리의 종양을 제거하면서 마취에 성공하였는데, 이것은 한방에 비해 1600년이나 뒤진 것이었다.

시내암의 소설 《수호지》에서 무송(武松)은 자기 형 무대를 반금련과 서문경이 짜고 독살하자 서문경을 쳐 죽여, 그 형벌로 척장(脊杖) 40대를 맞고 2천 리 밖으로 유배를 당했다. 척장은 허리를 곤장으로 때리는 것이다.

두 명의 포졸이 무송을 호송하고 십자파(十字坡) 고개에 있는 주점에서 쉬어 가다가, 이 주점 여주인이 차려 준 인육(人肉)으로 만둣속을 넣은 만두를 먹고 두 포졸은 정신을 잃었다. 만두에는 마취제가 들어 있었던 것이다. 이 주점의 여주인 손이랑(孫二娘)은 마취약을 잘 만들었다.

마취약에 대하여 명(明)나라 매원실(梅元實)의 《약성회원(藥性會元)》에는 「만타라꽃(曼陀羅花)과 천오(川烏), 초오(草

烏)를 배합하여 가루로 만들면 마취약이 된다. 만타라꽃은 양금화(洋金花)이다」라고 기술되어 있다.

또 《본초강목(本草綱目)》에는 「이 꽃을 채집하여 술과 같이 먹은 사람은 웃고 춤을 춘다」, 「8월에 이 꽃을 채집하고, 7월에 화마자꽃(火麻子花)을 채집하여 그늘에 말려 가루를 따뜻한 술과 함께 3돈(錢)을 마시면 정신이 가물가물해지고 고통이 없어진다」라고 씌어 있다.

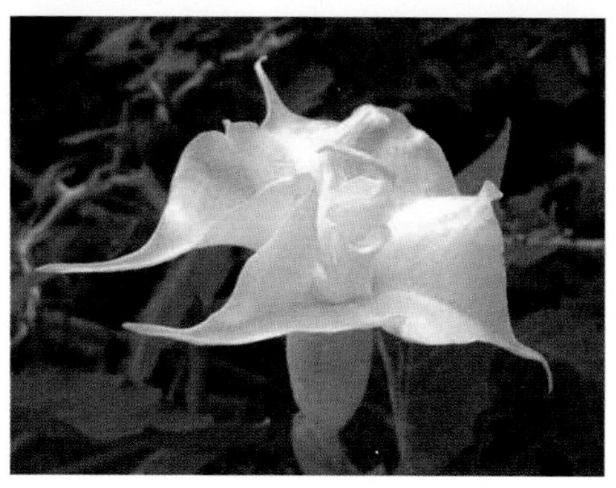

만타라화

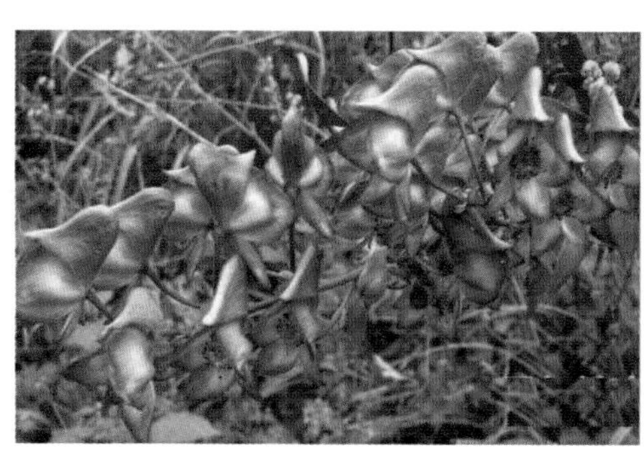

천 오

만타라의 주요성분은 알칼로이드(Alkaloid)인 스코폴라민(Scopolamine), 히오시아민(Hyoscyamine, 동공확산제, 진정제)이 함유되어 있어 중추신경을 억제하여 진통작용을 한다.

만타라의 부작용은 입안이 건조해지거나 피부가 건조해지고, 눈의 동공이 커지며, 맥박이 빨라지고 안면이 홍조를 띤다. 심하면 혈압이 하강하여 죽기까지 한다.

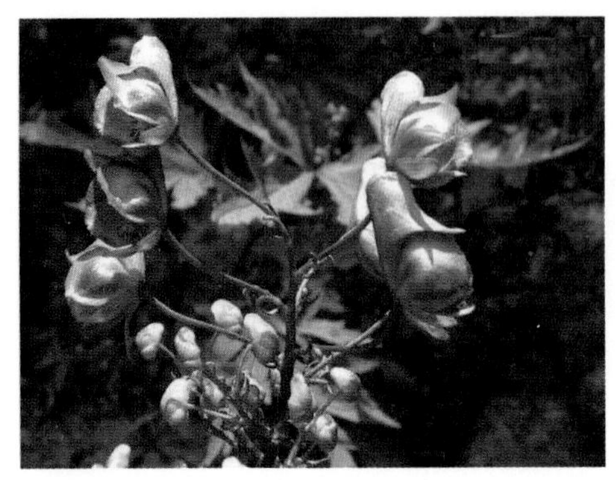
초 오

천오, 초오에는 국부 피부점막의 감각신경말초 마비로 지각을 상실시켜 진통작용을 일으킨다. 만타라 꽃에 중독이 되었을 때는 녹두피(綠豆皮), 금은화(金銀花), 연교(連翹), 감초(甘草)를 달여서 복용하면 해독이 된다.

화타는 환자들에게 외과 수술시 고통을 덜어주기 위하여 마비산(痲沸散)을 만들었다. 마비산을 사용하는 방법과 환자의 상태를 《후한서》 화타전에는 「먼저 마비산을 술과 함께 복용하게 한 뒤 마취되어 감각이 없어지면 복부와 등을 째어 적취(積聚, 종양)를 제거하고, 위장을 깨끗이 씻은 뒤 제 자리에 위장을 넣고 봉합을 한 다음 수술 자리를 신고약(神膏藥)으로 바르면 4, 5일이면 아물고, 한 달이 지나면 정상으로 회복된다」라고 씌어 있다.

마비산의 효과는 매우 뛰어나 많은 의원들이 외과수술을 하는 데 효과를 보았다. 화타가 만든 마비산은 만타라꽃 · 생초오(生草烏) · 전당귀(全當歸) · 향백지(香白芷) · 천궁(川芎) · 초남성(炒南星)을 가루로 만든 것이었다. 이 약재 가운데 만타라꽃과 초오는 상승작용을 일으켜 인체의 중추신경 억제와 강력한 진통작용을 하며, 천궁의 휘발성 기름은 대뇌(大腦)의 억제

작용을 하여 운동 감퇴와 안정을 갖게 한다.

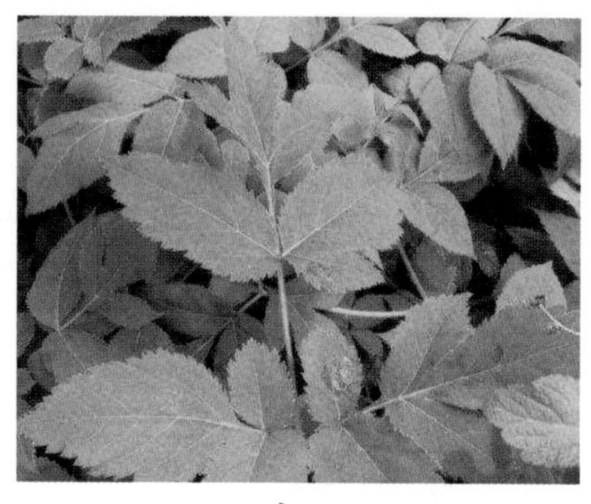
천 궁

중국 서주(徐州) 의학학원 부속병원에서는 한약제로 마취를 하여 갖가지 수술을 하는데, 폐, 식도, 갑상선엽 절개, 뇌, 복부, 척추, 사지 등의 수술을 한다. 한약제로 마취를 하면 환자는 고통이 없고 마취에서 깨어난 다음에도 절개된 부분의 통증을 별로 느끼지 못하고, 환자들은 깨어나 한결같이 "마치 잠을 자고 난 것 같다." 고 한다.

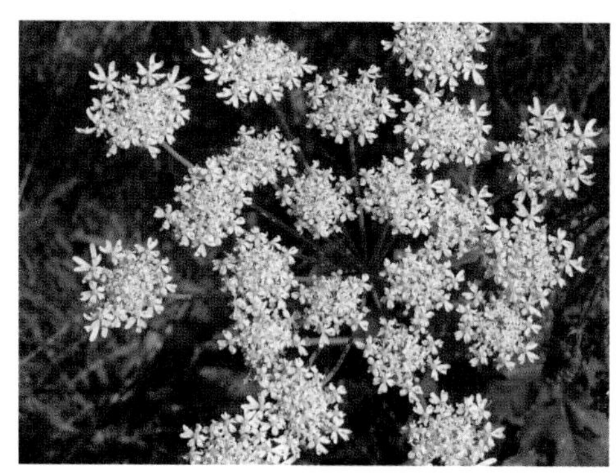
향백지

한약재뿐만 아니라 침술을 이용해서도 마취에 많은 성과를 거두고 있다. 침자리인 혈에는 인체의 생리, 면역의 기능적 원리를 조절하고 진통을 해주기 때문에 환자의 일정한 부위에 침술의 자극으로 마취를 하여 수술하는 데 이용된다. 침술이 진통에 탁월한 효과가 있는 것이다. 한방에서의 마취 방법은 의학사에 빛나는 업적이며, 이미 외과수술에도 많은 발전을 가져왔다.

10. 온천요법

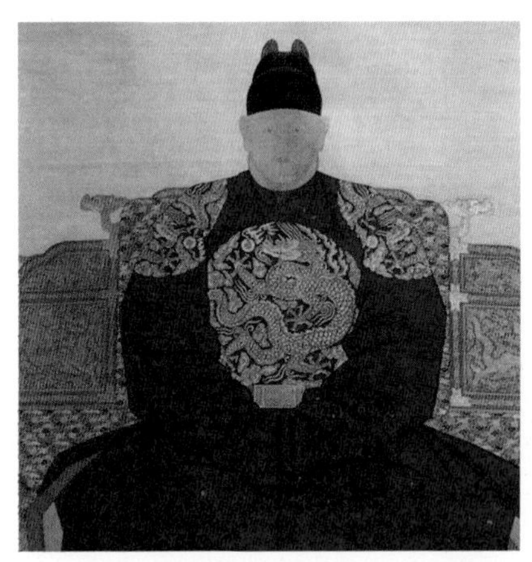
태조 이성계

우리나라는 산세가 절경이어서 예로부터 금수강산(錦繡江山)으로 불렸다. 게다가 좋은 온천들이 각처에 흩어져 있어 예부터 사람들은 온천과 한증을 즐겼고, 그것으로 질병을 치료하기도 했다.

조선의 태조 이성계(李成桂)는 건국하던 해에 평산온천으로 온천욕을 하러갔으며, 태종은 몸에 부스럼이 한 해에도 여러 번 발병하여 어의(御醫) 양홍달(楊弘達)은 진단을 한 후 왕에게 온천욕을 권했다.

"온천욕이 피부병에 잘 듣습니다."

"음, 온천욕을 해볼까?"

태종 2년 9월, 왕은 온천을 찾았다. 그 후로도 태종은 풍(風)으로 오른쪽 어깨가 쑤시고 아파서 손을 잘 놀리지 못하여 온천을 즐겨 찾았다. 그는 온정온천 · 평산온천 · 온수온천을 자주 찾았다.

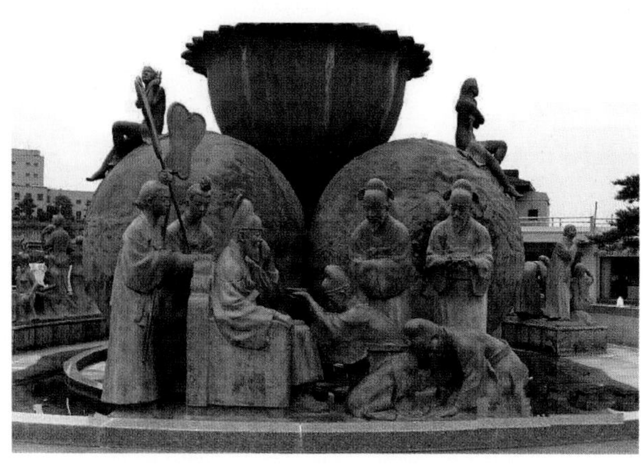
세종대왕이 자주 찾은 청주 초정약수

세종대왕은 고질병인 안질과 다리 병 때문에 온천을 자주 찾았고, 세종 20년 4월 예조에 명령하여 경기도 지방에서 온천수를 찾아낸 자에게는 상금까지 주도록 하였다. 세종 23년 정월에 평산과 온수온천이 눈병에 효험이 있는지를 전의감 배상문을 평산에 보내 알아보도록 하였다.

"대호군 양홍달을 온수현에 보내고, 성균관 박사 정백영을 평산에 보내 온천이 눈병에 효험이 있는지 알아보도록 하라."

그리하여 세종은 왕비와 함께 온수현에 갔으며, 그곳을 온양군으로 승격시켰다. 또 세종 31년 12월에는 다리 병을 치료하기 위해 백천온천에다 집을 짓게 하였다.

동래온천은 일본사람들이 많이 애용하여 세종 22년 정월에 온천을 찾는 왜인들이 많이 들어오자, 동래부에 지시를 내렸다.

"질병이 가벼운 자는 3일을 머물게 하고, 중한 자는 5일을 머물게 하라."

세종 26년(1444년) 11월에 일본 대마도 종성가의 사신 스님 광준이 동래온천에서 목욕하기를 청하였고, 문종(1451년) 6월에도 대마도 종성가로부터 간청을 받아 허락하였다.

또한, 냉천에 속하는 초정, 초천과 약수, 약정들이 또한 질병 치료에 많이 이용되었는데, 세종은 눈병을 치료하기 위해 왕비와 함께 청주목에 있는 초수를 찾기도 했다. 《동국여지승람》 15권 청주목에는 「청주 초수는 그 맛이 후추와 같고 시원하며, 목욕을 하면 병이 낫는다.」라고 씌어 있다.

냉수욕이 인체 내 바이러스를 퇴치하는 면역체계인 백혈구를 증가시키고, 동시에 혈액순환을 촉진시켜 남성의 정력을 증진시킨다는 임상연구 결과가 영국 런던의 혈전 연구소에서 밝혀졌다. 냉수욕이 남성 호르몬 생성의 증가뿐만 아니라, 체내 백혈구의 증가와 혈액 희석 효과가 대폭 늘어나 혈액순환이 활발해진다는 것이다.

온·냉수욕은 특히 혈액순환을 활발하게 해서 남성의 경우 성호르몬인 테스토스테론과 여성의 경우에는 에스트로겐의 생성을 자극하고 신진대사를 원활하게 해줄 뿐만 아니라, 근육의 수축과 이완을 도와주어 만성피로에 시달리는 사람에게 활력을 불어넣어 준다.

뜨거운 탕에 들어가면 일시적으로 어지러운 느낌이 드는 것은 뇌로 들어가는 혈액이 줄어들고 말초혈관으로 혈액이 몰리기 때문이다. 온천요법은 고혈압 환자나 심장이 약한 사람은 주의해야 한다. 목욕은 특히 땀을 흘리게 되어 피부를 통한 몸 안의 노폐물 배출 효과가 뛰어나다.

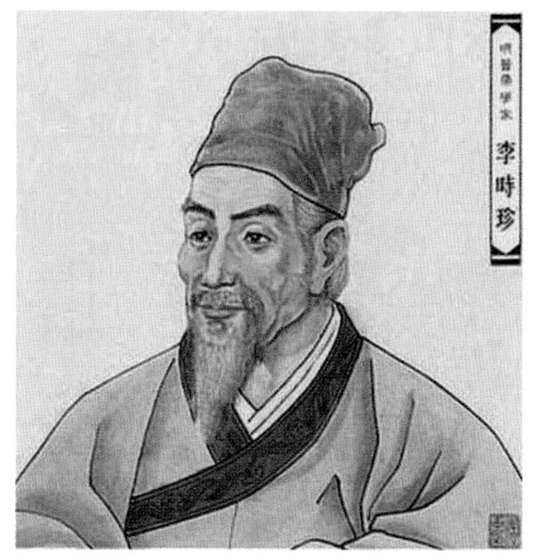

이시진

11. 무고한 여인을 살린 이시진

명(明)나라 때, 한 젊은 부인이 남편을 독살시킨 죄로 옥살이를 하고 있었다. 그러나 젊은 부인은 억울하다고 하소연을 했다.

"전 남편을 죽이지 않았어요. 억울합니다."

마을사람들 모두 그 부인을 동정하여 대변했다.

"평소 시부모를 공경하고 근면하며, 부부지간 금술도 좋았습니다."

현관(縣官)은 곰곰이 생각했다.

"아니, 남편을 독살한 죄로 잡혀 왔는데, 본인도 살인하지 않았다고 하고, 마을사람들까지도 아니라 하니 필시 연유가 있을 것이다."

여인의 남편은 부인이 지어준 밥과 나물을 먹은 후 별안간 죽었던 것이었다. 현관은 아무리 생각해 보았으나 이 문제를 풀 도리가 없었다. 그 때 불현듯 이시진 의원이 생각났다. 이시진 의원을 청하여 심리하는 공당(公堂)에서 죄수에게 물었다. 죽은 이의 부인이 진술했다.

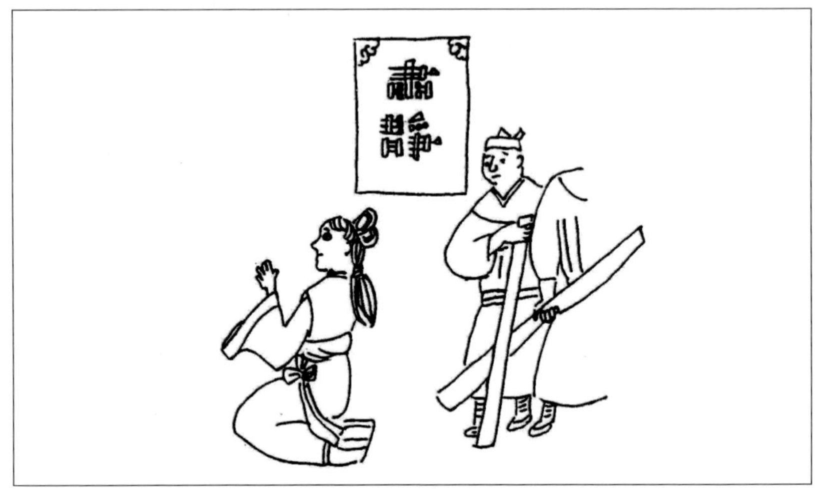

“남편은 논에서 일을 끝낸 후 냇가에서 고기를 몇 마리 잡았습니다. 저는 그 고기를 빗물에 깨끗이 씻은 다음에 햇볕을 쪼이면 상할까봐 주위에 있는 밭머리에서 나뭇잎을 뜯어 고기를 싸가지고 집으로 와서 솥에다 끓여 주었습니다. 고기가 크지도 않고 얼마 되지도 않기에 모두 남편의 상에만 올렸습니다. 그런데 식사 후 얼마 안 되어 갑자기 남편이 죽었습니다.”

이시진은 진술을 들은 후 심중에 무언가 짚이는 것이 있어서 그 여인과 고기를 잡은 현장에 같이 가 보았다. 이시진이 부인에게 말했다.

“그때 나뭇잎으로 고기를 쌌다고 했는데, 그 나뭇잎을 뜯어오시오.”

여인이 나뭇잎을 뜯어서 이시진에게 갖다 주자 이시진은 나뭇잎을 보고 현관에게 말했다.

“현관, 이 여인은 남편을 죽이려고 한 것이 아닙니다. 남편을 잃은 가엾고 억울한 한 여인입니다."

현관은 이상하게 생각하며 물었다.

"무슨 연유라도 있습니까?"

이시진은 나뭇잎을 가리키며 말했다.

"이 여인이 밭머리에서 나뭇잎을 뜯었는데, 그 나뭇잎은 일종의 약초입니다. 이 나뭇잎은 원래 독성이 없는 약초이지만, 붕어와 같이 먹으면 독성이 생겨 생명을 잃을 수도 있습니다."

이시진은 계속해서 말했다.

"그럼, 이 나뭇잎에다 붕어를 싸서 개한테 먹여 보죠."

과연 개는 나뭇잎에 싼 붕어를 먹더니 얼마 있다가는 거품을 물고 죽어 버렸다. 결국 이렇게 해서 이시진은 살인사건을 해결하여 죄 없는 여인을 살려냈다. 이 일이 있은 후 이시진의 명성은 더욱더 널리 알려졌으며, 백성들은 그를 한층 더 존경하게 되었다.

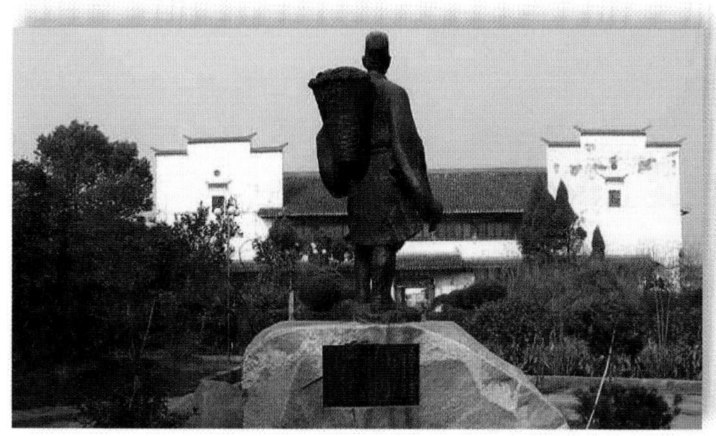

이시진 능원

12. 아프지 않은 침

옛날 일본의 어느 지방에 앞을 보지 못하는 장님이 침술에 능하였다. 그는 침술로 많은 사람을 고쳐 여러 마을에서 왕진을 청하곤 하였다.

어느 가을날, 이웃마을에서 왕진을 부탁받고 침통을 품에 넣고 이웃마을로 왕진을 갔다. 그런데 가다가 큰 돌부리에 발이 걸려 넘어지고 말았다. 아파서 한참을 그대로 쓰러져 있는데, 마침 바람이 불며 소나무의 솔잎이 날아 떨어지면서 의원의 살갗을 찔렀다.

"아니! 솔잎에 찔렸는데 전혀 아프지를 않네."

그는 이상하게 생각했다. 평소 침을 놓을 때 사람들이 아파하는데, 솔잎이 살을 찌르고 있는데도 전혀 느낌도 없어 그는 곰곰이 생각하였다.

솔잎에 찔린 다리에는 낙엽이 있었다. 자세히 만져보니 낙엽에 싸인 솔잎이 살을 찌른 것이었다.

"흠! 솔잎이 낙엽에 싸여 있었군."

그는 솔잎과 낙엽을 몸에 지니고 이웃마을로 가서 치료를 하는데, 환자가 침을 놓을 때마다 아파서 몸을 움찔거렸다.

“의원님! 침 좀 살살 놓으셔요. 아파요.”

“아파야 빨리 나아요.”

이번 환자는 특히 침에 대한 공포심이 많고 특히 아파하였다. 의원은 침을 놓고 집으로 돌아오면서 생각하였다.

“침을 아프지 않게 찌를 수는 없을까?”

그는 혼자 골똘히 생각하며 걸었다.

“그래! 아까 솔잎이 낙엽에 싸여 있어 아프지 않았지. 돌아가서 실험을 해 봐야지.”

그는 집으로 돌아온 다음 낙엽에 침을 싸서 자기 몸을 찔러 보았다. 그랬더니 통증이 한결 적어졌다.

“그래, 맞아! 이렇게 싸면 통증이 적어지는구나!”

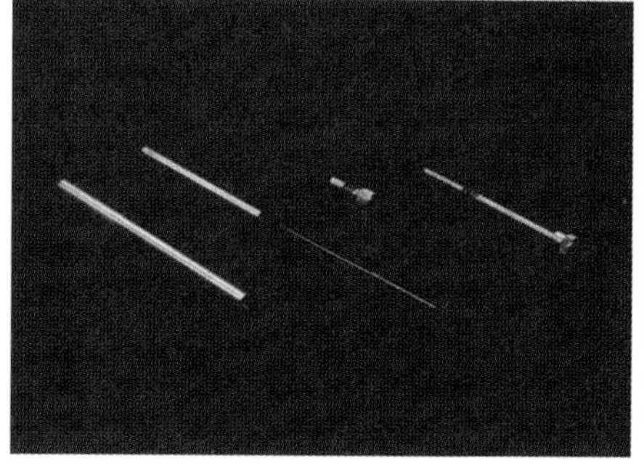

침 관

그는 집 앞에 있는 가느다란 대나무를 꺾어 침 대롱으로 만들어 다시 몸을 찔러 보았다. 통증이 훨씬 감소되었다.

그는 그 후로 대나무로 만든 침관(鍼管)을 사용하여 시술하니 통증이 한결 줄어들었다. 이리하여 이때부터 침관을 사용하게 되어 지금까지 내려오게 되었던 것이다.

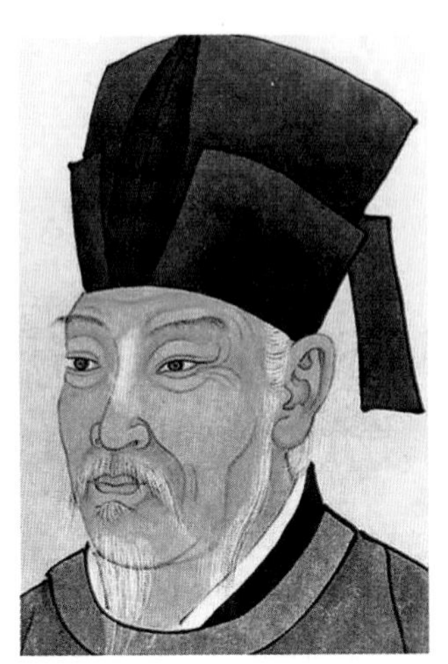
백거이

13. 시에 나타난 동물의 본능

자연계의 동물들은 본능으로 약초의 효능을 알고 있다. 당(唐)나라 때 시인 백거이(白居易)는 이렇게 시를 지었다.

사슴은 콩 싹을 먹고 오두(烏頭)의 독을 해독하고
쑥잎으로 참새들은 제비둥지를 탈취하고
새와 짐승들은 약초를 본 적이 없어도
약의 성질 안 것은 누가 가르쳐 주었는가?

豆苗鹿嚼解烏毒　두묘녹작해오독
艾葉雀銜奪燕巢　애엽작함탈연소
鳥獸不曾看本草　조수불증간본초
諳知藥性是誰教　암지약성시수교

이 시는 약초의 효능을 알아보는 동물의 예지 능력을 읊은 것이다.

천오(川烏)의 뿌리에 독성이 있어, 천오를 끓인 물을 화살촉에 묻혀서 독화살을 만들었다. 사냥을 할 때도 천오의 독을 묻

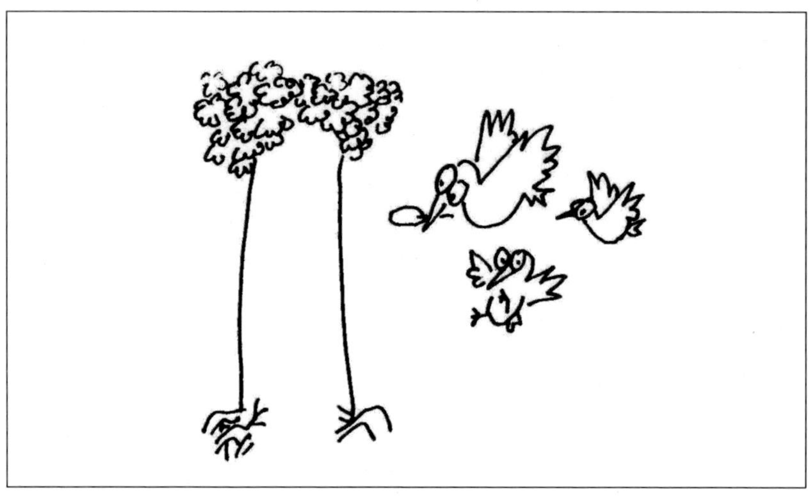

힌 화살로 쓰는데, 사슴이 천오의 독화살에 맞으면 사슴은 콩 싹을 먹어 해독한다.

쑥은 휘발 성분이 있어 냄새를 발산하는데, 제비는 쑥 냄새를 싫어한다. 참새는 둥지를 트는 법을 모른다. 참새가 쑥을 물어다 몰래 제비둥지에 놓아두면 제비는 쑥 냄새 때문에 둥지를 버리고 날아가 버린다. 참새는 이 기회를 타서 제비둥지를 탈취한다.

생물은 생존하기 위하여 자연환경에 적응하며, 특유의 생물 본능을 지니게 된다. 사슴은 본능적으로 콩 싹이 오두의 독을 제거한다는 것을 알고 있으며, 참새는 본능적으로 제비가 쑥을 싫어한다는 것을 알고 있는 것이다.

시인 백거이는 자연의 경관과 사물들을 관찰하고 자연현상을 깨달아 시를 지었지만, 무의식중에 생물학과 의학의 오묘한 만남은 실로 신비한 일이라 하겠다.

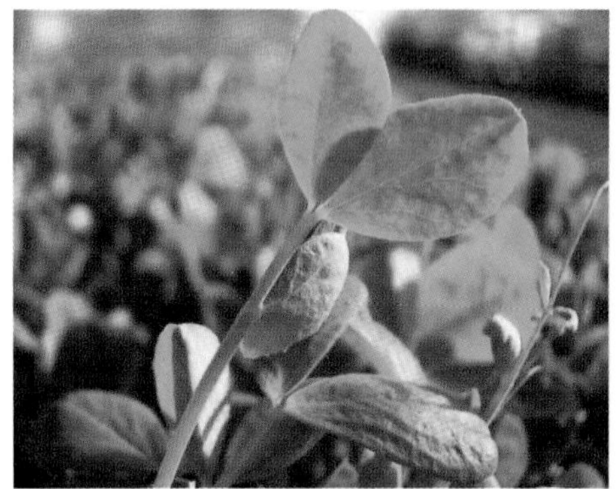

두묘(豆苗, 콩싹)

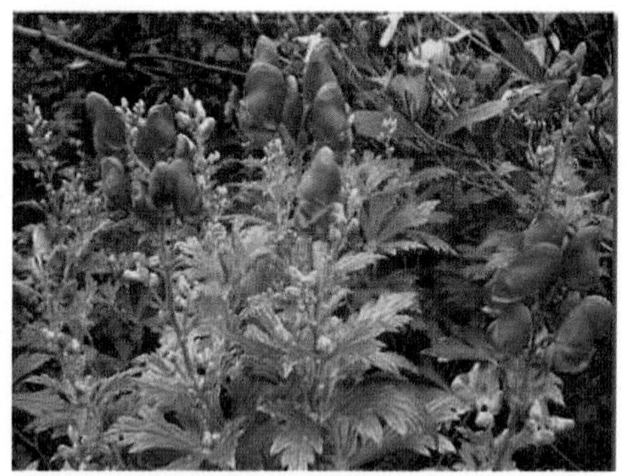

천오(川烏)

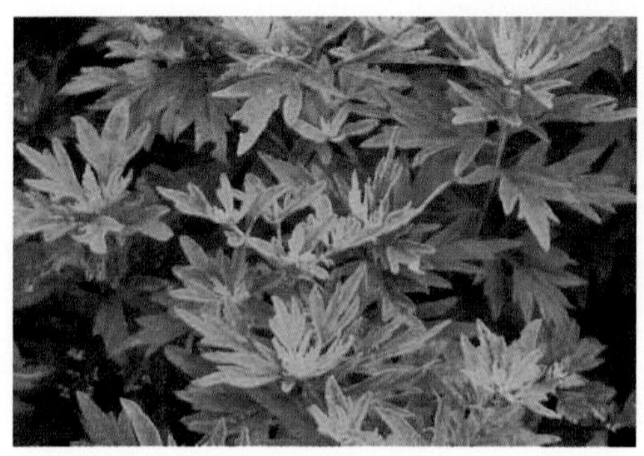

애엽(艾葉, 쑥)

제7장. 처방의 상식과 허실

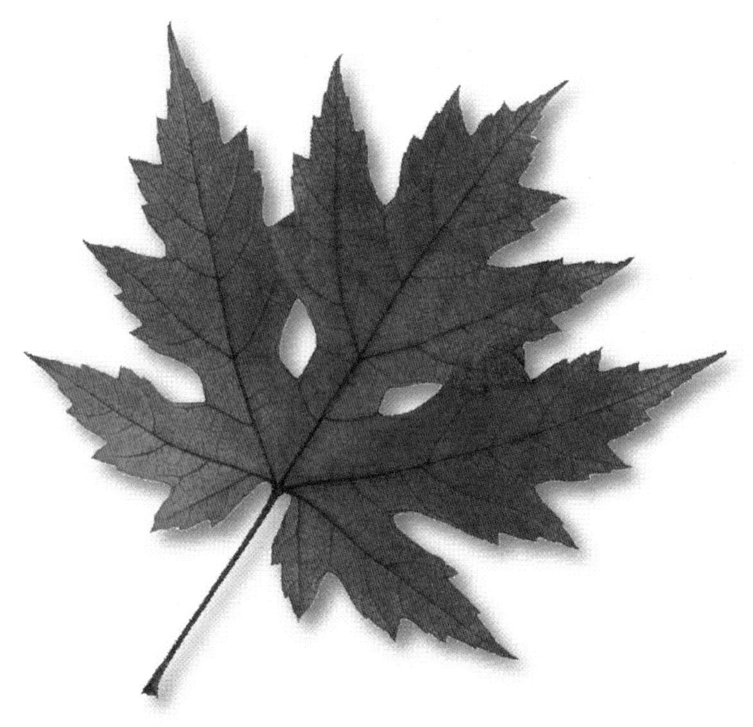

1. 한방의 금기

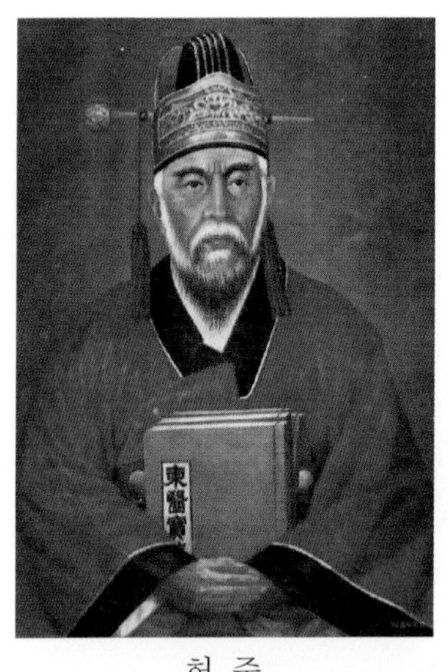
허 준

조선시대에 의원들은 양반들에게 천대를 받았다. 평상시에는 의원을 천시 여기다가도 병이 나서 다급해지면 의원에게 의지하여 살기를 바랐다.

이때의 속담에, 「상놈이 양반 되려거든 의술을 배워라」는 말이 있었지만, 조선조 5백 년 동안에 보국(정1품 벼슬)에 오른 자는 허준 한 사람뿐이었다. 세도 있는 자들은 의원을 신분적으로 천대하는 데 그치지 않고 치료에 트집을 잡아 가혹한 형벌을 가하였다.

1420년 세종대왕의 아버지인 태종대왕은 전의감 정종하(鄭從夏)를 자기 시의(侍醫)로 삼으려고 의원 원학을 시켜 불렀는데, 정종하는 이런저런 핑계를 대고 가지 않자, 그를 역적죄로 몰아 무참하게 사형시켰다.

1418년 성녕대군(誠寧大君)의 병이 위급하게 되고 운명이 임박해 왔는데도 전의(典醫) 양홍달, 이주, 조청, 박거 등은 그 때까지도 무슨 병인지조차 밝히지 못하였다 하여 그들의 임명장을 회수하고 그 사유를 심문하였다. 그때의 그들의 죄목은 오랜 경험에도 불구하고 태연히 근심하지 않고, 충성스럽지 않은 마음을 품고 있었다는 것이었다.

1408년, 의정부 참판 윤지는 대수롭지 않은 병을 앓았다. 이때 윤지는 양홍적(楊弘迪)에게 왕진을 와줄 것을 요청하였는데, 양홍적이 오지 않자 윤지는 양홍적의 집에까지 찾아가 그를 끌어내어서는 수하를 시켜 뭇매질을 하였다.

같은 해, 전의 양홍적과 장기가 왕에게 뜸을 잘못 떴다 하여 구금을 시켰다. 또 1397년에는 왕이 전의를 불렀는데 빨리 오지 않았다고 생트집을 잡아 김기선은 옹진으로, 오경우는 청해도로, 장일은 영해, 양홍달은 죽산으로 귀양을 보냈다. 또한 왕의 얼굴에 난 종기의 치료를 잘못하였다는 구실로 효종의 어의 신귀하는 교수형을 당하였다.

이렇듯 민중들의 사랑과 존경을 받는 많은 의원들이 조선조 5백 년 동안 병 치료를 잘못하였다는 이유로 극형이나 중형을 당했다.

궁궐 내의 전의들은 벼슬아치들이 진맥을 원하면 부담감을 가졌다. 세도로 거들먹거리는 벼슬아치들이 보약을 지으러 오면 되도록 약을 주지 않고 핑계를 했다.

"대감께서는 보약을 드시면 안 좋습니다."

"어떻게 안 좋은가?"

"돌아가실 때 아주 힘이 듭니다. 보약의 기운이 있어 병을 질질 끌고 여간 고생하지 않습니다."

"흠, 그래?"

그러면서도 자리를 뜨지 않는 까다롭고 괴팍한 벼슬아치는 재차 묻는다.

"그럼 우리 집사람은 어떤가?"

전의는 또 핑계를 대서 그 자리를 모면코자 한다.

"여름철에는 보약을 드시는 것이 아닙니다. 보약 기운이 모두 다 땀으로 나가 버립니다."

한방의 금기(禁忌)라는 것들이 이때 많이 퍼진 것은 이런 시대 풍조에 기인한 것이었다. 이런 잘못된 금기가 지금까지 전해 내려온 것이다.

왕을 비롯하여 권력 특권층에 대해 무조건적 절대 복종을 강요당한 궁중의 전의들은 갖가지 억측을 모면하기 위하여 안간힘을 쓴 것이 오늘날까지도 보약을 복용하면 임종 때 힘들게 세상을 떠난다든지, 여름에 보약을 복용하면 땀으로 빠져나가 아무 효험이 없다는 등의 얼토당토않은 금기 사항을 만들게 된 것이다.

보약의 복용은 몸이 약해졌을 때나, 계절의 사기(邪氣, 병을 일으키는 기운)가 오는 것을 미리 예방하여 환절기를 잘 지낼 수 있게 한다.

보약은 물질대사를 왕성하게 하여 각 장기의 기능을 원활하게 해줌으로써 몸의 영양을 좋게 하여 건강을 증진시킨다. 일반적으로 보약은 몸의 어떤 하나의 장기나 조직에만 작용할 뿐만 아니라 전반적으로 몸을 활성화시킬 수도 있고, 약에 따라서는 질병들에 대한 치료 효과도 나타낸다. 또한 보약은 각 장기 조직들에 영향을 주어 미리 질병을 예방을 하기도 한다.

혹간 질병이 있는 환자들은 보약을 복용하면 큰일이나 나는 줄로 알고 있는데, 간질환에는 지용성 비타민의 복용도 간에 무리가 간다. 이때는 보약보다는 간질환을 치료하는 한약제로 간 기능을 훌륭하게 회복시킬 수 있는데도 일부에서는 그릇되게 알고 있는 것이다.

* 의성(醫聖) 허준은 조선시대 선조와 광해군의 어의(御醫)로서, 《동의보감(東醫寶鑑)》 전 25권을 저술한 韓醫지만 열전에 간단한 일화를 소개했다.

2. 비방의 설사약

송(宋)나라 때 유명한 문학가 구양수(歐陽修)가 지은 〈원산(遠山)〉이라는 유명한 시(詩)가 있다.

산 빛은 멀고 가까움에 다름이 없고
종일토록 산만 보며 걸어가노라
봉우리의 모양은 제각기 다르건만
나그네 그 이름조차도 알 수 없구나

山色無遠近　산색무원근
看山終日行　간산종일행
峰巒隨處改　봉만수처개
行客不知名　행객부지명

아름다운 시를 쓴 구양수가 《소심양방(蘇沈良方)》에 급성 설사에 걸려 치유된 과정이 기재되어 있다.

어느 날, 구양수가 급성 설사로 고생을 하고 있었다.

"여보, 계속 설사를 하니 견딜 수가 없구려."

"태의원(太醫院) 의생에게 왕진을 청합시다."

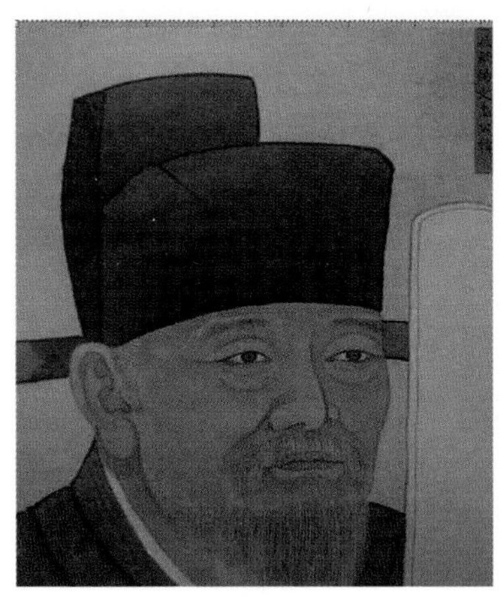
구양수

"그게 좋겠군."

태의원은 왕실에 있는 의원으로 구양수의 부인은 거기에다 왕진을 부탁했다.

"어디가 편찮으신가요?"

"설사로 고생을 하고 있소."

의생은 진맥을 하고 약을 지어 주었다. 구양수의 부인은 약을 정성스레 달였다.

"여보, 약을 먹었는데도 설사는 그대로니 웬일이오?"

어찌된 일인지 약을 복용했는데도 설사는 계속되었다.

부인은 갑자기 무슨 생각을 하였는지 남편에게 말했다.

"참! 저잣거리에 어떤 사람이 설사를 치료하는 약을 팔고 있는데, 한 첩에 서 푼이랍디다. 그 약을 복용한 모든 사람이 약효가 아주 좋았다고 합디다."

"그래서, 그 약을 사 먹자고?"

"예, 그 약을 사 먹으면 당신의 설사도 나을 거예요."

구양수는 고개를 흔들었다.

"그건 안 될 일이오! 일반 농민이나 상민과는 나는 체질이 달라요. 다른 사람이 잘 듣는다고 해도 내가 무턱대고 먹었다가 탈이라도 나면 어쩌겠소."

"동네 사람들이 그러는데, 그 약으로 여러 사람이 효과를 봤다던데요."

부인은 설사로 고생하는 남편을 위해 몰래 저잣거리에 가서 약을 한 첩 사다가 달여서 약사발을 남편에게 건네며 말했다.

"이 약은 태의원에서 처방해 준 약입니다. 이것을 잡수시면 금방 나을 거예요."

남편이 약을 먹고는 설사가 멈추었다. 병이 낫자, 부인이 남편에게 말했다.

"실은 당신이 먹은 약은 저잣거리에서 사온 약이었어요. 당신을 속인 것을 용서해 주세요."

"괜찮소. 몸만 나으면 됐지. 그런데 그 설사약이 과연 잘 듣는군."

구양수는 탄복하며 사람을 시켜 저잣거리에서 약을 파는 사람을 집으로 데려오도록 하였다.

"태의원에서 처방한 약을 먹어도 낫지 않던 설사가 당신이 만든 약 한 첩에 이렇게 나았소."

"그거 참 다행이옵니다."

"선생, 그 약의 처방이 무엇이오? 그 처방을 내게 가르쳐 줄 수 없겠소?"

"처방은 저의 비방(秘方)입니다. 그래서……."

"선생, 돈은 요구대로 드릴 테니 그 처방을 좀 가르쳐 주시오."

"돈이 문제가 아니라, 이것은 저의 비방입니다."

"제발, 알려 주시오."

구양수는 끈질기게 졸라댔다. 너무나도 간절하게 조르는 모습을 보고 그는 마침내 자기의 비방을 알려주었다.

"이 처방은 차전자(車前子)를 가루를 낸 것입니다. 이 차전자를 2돈(錢, 약 8g)씩 쌀죽과 함께 복용하는 것입니다."

설사는 대변이 묽고, 나오다 멎었다 하는 것을 설(泄)이라 하고, 대변이 마치 물을 붓는 것처럼 나오는 것을 사(瀉)라고 하는데, 보통은 구별을 하지 않는다. 설사는 몸에서 대변과 소변이 가려지지 않아 소변과 대변이 섞여 항문을 통해 나오는 것이다. 이 경우를 일러 「똥오줌을 못 가린다」고 한다.

동물 가운데 똥오줌을 못 가리는 동물이 있는데, 그것은 새이다. 새는 똥오줌을 동시에 같이 배설하여 항상 묽은 똥을 배설한다. 그래서 새나 닭은 변비가 없다.

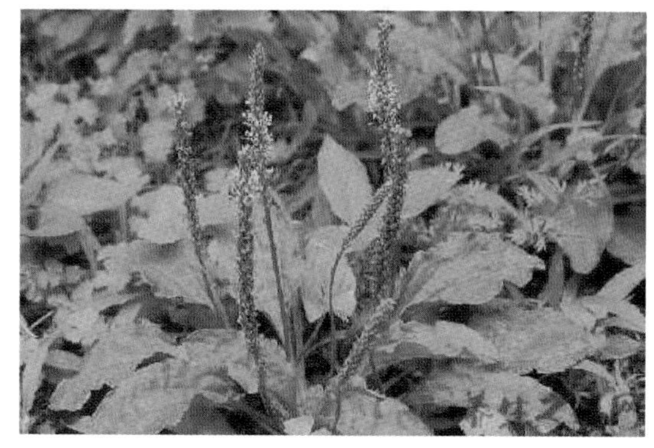
차전자

보통 설사에 변을 막는 처방으로 지사제(止瀉劑)를 쓰지만, 차전자(車前子)는 대변에 있는 수분을 오줌으로 많이 나가게 하여 설사를 막는 역할을 한다. 차전자는 소변을 원활하게 해주는 한약재로서 보통 이뇨제로 쓰이지만, 설사할 때 대변의 수분을 돌려 소변으로 통하게 하여 설사를 막는 작용도 한다.

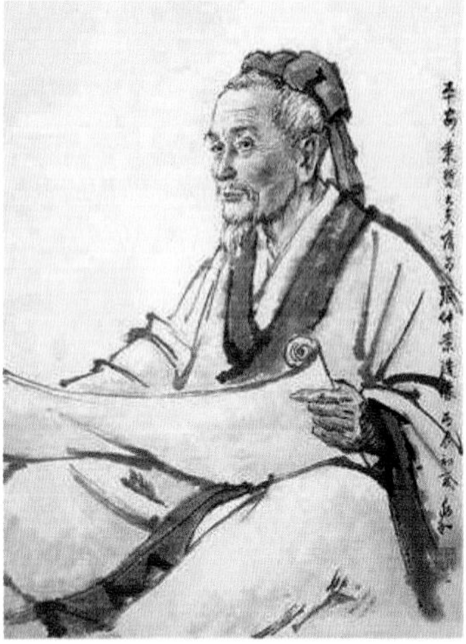

3. 의성醫聖의 진단

장중경

동한(東漢)시대 명의 장중경(張仲景)은 고명한 의술을 가지고 있었다. 병을 진찰할 때는 병의 진행 정도를 면밀히 파악하고 있었다. 그래서 사람들은 그를 의성(醫聖)이라고 불렀다. 의성은 의학에서 최고의 경지에 이른 사람을 지칭하는 말이다.

장중경은 젊은 시절 수무(修武) 현에서 의술을 폈다. 그는 당시 대문장가 왕중선(王仲宣)을 알게 되었다. 왕중선은 당시 30세로 서로 형제처럼 가깝게 지냈다. 장중경은 왕중선과 오랜 동안 서로 내왕하는 가운데 그의 얼굴색이 정상이 아니라는 것을 알게 되었다. 그래서 장중경은 왕중선에게 말했다.

"형님, 몸에 병이 있는 것 같습니다. 잠복기가 오랜 병 같아요. 일찍이 치료했어야 했는데, 지금이라도 치료하지 않으면 40대에 가서는 눈썹도 빠지고, 그렇게 되면 치료하기가 힘듭니다. 게다가 생명까지도 위험합니다."

"그래? 그럼 아우, 어떻게 하면 좋은가?"

"지금 제가 약을 처방해 드릴 테니, 그대로 복용하십시오. 약 이름은 오석탕(五石湯)인데, 이 약을 복용하면 병을 예방하고 치유할 수가 있습니다."

말을 마치고 장중경은 약을 지어 가지고 나왔다. 왕중선은 장중경이 자기 의술이 높다는 것을 과시하기 위해 고의적으로 그런다고 생각하였다. 그는 성의로 약은 받아 가지고 왔지만 달여 먹지는 않았다. 사흘이 지난 후 두 사람은 다시 만나게 되었다. 장중경은 관심 있게 물었다.

"제가 지어 드린 약을 드셨습니까?"

"그래."

왕중선은 머뭇거리며 대답했다. 그러자 장중경은 다시 물었다.

"약 복용 후 몸은 어떻습니까?"

"그냥……."

장중경은 탄식하며 말했다.

"얼굴을 보니 약을 복용하지 않았는데, 어찌 그리 생명을 가볍게 여기십니까?"

왕중선은 그 말도 별로 마음에 두지 않고, 장중경이 잘못 진단할 수 있다고 생각을 하였다.

그 후로 10여 년의 세월이 지나갔다. 왕중선이 나이 41세가 되었다. 10년 전에 장중경이 말한 대로 눈썹이 빠지기 시작하고, 온몸이 나른해지기 시작했다. 왕중선은 그때서야 장중경의 말이 생각났다.

"맞아! 중경이 그때 오석탕(五石湯)이라고 했지!"

그는 오석탕을 달여 복용하였지만, 오석탕으로 그의 병을 치료하기는 이미 늦어 버렸다.

"그때 장중경의 말을 들었어야 했는데……."

그는 후회를 해보았지만 아무 소용이 없었다. 반년이 지나자, 마침내 그는 장중경이 예견한 대로 죽고 말았다.

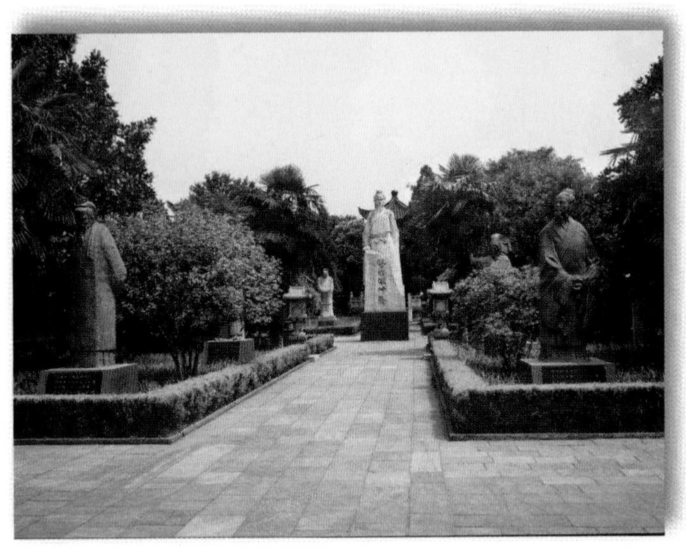

장중경의 의성사(醫聖祠)

4. 상상임신 想像姙娠

명(明)나라 때 은(殷)씨 성을 가진 한 여자가 있었다. 그는 부잣집 아들과 결혼을 하여 만족한 결혼생활을 하고 있었다. 그런데 그들 부부에게는 결혼한 지 3년이 되도록 아이가 없었다. 그래서 그들 부부는 각처의 의원들이 처방한 각종 비방(秘方)을 복용해 보았다. 그러나 아무 효과도 보지 못했다.

"돈은 얼마든지 들어도 좋으니 아기만 갖게 해주시오."

게다가 남편은 외아들이라 시부모들의 손자에 대한 기대가 무척이나 컸다.

"백약을 써 본들 아무런 소용이 없으니……."

주위 사람들의 아이에 대한 바람은 그녀에게 정신적으로 심한 압박감을 주었다. 그녀는 아이가 없는 것이 자기 탓이라고 여겨 거기서 오는 중압감에 시달려 밥맛을 잃고 불면증에 시달렸다. 이렇게 비정상적인 생활이 되다 보니 그녀는 월경불순이 되었다.

그녀는 월경 기간에 월경이 없자 임신이 되었다고 생각했다. 그녀는 기뻐서 어쩔 줄 몰라 친척과 친구들을 보면 임신 소식을 전하였다.

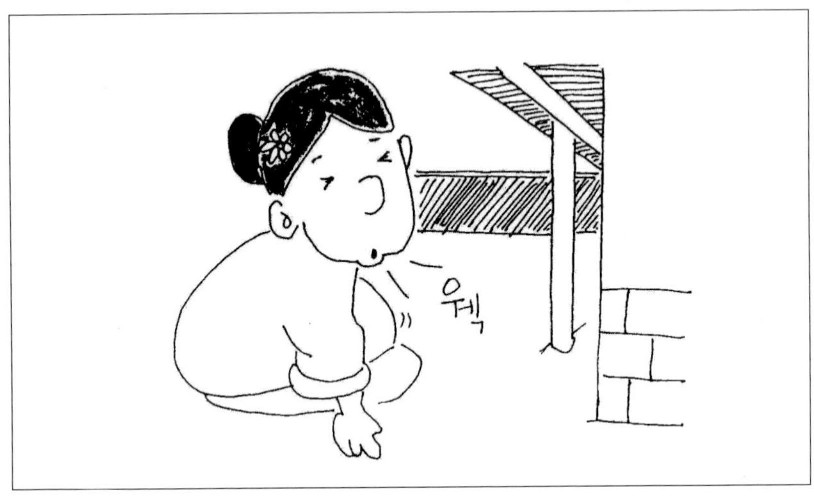

"나도 이제 아기를 가졌어!"

"얘야! 몸조심하거라. 우리 집안은 손이 귀하단다."

그녀는 음식이 싫어지고 기름기 있는 음식을 보면 헛구역질이 났고, 신 것이 먹고 싶어졌다. 더욱이 날이 갈수록 배도 불러 왔다. 그녀는 기쁜 마음에 의원에게 가서 진찰을 받아 보았다. 그런데 의원이 진맥을 해보니 임신이 아니었다. 의원은 그녀에게 말했다.

"배에서 태아가 놀고 있는 느낌이 있죠?"

그녀는 자신 있게 대답했다.

"네."

의원은 조심스럽게 말했다.

"지금은 폐경 상태입니다. 음식이 싫어지고 신 것을 먹고 싶은 것과 배가 불러오는 것은 단순히 임신을 너무 원하다 보니 임신과 같은 현상이 생긴 것이지만, 임신은 아닙니다."

"네! 임신이 아니라고요?!"

의원은 상상 임신(想像姙娠)에 대해서 자세히 설명해 주었다.

"불임은 치료할 수 있습니다."

의원은 폐경 치료를 하면서 유쾌하고 즐거운 생활을 유도하고, 약을 지어주어 오래지 않아 월경이 다시 정상적으로 돌아오고 상상임신 현상이 없어졌다. 그 여자는 아이에 대한 심적 부담이 너무 가중되어 상상임신을 하였던 것이다.

임신을 원하는 그녀의 감정이 너무 강해서 기(氣)가 순환이 되지 않고 막혀 기체(氣滯) 현상이 일어나 마치 임신을 한 것 같은 증세들이 나타나기 시작했던 것이었다.

5. 이시진의 용약用藥

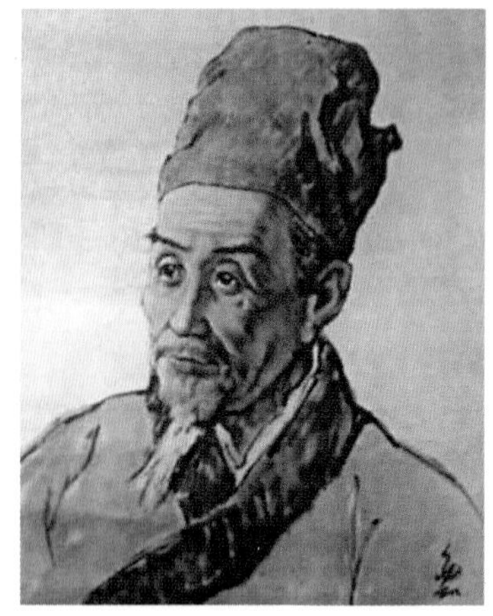

이시진

이시진(李時珍)은 1518년에 태어나 1593년 75세로 생을 마감할 때까지 오로지 한의학 발전에 전 생애를 바쳤다. 그의 자는 동벽(東壁), 호는 빈호(瀕湖)이다. 명(明)나라 호북(湖北) 기주 사람으로, 아버지 역시 명의인 이언문(李言聞)의 차남으로 태어났다.

영국의 유명한 생물학자 다윈은 이시진이 편찬한 《본초강목》을 「중국 고대의 백과사전」이라고 찬사를 아끼지 않았다. 이시진의 《본초강목》은 세계적으로 약물학의 지대한 발전을 가져왔으며, 그 밖에도 《빈호맥학(瀕湖脈學)》, 《기경팔맥고(奇經八脈考)》, 《명문고(命門考)》, 《오장도론(五臟圖論)》, 《빈호의안(瀕湖醫案)》 등 많은 의서를 편찬했다.

《본초강목》은 전 52권 16부(部)로 분류되어 있고, 60종류로 나뉘어 게재된 약물은 1,892가지며, 1,109개의 도면이 있고, 부방(附方)은 11,096가지가 수록되어 있다.

어느 날, 똑같은 병으로 두 사람이 이시진에게 와서 약을 지어갔다. 환자들이 가고 난 다음, 의학공부를 하는 제자가 이상

해서 스승인 이시진에게 물었다.

"금방 왔다 간 두 사람은 모두 열이 나고 추위를 싫어하는데, 왜 노인은 약첩의 양을 적게 하고, 어린아이는 양을 많이 합니까?"

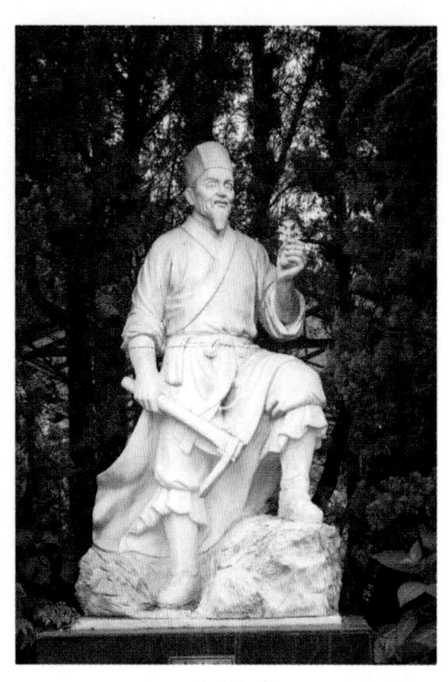

이시진

이시진은 웃으며 말했다.

"그 노인은 원기가 약해져 있고, 병이 오래되어 약을 반복해서 많이 복용하였던 분이라, 그가 약을 복용할 때는 효과를 보려고 되도록 양을 많이 먹으려고 할 것이고, 어린아이는 무지하고 조금 전에 보니 잘 울기에 부모가 약을 줄 때는 떼를 쓰고 약을 안 먹으려 해서 약을 잘 쏟을 것이다. 그러니 노인과 어린아이의 약을 같게 쓰면 안 될 것이야. 병이 똑같다고 같이 취급하면 안 되지. 옛말에 「십개병인 십개양(十個病人 十個樣)」이란 말이 있지. 그것은 열 사람의 환자를 다 같이 보면 안 되고, 제각각 다르게 보라는 뜻이다. 그렇거늘 어떻게 약의 양을 똑같이 하겠나."

그제야 제자는 머리를 끄덕거렸다. 성인의 약의 분량이 많고, 어린아이는 적게 하는 것이 보통의 이치인데, 그는 약의 분량을 그와 반대로 하였다.

일반적으로 한약은 연령과 체질의 강약, 병의 정도, 병세에

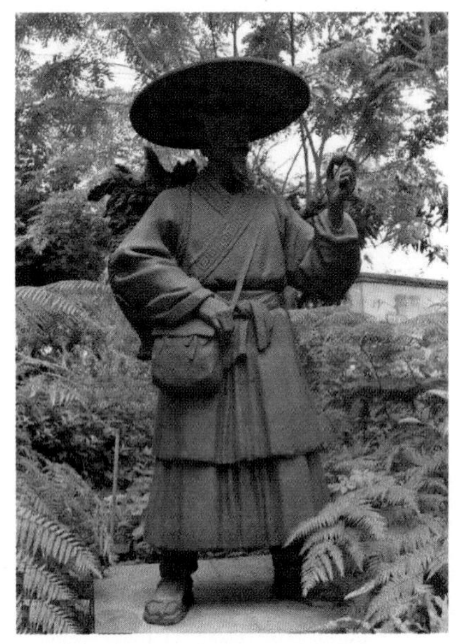
약초 캐는 이시진 조상(彫像)

따라 약의 양을 조절하며, 약의 성질과 강도에 따라 약의 분량을 맞춘다. 5세 미만의 어린아이는 성인의 양의 약 4분의 1 정도이며, 5세 이상은 성인의 반을 쓴다. 그리고 체력이 약한 사람은 약의 양을 많이 하지 않으며, 오래된 병과 오래되지 않은 병을 구별하여야 한다.

일반적으로 약의 분량은 5~10g, 비교적 양을 크게 할 때는 15~30g으로 하지만, 그때그때에 따라 달라질 수 있다.

약을 복용하는 방법은 탕약은 주로 따스하게 하여 복용하지만, 감기로 인한 발산풍한약(發散風寒藥)은 조금 더 따뜻하게 해서 먹는 것이 좋다.

구토할 때는 약을 조금씩 자주 먹게 하고, 몸을 보하게 하는 자보약(滋補藥)은 주로 식전에 복용한다. 구충약이나 설사약 따위는 공복에 복용하고, 위를 튼튼히 하거나 위장의 자극이 비교적 큰 약은 식후에 복용하며, 잠을 오게 하는 약은 수면 직전에 복용한다. 기타 일반 약은 식후에 복용하는 것이 좋다.

하지만 예외도 있어 한약을 복용할 때는 약마다 복용하는 방법이 다르므로 의사와 상의하여 복용하는 것이 바람직하다.

한약에는 사기(四氣)와 오미(五味)가 있다. 사기는 약의 성질이 한(寒)·열(熱)·온(溫)·양(凉)이며, 《신농본초경(神農本草經)》에는 「한(寒)은 열약(熱藥)으로 치료하고, 열(熱)은 한약(寒藥)으로 치료한다」 라고 기재되어 있다. 오미는 약의 다섯 가지 맛을 말하는데 즉, 신(辛, 매운맛)·감(甘, 단맛)·산(酸, 신맛)·고(苦, 쓴맛)·함(鹹, 짠맛)이 있다.

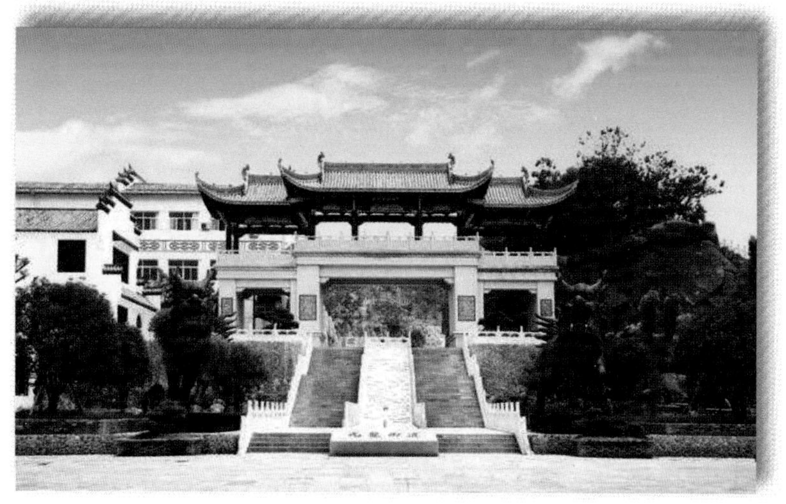

이시진 능원

6. 무식한 명의

한약재 중에는 광물질을 약재로 쓰는 경우도 있다. 광물질 약재 중에는 금(金)・은(銀)・동(銅)・철(鐵) 등을 써서 병을 치료하는데, 주석(錫)은 쓰이지 않는다. 어떤 경우 연(鉛, 납)을 쓸 때가 있지만, 연(鉛)과 석은 그 성분이 다르다. 주석은 백색이고, 연(鉛)은 검은색이다. 연은 가루를 내서 사용한다. 주석을 약재로 쓴다는 문헌은 찾아볼 수가 없다.

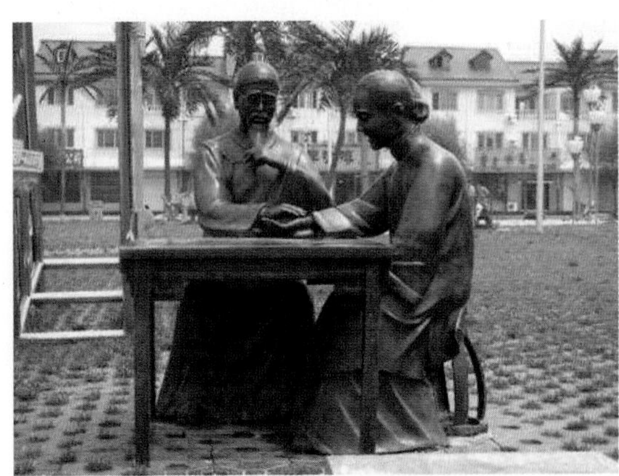
진맥하는 대원례 조상(彫像)

명(明)나라 때 명의인 대원례(戴元禮, 1324~1405)가 경도(京都)에 의술이 뛰어난 명의가 있다는 이야기를 들었다. 그 명의는 명성이 자자해 언제나 환자가 줄을 이었다. 그리하여 대원례는 명의를 찾아가 의학 지식을 배우기로 마음먹었다.

그가 명의의 의원에 도착하니 과연 사람들이 너무 많아서 의사는 매우 분주했다. 대원례는 명의 앞으로 인도되었다. 기다리는 동안 명의가 처방을 한 처방전 몇 장을 보니 특별히 다른 것이 없었다. 이때, 명의가 한 환자를 보내고는 급히 환자를 다시 불렀다.

"이 약에다 주석(錫)을 한줌 넣어 복용하시오."

대원례는 뭔가 이상하다고 생각했다.

"명의는 약을 쓰는 것이 별다른가?"

그는 명의 앞에 절을 하고는 물었다.

"조금 전 환자의 처방에 석(錫)을 넣은 이유가 무엇인지 알려주십시오."

"이것은 고방(古方, 옛 처방)에 있는 처방이오."

명의는 미소를 지으며 대답했다. 대원례는 마음속으로 크게 놀랐다. 그는 하늘을 쳐다보며 속으로 탄식했다. 고방(古方)에는 석(錫)이라고 나와 있지 않고 당(餳)이라고 씌어 있었다. 그 의미는 찹쌀로 만든 엿을 의미하는 것이었다.

"이 고방도 모르고 아는 척하는 용의(庸醫, 엉터리 의사)가 세상을 판치고 있구나!"

당(餳)도 모르는 의사가 명의로 둔갑한 것을 보고 대원례는 그냥 돌아나와 버렸다.

7. 진시황과 신녀神女

여산(驪山)에 있는 화청지(華淸池)라는 연못은 예부터 신녀탕천(神女湯泉)이라 불리었다. 전하는 바로는 천고일제(千古一帝) 진시황(秦始皇)이 여산을 유람할 적에 뜻하지 않게 아름다운 미녀를 보게 되었다. 학처럼 가느다란 하얀 목과 뽀얀 가슴을 절반가량 노출시킨 자태가 마치 하늘에서 선녀가 내려온 것 같았다.

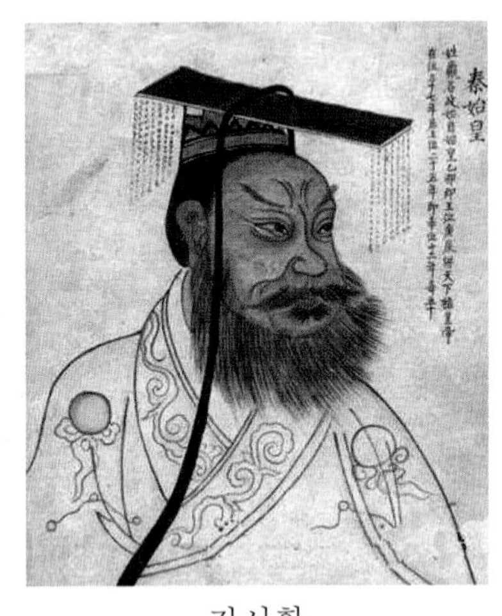

진시황

눈이 부실 정도로 아름다운 미녀를 보자, 진시황은 그만 한눈에 반하여 흥분을 감추지 못하고 미녀의 고운 손목을 잡으려고 하였다. 그러자 그녀는 눈썹을 약간 치켜 올리더니 진시황의 얼굴에다 침을 뱉는 것이었다.

진시황의 시종들이 당황해서 달려 나가 미녀를 붙잡으려 했지만, 어느새 미녀는 순식간에 산속으로 사라져 버리고 말았다.

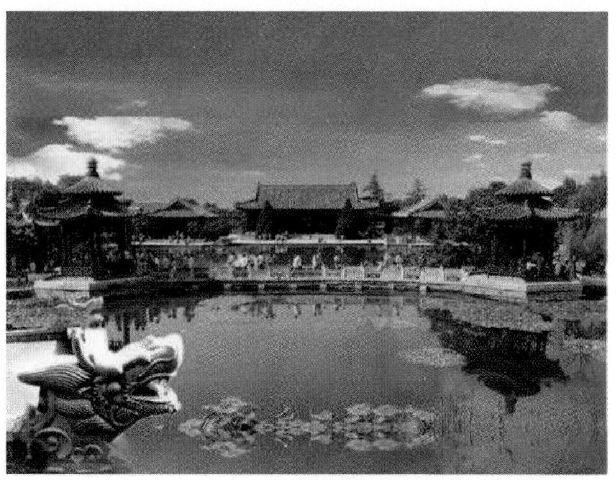

여산 화청지

진시황이 함양궁(咸陽宮)으로 돌아온 후, 미녀의 침이 튀긴 얼굴은 벌겋게 되어 가렵기 시작하더니 누런 농이 흐르면서 헐기 시작하였다.

"전국에 포고령을 내려 이름 있는 의원들을 모두 불러들여라!"

전국에서 쟁쟁하다는 명의들이 불려와 치료해 보았지만, 진시황의 병은 차도를 보이지 않고 병은 점점 더 악화되었다. 그러자 진시황은 곰곰이 생각해 보았다.

"여산의 그 여자가 혹 신녀(神女)가 아니었나? 그래, 그럴지도 모르지!"

이튿날, 진시황은 문무백관들에게 영을 내려 대대적인 수리공사를 하고, 길을 닦고 다리를 놓아 백성들에게 유익한 일을 많이 하라고 지시하였다. 그리고는 사흘간을 목욕재계하고 제물을 준비하여 친히 향불을 피워 제를 올렸다.

그런 다음 진시황은 백여 명의 시종을 거느리고 말을 타고 여산 온천으로 향했다. 진시황은 말에서 내려 전에 미녀를 만났던 자리에 가서 머리를 숙여 예를 차렸다. 그러자 어디서 나타났는지 그때 그 미녀가 진시황 앞에 서 있는 것이었다. 진시황은 머리를 들지 못한 채 말했다.

"지난번의 무례를 너그럽게 용서해 주시고, 부디 자비를 베풀어 이 몸의 질병을 고쳐 주시오."

그러자 미녀는 웃으며 연못을 가리켰다.

"저 못이 온천인데, 왜 씻지 않으시오?"

말이 끝나자마자 미녀는 사라져 버렸다.

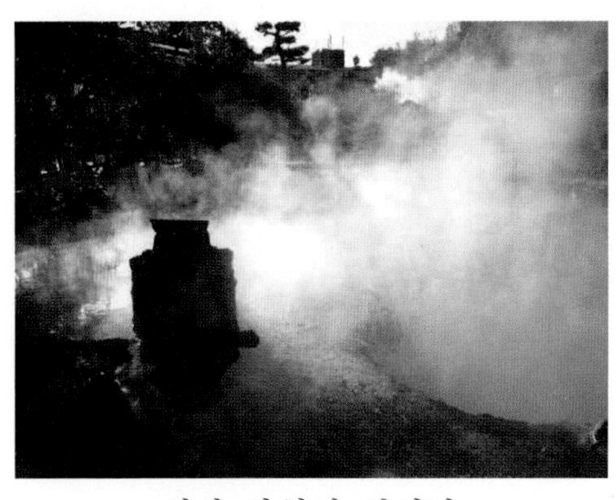

여산 화청지 신녀탕

진시황은 반신반의하면서 연못에 몸을 담그고 목욕을 하였다. 그러자 순식간에 헌 곳에 딱지가 앉더니 얼마 되지 않아 가려우면서 딱지가 떨어지고 피부는 원래대로 깨끗해졌다. 진시황은 크게 기뻐하여 온천 앞에다 제사상을 차려놓고 제를 올린 다음 궁정으로 돌아왔다.

"신녀(神女)를 기리는 사당을 짓도록 하라!"

그리하여 신녀사(神女祠)가 지어졌다.

진시황은 온천에서 신녀를 만나 부스럼을 치료한 사실이 전해진 후로 백성들도 병이 생기면 온천에 가서 목욕을 하였다. 많은 환자들이 이곳에서 목욕을 하여 병이 낫게 되었고, 그래서 사람들은 여산 온천을 「신녀탕(神女湯)」이라고 부르게 되었다.

8. 백호탕白虎湯과 효심

이조시대 때 안양(安養)에 명의가 있었다. 그는 오운육기(五運六氣)에 통달하고 병 치료에 능했다. 오운육기로 병 치료를 할 때는 생년월일을 가지고 그날의 운기(運氣)를 보는데, 그는 치료뿐만 아니라 앞을 내다보는 능력을 지닌 기인이었다.

한양의 한 선비의 어머니가 중병으로 앓아누워 있었다. 효자인 그는 한시도 어머니 곁을 떠나지 않고 간호하였으며, 여러 의원을 청하여 어머니를 치료하였지만, 많은 약도 소용없이 병은 시름시름 더해만 갔다.

"애야, 나는 이제 늙어서 약도 안 듣는구나. 네가 나 때문에 병이 나겠구나."

"아닙니다, 어머니. 안양에 용한 의원이 있다고 하니 내일 아침 일찍 안양에 내려갔다 오겠습니다."

이튿날, 선비는 아침 일찍 일어나 어머니에게 인사를 하고 안양으로 내려갔다.

한편, 안양에서는 느티나무 밑에서 오운육기의 대가인 의원이 동네 노인과 장기를 두고 있었다. 두 사람의 실력이 너무 팽팽하여 한 수 한 수가 자칫 승패를 가름할 정도로 중요한

한 판이었다. 그때 마침 선비가 안양에 도착하여 사람들에게 물어물어 느티나무까지 찾아와 보니 의원이 장기를 두고 있는 것이었다. 선비는 장기를 두고 있는 의원에게 다가가 큰절을 하였다.

"의원님, 제 어머니의 병을 고쳐 주십시오."

"장군!"

의원은 선비의 말을 귓전으로 들으면서 장기를 두었다.

"증상은 어떠시오?"

"네, 지금은 누워 계신데, 몸에 맥이 빠져 얼굴은 창백하고, 식사도 제대로 못하시고 죽만 잡숫고 계십니다."

"멍군! "

장기 두는 노인이 소리를 친다.

의원은 장기를 두면서 증세를 듣고 난 후 처방을 내렸다.

"자네 어머니께는 약방에 가서 백호탕(白虎湯) 한 첩을 지어 달여 드시게 하면 나을 거요."

"알겠습니다, 고맙습니다."

"장군!"

어머니의 병환에 마음이 급한 선비는 처방을 듣자마자 일어나 그 자리를 떠나 서울로 올라갔다. 한참 동안 장기를 두던 의원이 갑자기 소리쳤다.

"여기 있던 선비 어디 갔지?"

"아까 자네가 처방을 알려주자마자 곧바로 가버렸네."

"이거 큰일 났군!"

"아니, 왜 그러나?"

"그 약은 한번 태우고 난 다음에 물을 붓고 다시 끓여 먹어야 되네. 그냥 끓여서 먹으면 매우 독해서 환자가 목숨을 잃을 수도 있다네. 오늘 장기를 두는 바람에 사람 하나 죽였네!"

의원은 약을 달여 먹는 방법을 가르쳐 주기도 전에 선비가 떠나버리자, 어디 사는 선비인지도 물어보지 않은 실수로 낙심하고 있었다.

그 후 이틀이 지나 의원은 또 느티나무 밑에서 장기를 두고 있는데, 저만큼에서 이틀 전에 왔던 선비가 성큼성큼 걸어오는 것이 보였다.

"음, 모친께서 세상을 떠나자 나에게 따지러 오는군. 어쩐다?"

선비는 느티나무 밑에까지 뚜벅뚜벅 걸어오더니 갑자기 의원에게 큰절을 했다.

"의원님, 감사합니다. 어머님께서 병이 나으셨습니다."

"뭐라고? 모친께서 병이 나으셨다고?!"

"네."

"내가 준 처방을 그대로 복용하였소?"

의원은 속으로 놀라며 선비의 얘기를 들었다. 선비는 의원이 처방한 백호탕을 약방에서 지어다가 달이는데, 안양까지의 먼 길을 단숨에 다녀와서 몹시 피곤했는지 약을 달이면서 깜빡 졸다가 그만 약을 태우고 말았다. 선비는 놀라서 허둥지둥 다시 물을 붓고 달여 어머니에게 복용시키자 시간이 지나면서

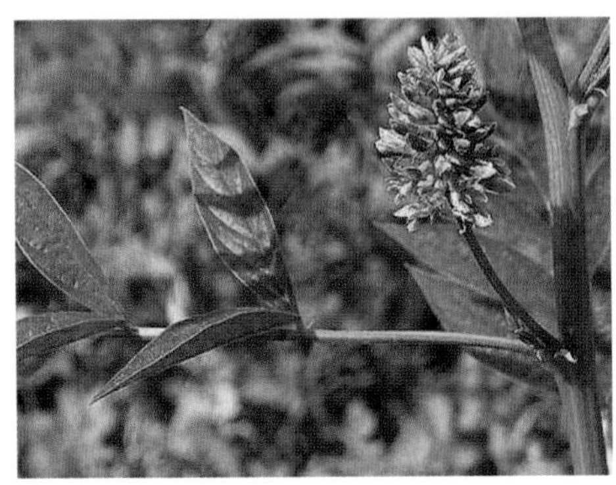
감 초

점점 몸이 좋아지더니 마침내 완전히 회복되었다는 것이었다.

"흠! 사람의 운명은 하늘에 달려 있군."

"네?"

"내가 당신에게 약 달이는 방법을 가르쳐주지 않았는데, 당신의 효심이 갸륵하여 하늘에서 어머니의 생명을 구한 것이오."

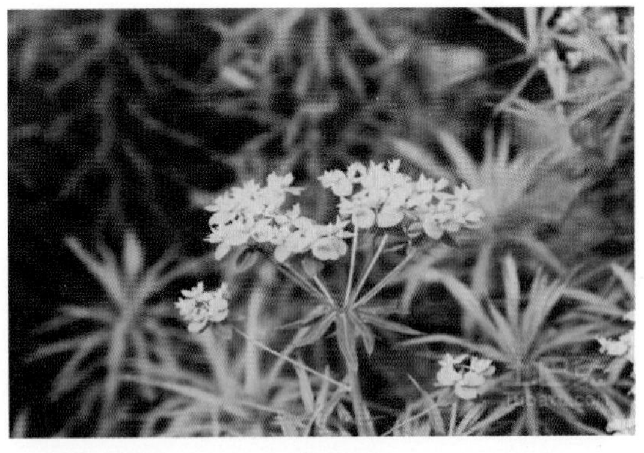
지 모

원래 백호탕은 석고(石膏)·지모(知母)·감초·갱미(粳米, 맵쌀)로 된 처방으로 열병을 앓을 때 쓰는 약재로 실증(實證)일 때 쓰며, 허증(虛證)일 때는 쓰지 못한다. 허증인 선비의 어머니가 복용을 하면 치명적이 된다. 결국 선비의 갸륵한 효심이 어머니를 구하게 되었던 셈인데, 실제 있었던 이야기다.

제8장. 심리처방

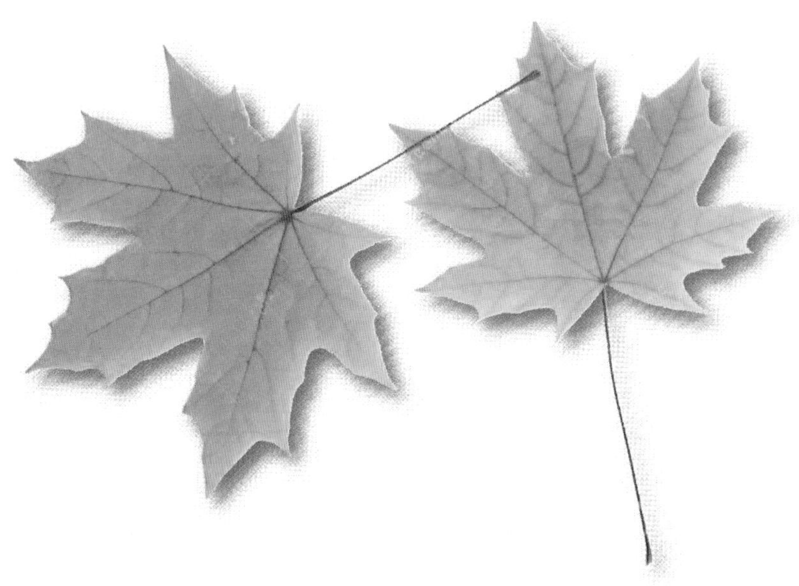

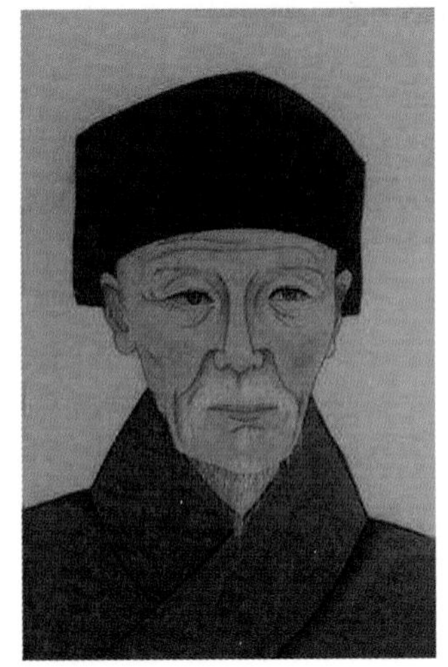
장자화

1. 장자화의 괴병怪病 치료

중국 금원(金元) 시대의 명의 장자화(張子和)는 덕망 있는 의술로 희귀한 난치병을 잘 치료하였다. 장자화는 금원시대 4대 의가(醫家) 중 한 사람으로 치료는 땀을 내거나, 토하게 하거나, 설사를 시키는 세 가지 방법을 주장하였다.

당시 관문을 지키는 우두머리 벼슬로 항관령(項關令)이 있었는데, 그 항관령의 부인에게 해괴한 병이 있었다.

"마님께서 오늘도 식사를 안 하십니다."

병의 증세는, 배는 고픈데 음식을 먹을 수 없고, 대낮에 고함을 지르며 울부짖기도 하고, 괜스레 화를 내기도 하는가 하면, 사람들에게 욕설을 퍼붓기도 하였다.

"지금 이 소리가 안에서 나는 소리인가?"

안채에서 들려오는 큰 소리에 항관령이 하인에게 물었다.

"예, 마님께서 식사도 안 하시고, 괜스레 아무한테나 소리를 지르시고 계십니다."

"또? 허, 그것 참 큰일이로구나! 하루 이틀도 아니고, 날이면 날마다 저러니, 치료를 하러 의원에게 가 보아야겠구나!"

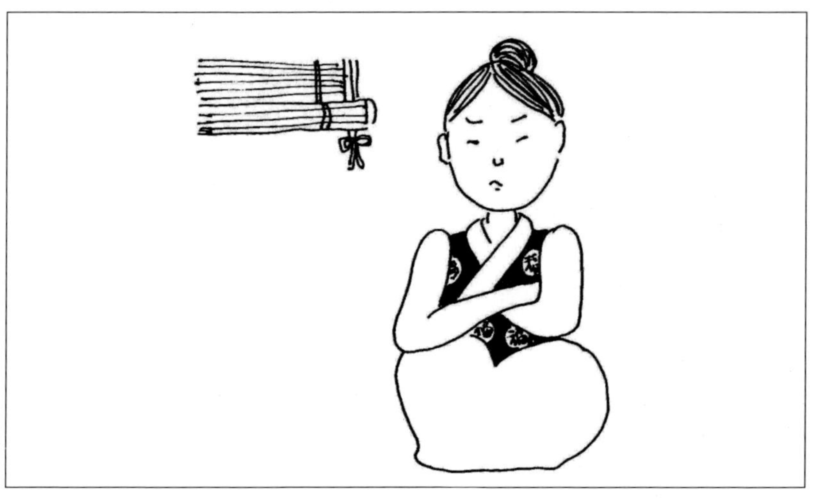

“지난번에도 약을 지어 왔지만, 도대체 약을 잡숫지도 않고 울부짖기만 하십니다.”

“그러니 어떻게 하겠나. 다른 의원에게 가 보자꾸나.”

남편 항관령은 부인을 데리고 또 다른 의원에게 진맥을 하여 약을 지어 왔지만 아무 소용이 없었다. 도대체 약을 먹일 수가 없었다.

“아무리 진맥을 하여 약을 지어 와도 저렇게 먹지를 않으니 무슨 소용이 있겠나!”

“그렇지! 장자화 의원에게 진맥을 부탁해 보자.”

항관령은 명의(名醫) 장자화에게 왕진을 부탁하였다. 장자화는 부인의 안색을 자세히 관찰하고 나서는 진맥을 하며 생각했다.

“이런 증상은 약을 복용시키기가 힘들겠군.”

장자화는 우선 환자의 친척이나 가족 중에 부녀자를 불러

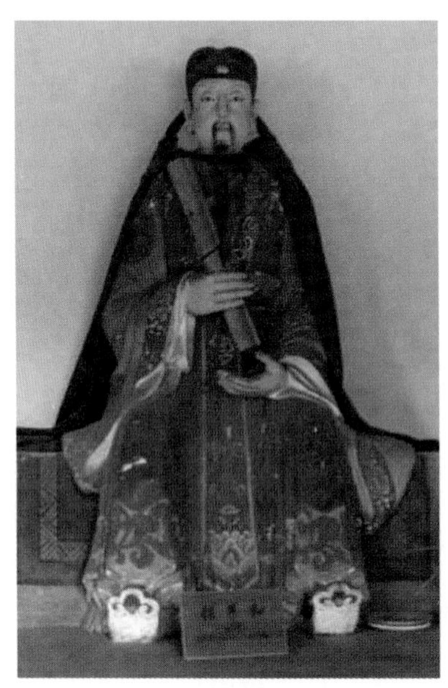
장자화

어릿광대놀이의 어린 계집아이로 분장시켜 익살을 부려 웃기게 하는 연극을 하도록 하였다.

"까르르, 까르르!"

부인은 크게 웃으며 즐거워하였다. 즐거워하는 동안에 병의 증세는 금방 가벼워졌다.

한편, 장자화는 환자의 인척 가운데 식욕이 왕성한 부녀자를 찾아 그녀로 하여금 환자 앞에서 음식을 맛있게 먹도록 하였다. 식욕이 왕성한 부녀자가 음식을 맛있게 먹자 부인이 입을 열었다.

"나도 배가 고프구나. 상을 차려 오너라."

환자는 다른 사람이 음식을 맛있게 먹는 것을 보고 입에 군침이 돌게 되어 음식을 조금씩 입에 대기 시작하더니 마침내는 약을 복용하게 되었다. 약을 복용하면서부터 괴병은 완전히 치료가 되었다. 병이 완쾌된 후, 항관령과 그 부인은 장자화에게 감사의 인사를 하였다.

"도대체 어떻게 해서 그런 치료 방법을 생각하셨습니까?"

장자화는 잔잔하게 미소만 지었다. 이런 요법은 한방 치료의 풍취(風趣)일 뿐만 아니라, 심리 치료로서도 풍부한 과학적 측면을 내포하고 있다.

2. 오국통의 정신요법

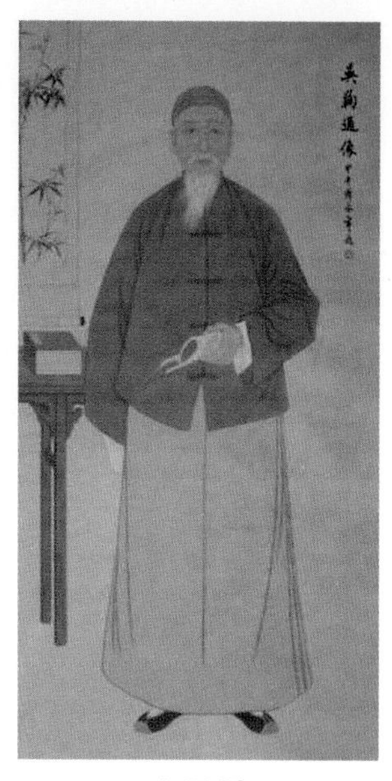

오국통

청나라 때, 외감(外感)으로 오는 열병(熱病)과 내과 질환을 잘 치료하는 오국통(吳鞠通)이라는 명의가 있었다. 그는 환자들의 마음을 잘 어루만져 절망에 빠진 환자에게 용기를 줌으로써 정신적 안정을 꾀해 치료를 하였다.

나이가 60세가 된 곽(郭) 씨 성을 가진 한 노파가 있었다. 노파의 남편은 친척을 방문하러 고향에 내려갔다가 갑자기 병사하였다. 노파는 남편의 사망 소식을 듣고 비통해 하며 아들을 데리고 남편의 시신이 있는 남편의 고향을 향해 길을 떠났다. 그곳까지의 거리는 2백여 리로서 그녀는 배가 고파도 먹지 않고, 날씨가 추운데도 옷도 두둑이 입지 않고 울면서 밤낮으로 걸어서 갔다.

마침내 남편의 고향에 도착해서 남편의 장사를 지내고 매장한 묘 앞에서 백 일을 지켰다. 음식도 제대로 먹지 못한 데다 추운 날씨에 옷도 얇게 입고는 너무나 비통해 하며 울음으로 나날을 지내다 보니 몸은 허약할 대로 허약해졌다.

집으로 돌아온 후로도 노파는 때때로 남편 생각을 하며 슬피 울곤 하였다. 그러던 중 노파는 배가 불러 차오르고, 얼굴색은 노랗게 변하고, 두 눈은 푹 꺼진 데다 광대뼈는 툭 튀어나오고, 사지는 말라서 마치 나뭇가지처럼 되었다. 부른 배는 마치 북과 같이 부풀어 파란 핏줄이 훤히 보이고, 숨이 차서 편안히 눕지도 못하였다. 여러 의원들이 와서 진맥을 해보았지만, 머리만 좌우로 흔들 뿐 속수무책이었다.

"오래 살지 못하겠군요!"

아들은 수소문 끝에 오국통 의원을 청하여 진찰을 받아 보았다. 오국통 의원은 환자를 자세히 관찰해 보고는 마음속으로 생각하였다.

"도대체 치료가 막막하군! 저리 비통해 있는데, 어떻게 병을 고칠 수 있단 말인가?"

오국통은 우선 환자의 마음을 달래서 막힌 기(氣)를 뚫어 잘 순환시켜 주는 것이 치료의 급선무라고 생각하였다.

"당신은 보통사람보다도 열 배나 비통해 하고 상심하고 계신데, 대체 어찌된 일입니까?"

노파는 통곡을 하며 말했다.

"남편은 나를 버리고 떠나 다시는 돌아오지 못합니다. 어찌 슬프지 않겠습니까? 게다가 아직 성장하지도 않은 두 아들이 있는데 누가 양육합니까? 더욱이 이 늙은 것은 병이 들어 그저 죽고 싶을 뿐입니다."

오국통은 환자의 넋두리를 다 듣고 나서 일부러 한숨을 크게 쉬며 큰 소리로 말했다.

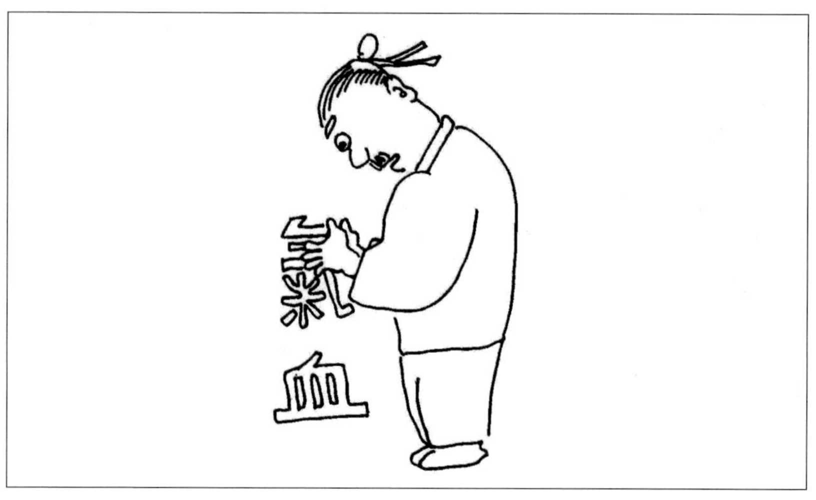

“당신은 정말 딱하군요. 어찌하여 죽을 생각만 하십니까? 당신은 이제부터 죽으려는 생각을 버리고 병을 잘 치료하고 열심히 살아야 할 책임이 있습니다.”

책임이 있다는 말에 노파는 울음을 멈추고 의원에게 물었다.

“다 죽어가는 이 늙은이에게 무슨 책임이 있단 말입니까?”

“당신 남편이 살아계실 때는 두 분이 아들을 양육하였습니다. 지금은 남편이 죽었으므로 자식을 양육할 책임은 당신 혼자서 맡아야 하는데, 어찌 책임이 크지 않겠소?”

“의원님, 저는 어떻게 하면 될까요?”

“그러려면 지금부터 당신은 병을 빨리 고쳐야 성한 몸으로 아들의 양육을 하고, 나아가 남편이 남겨놓은 가업을 이어 가실 수가 있지 않겠습니까?.”

노파는 재차 물었다.

“어떻게 하면 병이 나을 수 있겠습니까?”

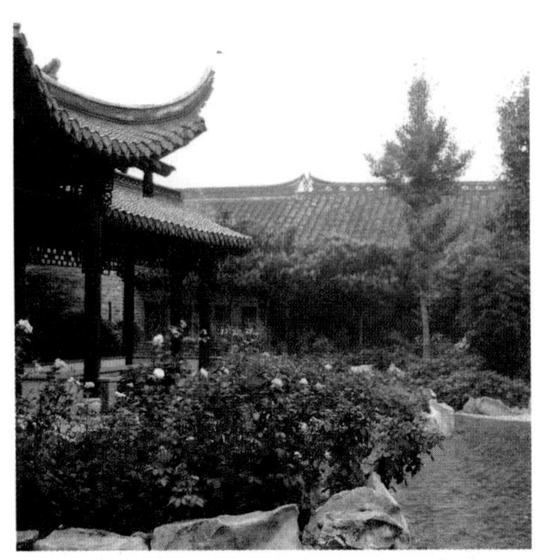
오국통 중의관(中醫館)

"하하하!"

오 의원은 크게 웃으며 말했다.

"아주 간단합니다. 배가 부은 것은 중한 증세이지만, 오직 기쁜 마음을 갖고 웃는 낯으로 지낸다면 기혈(氣血)이 잘 통하여 치료를 하지 않아도 저절로 낫습니다."

노파는 그럴 수 있겠다고 생각했는지 자신의 각오를 오국통에게 다짐하듯 말했다.

"지금부터 의원님의 말씀에 따라 슬퍼하지 않을 뿐만 아니라, 슬픈 생각도 떨쳐 버리고 오로지 기쁜 마음으로 병을 치료하여 오래 살아 자식을 잘 길러 남편의 영혼이 편안히 잠들게 하겠습니다."

노파의 말에 오 의원은 더욱 힘을 주어 말했다.

"부인은 반드시 오래 살 것입니다. 그리고 기(氣)와 혈(血)을 보하는 약을 복용하면 병이 빨리 치료되고 몸도 건강해질 것입니다."

그 후 노파는 하루가 다르게 건강을 회복하여 갔다. 오국통 의원은 항상 환자와의 대화 한 마디 한 마디를 치료의 중요한 처방으로 생각하였다.

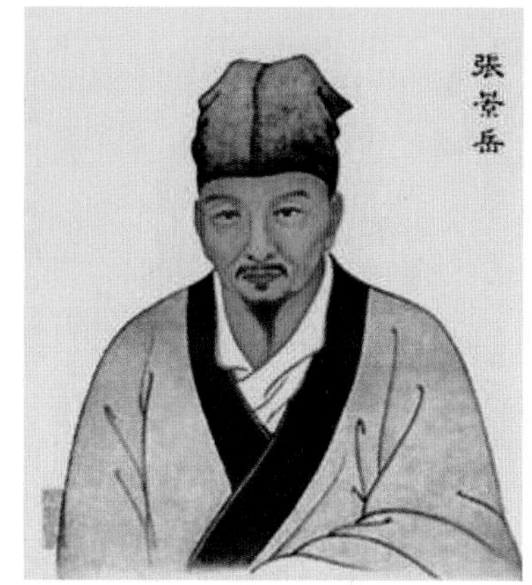

장경악

3. 장경악의 심리치료

명(明)나라 때 장경악(張景岳)이라는 유명한 의원이 있었다. 호는 경악(景岳), 이름은 개빈(介賓)이며, 자는 회경(會卿)으로 회계(會稽, 지금의 절강성 소흥현) 사람이다. 그는 1563년 명나라 세종(世宗) 가정(嘉靖) 42년에 태어나 1640년 사종(思宗) 정(禎) 13년에 77세의 나이로 생을 마쳤다.

그는 인체는 양(陽)이 항상 여유가 있고, 음(陰)은 항상 부족하며, 인체는 허(虛)한 것은 많고, 실(實)한 것은 적다는 것을 주장하여 치료는 몸의 원기를 항상 보(補)하여야 한다는 온보학설(溫補學說)을 주창하였다.

그의 저서로는 《경악전서(景岳全書)》와 《유경도익(類經圖翼)》, 《유경부익(類經附翼)》, 《본초정(本草正)》, 《상한전(傷寒典)》, 《질의록(質疑錄)》, 《잡증모(雜證謨)》, 《전충록(傳忠錄)》, 《외과검(外科鈐)》, 《맥신장(脈神章)》, 《고방팔진(古方八陣)》, 《자유신서(慈幼新書》, 《두진전(痘疹銓)》, 《소아칙(小兒則)》, 《부인규(婦人規)》, 《의린책(宜麟策)》 등이 있다.

그는 일생 동안 풍부한 경험을 가지고 의학연구에 힘써 세

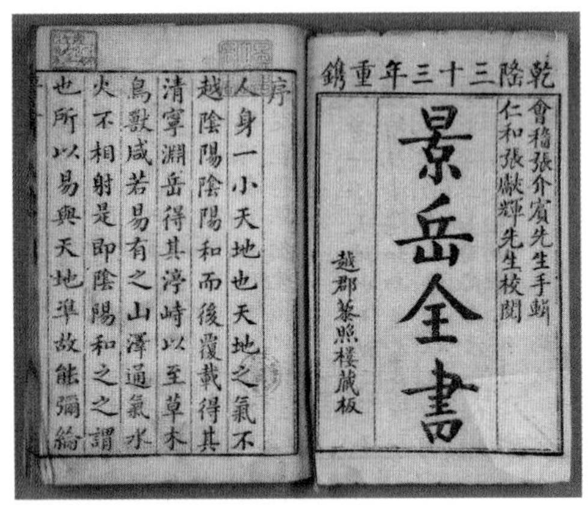

《경악전서》

계 의학사에 큰 영향을 끼쳤다.

어느 마을에 결혼한 지 얼마 되지 않은 나이 어린 여자가 마구 물건을 던지고 사람에게 욕설을 하며, 심하면 발광을 하여 마치 몸에 귀신이 들린 것 같았다.

"이것이 무슨 소리지?"

"새색시가 또 발작을 합니다."

집안 식구들은 걱정이 대단했다. 어떤 사람은 무당을 불러 귀신을 쫓아내야 한다고 하여 환자의 집안에서는 어찌해야 좋을지 모르고 있었다.

"무당을 불러 굿을 해볼까?"

"아니야, 듣자니, 장경악 의원이 용하다고 하던데!"

그래서 장경악 의원을 청해 오기로 하였다. 장경악은 부인을 진맥하였다. 병의 원인은 외감사기(外感邪氣)가 열(熱)로 변하여 위장(胃腸)에 침입하였다. 열의 사기(邪氣)가 심장과 정신에 미쳐 발광하는 것이었다.

"이 병은 치료할 수 있으니 마음을 놓으십시오."

장경악은 집으로 돌아와 여러 가지로 치료 방법을 생각하였다. 궁리 끝에 그는 환자의 식구들과 상의하여 몇 가지 준비를 해달라고 하였다.

"우선 목소리가 크고 소리를 잘 지르는 사람이 필요합니다."

"……?"

집안 식구들이 의아해 하며 그를 쳐다보았으나 장경악은 개의치 않고 계속 지시를 내렸다.

"그리고 그 사람으로 하여금 환자의 방 밖에서 계속 소리를 지르도록 하시오."

모든 일이 지시대로 되었다. 소리를 지르도록 하는 것은 환자에게 위압감을 주기 위한 것이었다. 장경악은 위압감이 고조되었을 때 의관을 갖추어 입고 엄숙한 표정으로 환자의 방으로 들어갔다. 그 때 환자는 의복이 흐트러져 있었는데, 장경악이 방안으로 갑자기 들어오자, 떨면서 입을 꽉 물고 그를 쳐다보았다.

장경악도 아무 말을 하지 않고 화가 난 것같이 그녀를 뚫어지게 쳐다보기만 하였다. 그렇게 두 사람은 서로 얼마간 얼굴만 쳐다보고 있었다. 장경악이 환자의 얼굴색을 보고는 겁에 질려 있는 것을 알았다.

여전히 장경악은 아무 말도 없이 화가 난 얼굴로 계속 쳐다보고 있었다. 환자는 별안간 방안 어두운 곳으로 몸을 감추어 버렸다. 그러자 장경악은 큰 소리로 환자를 불렀다. 환자는 무서워서 바들바들 떨고 있었다. 장경악은 기회를 봐서 사람을 시켜 준비하였던 약을 가져오도록 하였다.

"달인 약을 가져오시오."

장경악은 백호탕(白虎湯) 한 첩을 환자에게 복용시켰다. 약을 먹고 난 뒤 환자의 증상은 씻은 듯이 가시고 완전히 치유되었다. 치료가 끝난 뒤 장경악은 환자의 가족에게 말했다.

"환자에게 모욕을 주어 위세를 누르고, 화(火)의 사기(邪氣)를 한량(寒凉)으로 없애는 방법으로 치료하였습니다."

이것으로 보아, 병을 치료할 때는 단순히 약만 처방하기보다는 환자의 정신적인 감정 조절이 중요하며, 양자를 병행했을 때 상승작용을 일으켜 치료 효과를 높일 수 있었던 것이다.

한의학의 경전인 《소문(素問)》 소오과론(疏五過論)에는 의사의 정신에 대해서 이렇게 씌어 있다.

의사는 엄숙하지 않으면 안 되며,
정신을 혼란하게 하여도 안 된다.
외부를 유약하게 만들면
몸이 실상하게 되어
병을 고치지 못하게 되어
치료를 하지 못한다.
이렇게 치료하는 것은 지나친 일이다

醫不能嚴 不能動神　　의불능엄 불능동신
外爲柔弱 亂至失常　　외위유약 난지실상
病不能移 則醫事不行　병불능이 즉의사불행
此治之爲過也　　　　차치지위과야

4. 눈병과 엉덩이

명(明)나라 때, 어느 마을에 한 젊은이가 눈병이 났다. 눈이 빨갛게 충혈 되고 눈곱이 끼어 여러 날 동안 의원에게 치료를 받아 보았지만 별 효과가 없었다.

"안질이 왜 이렇게 안 낫지?"

눈병이 낫지 않자 또다시 다른 의원에게 가서 진단을 받고 약을 복용하였다. 하지만 눈병은 차도가 없었다.

"아니, 그래 그 많은 의원들이 이까짓 눈병 하나 못 고친단 말인가?"

눈은 더욱 충혈되었다. 그런데 이 환자는 평소 성격이 급하고 화를 잘 내서 친구들이 항상 그에게 이렇게 말했다.

"이 친구야 자넨 성질 좀 죽이게나. 그리고 만사가 왜 그리 급해?"

하루는 친구가 찾아와서 눈병이 아직도 낫지 않은 것을 보고 말했다.

"이첨(李瞻) 의원한테 가 보지. 눈병을 아주 잘 본다던데!"

이첨 의원은 안과 전문 의원이었다. 이첨은 젊은이의 눈을 자세히 살펴본 뒤 엄한 표정으로 말했다.

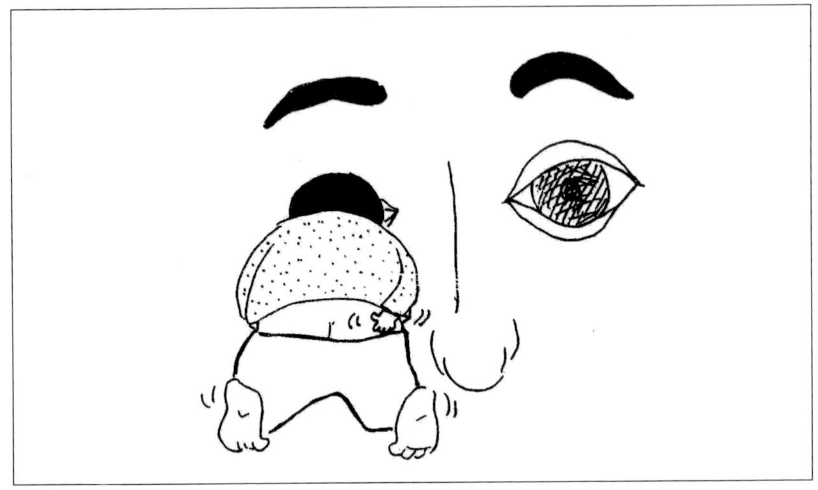

“젊은이의 눈병은 아주 심각하네. 그러니 이제부터 내 말을 잘 들어야 하네. 이 병은 눈에 화독(火毒)이 있어 열흘 안에 이것이 엉덩이로 내려와 엉덩이에 큰 농창(膿瘡, 고름)이 생길 것이네. 그렇게 되면 그 땐 정말 끝장이야. 그렇지만 치료할 수는 있으니, 크게 걱정하지는 말게.”

“제발 한시바삐 치료하여 주십시오.”

“너무 조급하게 굴지 말고 내 말을 잘 듣게나. 엉덩이에 큰 농창이 생기면 매우 고생하니, 엉덩이를 주의 깊게 관찰하고 있다가 농창이 생기면 나에게 빨리 알려주게.”

“엉덩이를 잘 보라고요? 네, 알겠습니다.”

젊은이는 이첨 의원의 말을 듣고 농창이 생긴다는 말이 머릿속에 가득 찼다.

“흠, 농창이 생기면 정말 큰일이지.”

그는 매일같이 눈병에 신경을 쓰기보다는 엉덩이에 큰 농창이 생긴다는 말에 걱정이 되어 노상 엉덩이를 주의 깊게 관찰하였다.

"엉덩이에 뭐가 났나?"

매일 하루에도 몇 번씩 엉덩이를 뚫어지게 쳐다보고 또 만져보고 하며 이첨 의원이 처방한 약을 복용하면서 며칠이 지났다. 그런데 엉덩이에는 농창이 생기지 않았고 눈병은 치료가 되었다. 그가 다시 이첨 의원에게 가서 진단을 받았더니, 이 의원은 웃으면서 말했다.

"이젠 다 나았네."

그 환자를 치료했던 여러 의원들이 이첨이 지어 준 약을 보니 자기들이 처방한 약과 별 차이가 없었다. 백번 생각해 봐도 어째서 이첨이 처방한 약은 효과가 있고, 자기들이 처방한 약은 효과가 없었는지 생각하다가, 마침내 이첨을 찾아가 그 이유를 직접 물어 보았다. 그러자 이첨은 크게 웃으며 말했다.

"성격이 조급한 환자는 빨리 낫기를 원해 안달을 하지요. 그 결과 화(火)가 눈을 계속 공격합니다. 그러면 눈은 더욱 충혈되고 눈병이 쉽게 낫지 않습니다. 그래서 그의 관심을 일부러 병이 없는 다른 곳으로 유도한 거지요. 그러니 눈병은 쉽게 나을 수밖에……."

다른 의원들은 쉽게 치유된 이유를 깨닫고 이첨의 정신요법에 탄복하며 마음속에 새겼다.

대개가 눈병이 나면 눈을 손으로 자주 만져 병이 더 심해진다. 이첨은 환자의 주의를 아무런 병도 없는 멀쩡한 엉덩이로 유도하여 눈에 대한 신경을 덜 쏟게 한 것이다. 그리고는 병행해서 약을 복용하니 약효가 잘 들어 빨리 치료되었던 것이다.

이첨의 호는 소당(小塘)이고, 강소 의정현 사람이다. 그의 저서로는 《안과(眼科) 72문(問)》이 있으며, 그 밖에도 《육신야광환방(育神夜光丸方)》,《연자금침설(蓮子金針說)》등이 있다.

5. 오원정과 토충吐蟲

명(明)나라 때의 이야기다. 남편을 따라 여행을 가던 부인이 경도(京都)에서 남경(南京)으로 돌아가는 중에 길가에서 음식을 사 먹다가 잘못하여 벌레가 목구멍으로 넘어갔다. 그러나 실은 벌레를 삼킨 게 아니고, 식사를 하다가 밥그릇에서 벌레를 발견하고는 그 부인은 벌레 몇 마리를 이미 삼켰다고 생각하였던 것이다.

부인은 평소에 매우 깔끔한 성격으로 매사에 조심성이 많고 일종의 결벽증이 있었다. 그녀는 뱃속에 벌레가 들어 있다고 생각하니 점점 참을 수가 없게 되었고, 급기야는 그것이 병이 되고 말았다. 배에서 벌레가 꿈틀대는 것 같았고, 배도 아프기 시작했다. 그러더니 그녀의 얼굴색은 점점 노랗게 변했다. 여러 의원들을 청하여 치료를 해보았지만 별 효과가 없었다. 그러자 남편 또한 걱정이 되어 주위 사람들에게 물었다.

"이곳 경도에 용한 의원이 계신가요?"

"오원정(吳元禎) 의원을 찾아가 보시오. 경도에서 가장 용한 의원이지요."

여관 주인이 경도의 명의 오원정을 추천하여 그를 찾아가

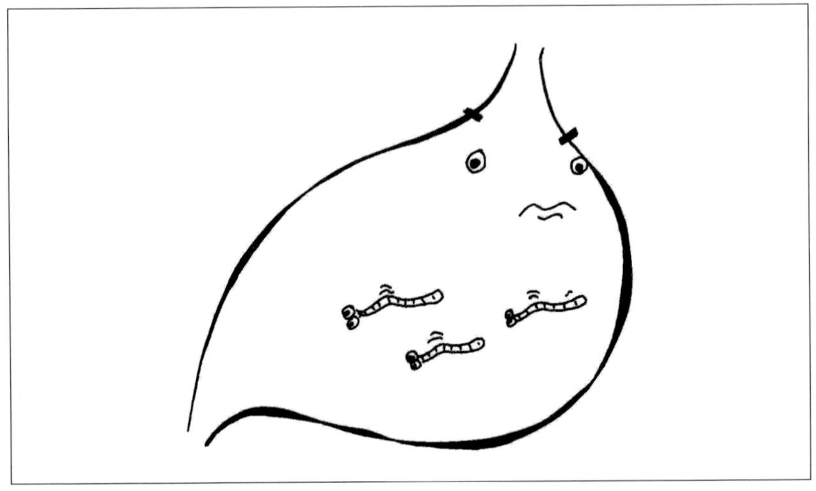

진단을 받았다. 남편은 아내가 병에 걸리게 된 원인을 모두 이야기했다. 오원정이 남편에게 말했다.

"우리 가문에 대대로 내려오는 치료법이 있습니다. 마음을 놓으십시오. 치료법은 우리 의원의 조전비방(祖傳秘方, 집안 대대로 내려오는 비방)이니 다른 사람에게는 알려주지 마십시오."

오 의원은 남편에게 자세하게 설명하고 지시를 내리면서 재삼 확인하였고, 남편은 머리를 끄덕이며 대답했다.

이튿날, 오원정은 조전비방이라 하며 약을 달여 남편에게 건네주며 말했다.

"부인을 데리고 뒤뜰 정원에 가서 이 약을 먹이시오."

남편은 아내를 부축하여 뒤뜰로 내려갔다. 환자는 숨이 차고 머리가 어지러우며 눈이 어찔어찔했다. 남편은 부인을 위로하며 말했다.

“의원님께서 말씀하시기를, 이 약은 오 의원의 조전비방으로 이 약만 먹으면 병이 금방 낫는다고 하셨어. 그런데 이 약은 꼭 햇빛이 비치는 넓은 데서 복용해야만 효과가 있다더군. 이제 약을 먹으면 곧 좋아질 거요.”

약을 복용하자, 환자는 뱃속에서 꾸르륵거리는 느낌이 들더니 구토증이 났다. 그러고 나서는 금방 위에 있는 것을 전부 토해내기 시작했다. 한바탕 토하고 나니까 가슴이 뛰고 눈물이 나왔다. 그때 갑자기 옆에서 오 의원의 하녀가 소리를 질렀다.

“벌레가 나왔어요! 부인께서 토해 냈어요. 보세요, 아직도 땅에서 꿈틀거리고 있어요!”

환자의 남편도 내려다보며 말했다.

“그래, 저 벌레로구나!”

환자는 토하고 난 다음이라 눈앞이 어찔어찔한데 그녀가 얼핏 보니 벌레가 움직이는 것 같았다. 그것이 전에 먹었던 벌레 같았다. 바로 눈앞에 있는 벌레를 그의 남편은 하녀에게 빨리 치우도록 하였다. 그런 다음, 오 의원은 비장과 위장을 보하는 약을 처방해 주어 복용하게 하였다. 그리고 마침내 환자는 건강을 회복하였다.

원래 오원정의 조전비방이란 단지 구토가 나게 하는 약이었다. 환자가 워낙 깔끔하고 결벽증이 있는 까닭에 환자로 하여금 약에 대해 전적인 믿음을 갖도록 한 것이다. 그래서 뱃속에 있지도 않은 벌레를 토한 것같이 속여서 환자를 안심시켜 병을 낫게 하는 심리요법을 썼던 것이다.

6. 오구吳球의 심리치료

명(明)나라 때 이야기다. 한 젊은이가 술을 너무 마셔 친구의 집에서 몸을 가누지 못하고 쓰러져 있었다.

"자네 오늘 여기서 자게나."

"음—."

만취가 된 친구는 한밤중에 갈증이 나서 잠에서 깼다.

"어이구, 목이 타는군!"

그는 목이 타고 가슴도 답답했지만, 캄캄해서 물을 찾을 수가 없었다. 그는 물을 찾으러 왔다 갔다 하다가 돌로 된 말먹이통 속에서 물을 발견하고는 먹이통 안에 있는 물을 마셨다. 물은 차고 달았다.

"아이고, 시원하다. 물이 아주 달구나!"

머리를 통에다 거꾸로 처박고 마음껏 마시고 나서는 다시 방으로 돌아와 계속 잠을 잤다.

이튿날, 잠에서 깨어나자 또 목이 말라서 다시 어젯밤 먹었던 물을 찾아 말 먹이통 앞으로 갔다. 그런데 먹이통 안에 있는 물을 들여다보니 물속에는 조그만 빨간 벌레가 꿈틀거리며 헤엄을 치고 있었다. 그는 그것을 본 순간 놀라며 구역질을 했

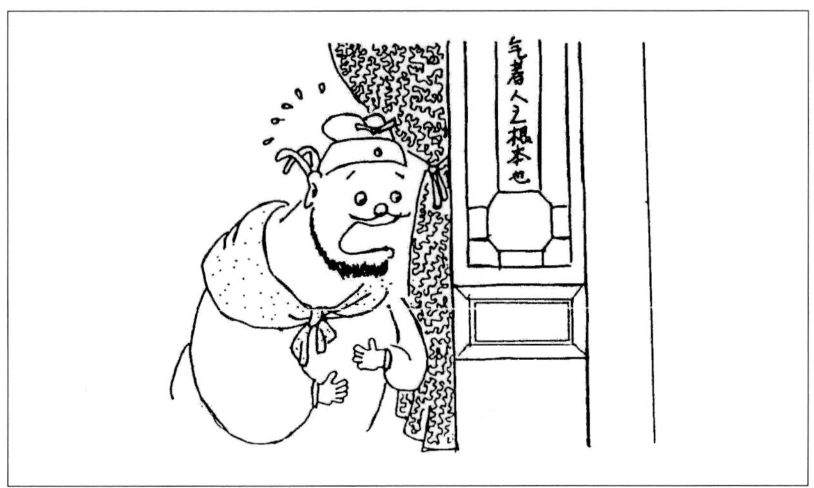

다.

"웩!"

그는 자기가 밤에 이 물을 먹어 벌레가 뱃속에 있다고 생각하니 마음이 불안하고 뱃속에서 벌레가 헤엄쳐 다니는 것 같았다. 자꾸만 생각할수록 벌레의 수가 많은 것 같고 큰 것 같았다. 그는 점점 더 마음이 조급해지고 두려워졌다. 하루 온종일 벌레 생각만 하다 보니 배꼽 위가 더부룩해지고 횡격막 있는 데가 마비가 되는 느낌이 들었다. 마침내는 그곳의 여러 의원을 찾아가 보았지만 아무 소용이 없었다.

"오구(吳球) 의원이 용하다던데, 한번 가서 치료를 받아 보시오."

어떤 사람의 소개로 젊은이는 오구 의원을 찾아갔다. 오 의원은 젊은이를 진단해 보더니 천천히 말했다.

"너무 걱정 마시오. 내게 비방이 있으니, 내 말만 잘 들으시오. 그러면 곧 낫게 해주리다."

이튿날, 오 의원은 환제(丸劑)를 만들어 환자에게 직접 큰 대야를 들려 가지고 어두컴컴한 방으로 데리고 들어갔다. 대야 안에는 맑은 물이 들어 있었다. 오 의원은 환자에게 대야 속을 들여다보게 하였다.

"이 대야 안에 무엇이 있는지 들여다보시오."

"물만 있는데요?"

오구는 환자에게 환약을 먹였다. 환자는 환약을 먹고 조금 있자, 뱃속이 약간 거북스럽더니 설사가 날 것 같았다.

"설사가 나면 그 대야에다 변을 보시오!"

"네!?"

젊은이는 설사가 급하게 나오자 할 수 없이 대야에다 변을 봤다. 변을 다 본 후 오 의원은 창문의 커튼을 열었다. 창문으로 햇빛이 들어오자, 오 의원이 젊은이에게 말했다.

"대야 안을 들여다보시오."

대야 안에는 빨간 벌레들이 꼬물거리고 있는 것 같았다. 그 벌레들은 말 먹이통에서 본 바로 그것 같았다.

"이제 뱃속에 있는 벌레들이 다 나왔습니다."

오 의원의 말에 환자는 그제야 안심이 되는 듯 뱃속이 후련해지는 것이었다.

이 환자는 마음속 의구심으로 생긴 병이라, 오 의원은 귤껍질을 잘게 썰어 파두(巴豆) 두 알을 같이 간 다음 빨간 실을 벌레같이 잘게 잘라서 환약을 만들 때 그 안에다 넣었다. 환약을 먹은 후 금방 설사가 나서 실이 마치 벌레같이 보여 환자의 의구심을 가시게 하는 심리요법을 써서 병을 치료하였던 것이다.

오구(吳球)는 명나라 때 사람으로 자(字)가 교선(茭仙), 괄창(括蒼, 지금의 절강성 여수현) 사람이다. 그는 학식이 높고 재물을 경시 여기며, 의(義)를 중하게 생각했다. 그의 저서로는 《제증변의록(諸證辨疑錄)》 4권, 《활인심통(活人心統)》 4권이 지금까지 전해 내려오고 있으며, 그 밖에 《용약원기(用藥元機)》, 《식료편민(食療便民)》, 《방맥주의(方脈主意)》 등이 있다.

7. 건망증 健忘症

춘추(春秋)시대에 송양(宋陽)에 사는 이화자(里華子)라는 중년의 남자가 있었다. 그런데 어느 때부터인지 갑자기 건망증이 들기 시작했다. 아침에 있었던 일을 저녁에는 깡그리 잊어버리는 것이었다. 그러다가 증상이 점점 심해지더니, 마침내는 걸어가고 있는데 걸어가고 있는 것을 잊어버리고, 집에 앉아 있어도 앉아 있다는 것을 잊어버릴 정도였다.

"오늘 내가 무엇을 했지?"

내일이 되면 지나간 어제 일을 잊어버렸다. 이렇게 하루하루를 도대체 무엇을 하고 다니는지를 잊고 다녔다. 집안 식구들 모두가 그의 건망증에 대하여 심각하게 생각하고 애를 태우고 있었다.

"사(史) 선생이라고 점을 잘 친다는 사람이 있다는데, 모셔다가 점이라도 한번 쳐 봅시다."

그러나 점을 쳐 본들 아무런 소용이 없었다.

"귀신이 몸에 씌웠는지 모르니, 무당을 불러 굿을 해봅시다."

무당을 불러다 굿을 해보았지만, 그 또한 별무효과였다. 의원을 초빙하여 공사약(攻邪藥, 사기를 없애는 약)으로 치료를 하였는데도 마찬가지였다. 그리고는 그렇게 몇 년이 흘렀다.

노(魯)나라의 독서를 많이 한 선비가 있었는데, 자기가 직접 송양에 사는 이화자의 집을 찾아가 치료하겠다고 자청하여 왔다.

"건망증이 심각한 지경이군!"

"이전에도 여러 의원을 모시고 치료하였는데, 전혀 효과가 없었습니다. 병만 고쳐 주시면 저희 집 재산의 절반을 선생님께 드리겠습니다."

이화자의 부인이 말했다.

"이 건망증은 점을 친다거나 굿을 한다고 해서 치료가 되는 것이 아닙니다. 이것은 환자의 심경에 변화를 유도해서 그의 우려하는 마음을 없애는 방법을 써야 할 것 같습니다. 장담은 할 수 없지만, 한번 고쳐봅시다. 그 대신 환자가 잘 따라 주어야 합니다."

선비는 환자를 다른 방으로 데리고 가서는 입고 있는 옷을 다 벗게 하였다. 이것은 환자로 하여금 수치심을 갖게 하여 옷의 필요성을 절실히 느끼게 하였다. 또한 그는 환자에게 음식을 주지 않고 굶겼다. 또한 환자에게 햇빛을 보지 못하도록 캄캄한 골방으로 거처를 옮겼다.

그러자 환자는 조금씩 기억력이 회복되어 갔다. 선비가 부인에게 말했다.

"조만간 건망증은 없어질 것입니다. 그런데 나의 치료 방법을 남편에게 알려서는 안 됩니다. 나와 남편은 일주일 동안 같이 생활할 것입니다."

"네, 알겠습니다."

이렇게 일주일이 지나자 환자의 건망증은 정상을 되찾았다. 선비의 치료 방법은 간단했다. 그것은 인간의 기본적인 생활 조건인 의식주를 차단함으로써 본능적인 욕구를 불러일으켜 생각들을 돌이키게 하는 것이었다.

8. 파리 요법

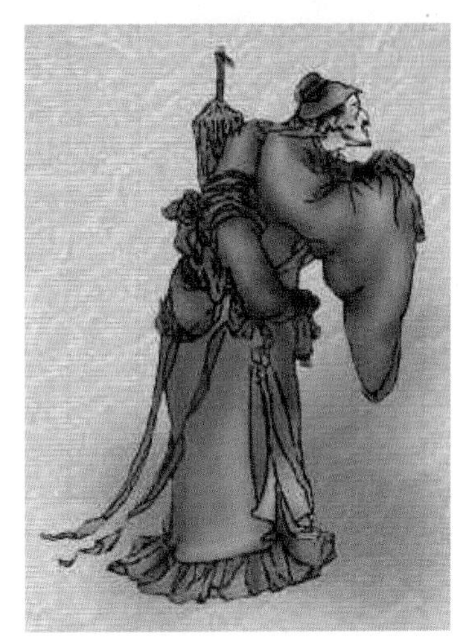
화 타

동한(東漢)시대 말, 어느 대신(大臣)의 아주 게으른 부인이 있었는데, 그녀는 하인이 옷을 가져오면 손만 내밀고, 밥을 가져오면 입만 여는 생활이 습관화되었다. 몸은 잘 먹어서 살이 찌고, 피부는 하얗고 성격은 의심이 많았다.

날마다 부인은 삼시 세 때 음식을 트집을 잡아 하인들을 닦달하는데, 고기는 잘 다지게 하고, 야채는 세 번씩 씻게 하여 자신이 직접 눈으로 검사를 하였다. 상 위에 올라온 야채의 빛깔이 신선하게 보이지 않으면 화를 내고 하인들에게 벌을 주었다. 하인들은 모두 부인을 무서워하여, 뒤에서 그녀에게 손가락질을 하며 「괴부인(怪夫人)」이라고 불렀다.

어느 날, 그 괴부인은 차(茶)를 마시다가 파리 한 마리를 삼킨 것 같아 갑자기 눈이 어지러웠다. 부인은 마음속으로 파리가 독이 있어 삼키면 생명을 잃게 된다고 생각하였다. 그 후로부터는 차를 마실 때면 마치 파리가 찻잔에 빠져 있는 것 같아 구토가 나고, 밥을 먹을 때는 음식에 파리가 들어간 것 같아 놀라서 욕을 하며 화를 내었다. 온종일 실성한 사람같이 넋

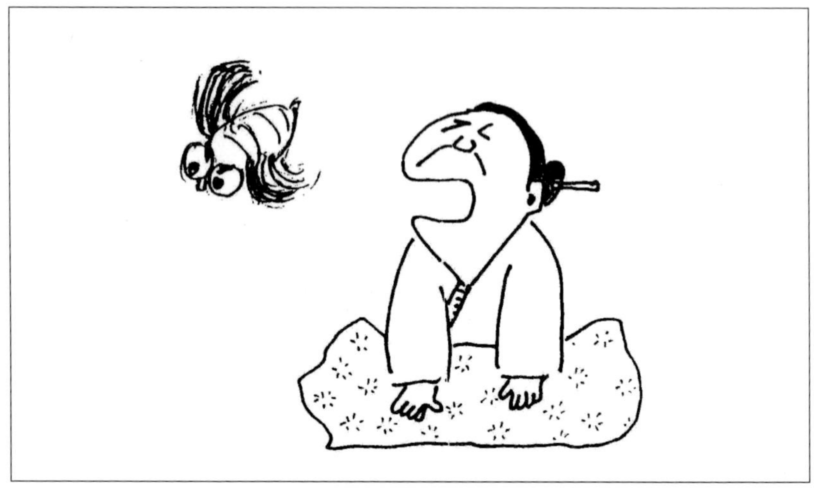

을 잃고 음식도 입에 대지 못했다.

며칠이 지나자, 괴부인은 뱃속에서 파리가 노는 것 같고, 오장육부를 잡아 뜯는 것 같아 견딜 수가 없었다. 종일 밥을 먹지 못한 채 밤에는 잠까지 이루지 못해 몸은 수척해지고, 마침내는 이불을 뒤집어쓰고 드러눕게 되었다.

대신은 의원을 초빙하여 부인을 진찰하게 하였지만, 모두 머리만 흔들며 괴부인에게 말하였다.

"병이 이미 고황에 들어가 있어(病入膏肓) 치료할 방법이 없습니다."

「병입고황(病入膏肓)」은 몸 깊은 곳에 병이 들었으니 침이 미치지 못하므로, 병을 고칠 수 없다는 뜻이다. 고황은 명치 부위를 말하지만, 옛날에는 병의 정도가 깊은 것을 의미하여 약물이나 침구(鍼灸)를 써도 별 치료 효과가 없다고 여겼다.

화타(華陀)가 그 소식을 듣고 관청에 가서 대신을 만났다.

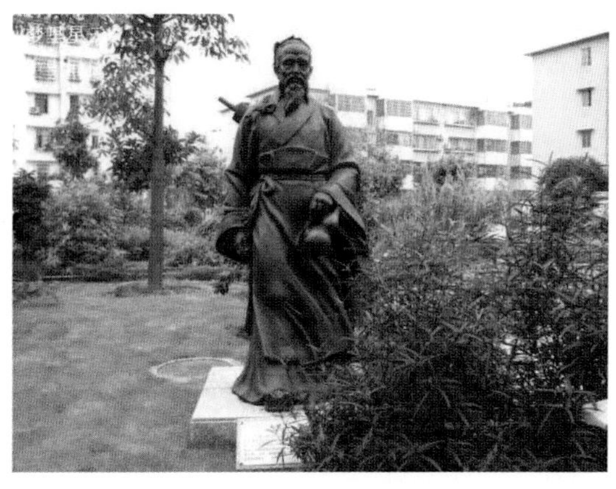

화타 조상(彫像)

“제가 부인의 병을 치료해 보겠습니다.”

대신은 화타를 대동하고 집으로 갔다. 화타가 부인을 진단한 다음 부인에게 말했다.

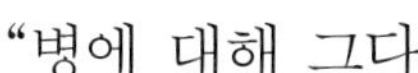

“병에 대해 그다지 신경 쓰실 것 없습니다. 제가 처방약을 드릴 테니 약을 드신 후 토할 것입니다. 토할 때 파리도 나올 것이고, 그러면 병의 근원이 없어지니 부인께서는 병이 나을 것입니다.”

화타의 처방대로 하인을 시켜 약방에 가서 약을 지어다 끓이게 하였다. 화타는 부인의 몸종을 가만히 불러 말했다.

“부인이 토할 때 너는 그릇을 준비하여 그릇에 토하도록 하고, 부인을 의자에 앉힌 다음 토한 그릇에다 죽은 파리를 넣어 부인에게 가져가 토한 것을 보여주어라. 그러나 이 사실을 누구에게도 말하면 안 된다. 알았지?”

몸종은 고개를 끄덕였다. 과연 부인이 약을 먹고 난 후 토하기 시작했다. 몸종은 화타가 시킨 대로 부인이 토한 그릇에 파리를 집어넣었다. 그리고는 그릇을 부인에게 보여주었다.

파리가 있는 것을 본 부인은 금세 얼굴이 달라졌다. 그녀는 뱃속에 있는 파리가 나왔다고 생각하였다. 2, 3일 몸조리를 하자 전과 같이 몸에 살이 돌고 건강을 되찾았다.

대신은 화타에게 감사하며 후하게 사례를 하려 했다. 화타는 크게 웃으며 말했다.

"부인께서 어찌 파리를 드셨겠습니까? 부인께서 평소 의심이 많으시고 파리를 먹었다고 착각을 하여 울체(鬱滯)가 생겨 마음의 병이 생긴 것입니다. 저는 단지 죽은 파리 한 마리를 몸종에게 준 것뿐입니다. 몸종이 도와서 마음의 병을 없앤 겁니다. 부인의 몸종에게나 사례를 하십시오."

9. 술병 치료

《이견지(夷堅志)》는 중국 송나라의 홍매(洪邁)가 엮은 설화집이다. 송나라 초기부터 그의 생존 당시까지 민간에서 일어난 이상한 사건이나 괴담을 모은 책으로, 당시의 사회, 풍속 따위의 자료가 풍부하다. 모두 420권이던 것이 흩어지고 없어져서 오늘날은 약 절반만 전한다.

《이견지》에 술병을 고친 재미있는 이야기가 있다.

옛날에 어렸을 때부터 술을 좋아하는 사람이 있었다. 그는 하루 종일 술만 마시고 음식은 입에 대려고 하지도 않고 술을 마치 물마시듯 마셔댔다.

"술 가져와!"

그는 잠시라도 곁에 술이 없으면 불안해서 소리를 지르고 설쳐댔다. 그래서 몸은 점점 말라 갔다. 주변 사람과 집안 식구들은 그에게 술을 끊을 것을 권했다.

"술은 이제 그만 마시고 식사를 하세요. 계속 이러면 큰일 나요."

"난 술이 없으면 견딜 수가 없어!"

어떤 소리도 그의 귀에는 들어오지 않았다. 마침내 식구들은 그를 데리고 의원을 찾았다.

“술을 많이 드신다고요?”

“네, 한시도 술 없이는 견딜 수가 없어요.”

“어디 한번 봅시다.”

의원이 환자를 자세히 관찰해 보니 얼굴은 초췌한 데다 술에 취해 불그레하고, 입으로는 횡설수설하며 자태가 온전하지 않았다. 의원은 그의 집안사람들에게 말했다.

“지금 이 사람은 술 중독 상태입니다. 이렇게 계속 술을 마시면 증세는 더욱 심해져 나중에는 정신을 잃고 목숨까지도 잃을 수 있어요. 만성 중독증이 되면 소화불량으로 영양이 결핍되고, 또 의지력이 감퇴되며, 손이 떨리고, 간이 붓기도 하는데, 간이 부으면 피를 토하고 배에 복수가 차 정신을 잃기까지 합니다.”

간이 붓는다는 것은 현대의 지방간이나 간경화 또는 간암을 말한다.

“어떻게 치료 방법이 있습니까?”

“약보다 좋은 방법이 있지요.”

“약을 쓰지 않고요?”

“내 지시대로만 하십시오.”

“네!, 알겠습니다.”

집안 식구들은 의원의 말대로 한길 가 나무에 환자를 붙들어 매어놓고 그 앞에는 상을 차려놓았다. 상 위에는 냄새가 좋은 술을 바로 그의 코앞에다 놓아 그에게 냄새가 풍기게 하였

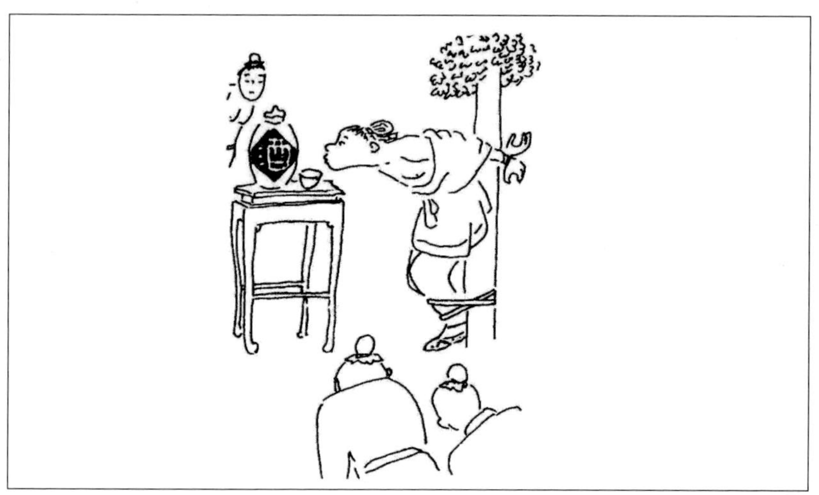

다. 그 광경을 보고 사람들은 한 사람 한 사람 몰려들었다.

"술 고주망태가 웬일이야!?"

환자는 손을 묶였으니 술을 먹을 수가 없고, 오로지 쳐다만 볼 수밖에 없었다.

"에잇!"

환자는 조급해지고 점점 화가 나 큰 소리로 욕을 해댔다.

"이 줄을 당장 풀지 못해!"

사람들에게 매어있는 끈을 풀어 달라고 하였지만, 주위에서 구경하는 사람들은 웃기만 할 뿐이었다.

"하하하!"

환자는 술을 먹을 수도 없는 데다 사람들에게 조롱을 받기까지 하니 참을 수가 없었다. 화가 머리끝까지 나 있는데, 별안간 입에서 돼지 간과 같은 검은 물건이 튀어나와 술병으로 떨어졌다.

"이제 이 술을 먹게나."

의원이 술잔을 들어 환자의 입에다 갖다 댔다.

"음—!"

술잔에서 풍기는 냄새가 역겨워 환자는 입을 다물고 먹으려 하지 않았다. 그 후부터 환자는 술만 보면 그 역겨운 냄새가 생각이 나서 먹으려 하지 않고, 술 생각을 떨쳐버릴 수 있게 되니 점차 몸의 건강이 회복되어 갔다.

의원은 환자를 저잣거리에 묶어놓고 사람들로부터 조롱을 받게 하여 그를 화나게 하였고, 그래서 화기(火氣)가 위쪽으로 상충(上衝)이 되어 위(胃)에 있는 나쁜 피를 토한 것이다. 환자가 토한 더러운 핏덩이가 술에 들어가니 구역질이 나고, 술 냄새가 역겹게 느껴진 것이다.

그 후로는 술 얘기는 입 밖에도 내지 않고 마침내 술을 끊고 건강을 되찾게 되었다. 의원은 환자에게 약도 쓰지 않고 술을 끊게 해서 건강을 회복시킨 것이다.

10. 붓으로 치료한 발기 불능

옛날 어느 마을에 허리와 둔부가 탄탄하고 아주 건장한 청년이 있었다. 청년이 결혼할 나이가 되자, 그의 부모는 매파를 놓아 결혼할 신붓감을 알아보았다.

"이제 너도 혼인을 할 나이가 되었구나."

청년은 속으로 흐뭇해했다. 결혼을 한다는 생각을 하니 어떤 색시가 시집올 것인가 하는 생각으로 잠을 이루지 못했다. 마침내 매파가 양가의 규수를 물색해서 혼례식을 올리게 되었다.

혼례식 날, 연회가 무르익어 가자 청년의 친구들은 저마다 한 마디씩 했다.

"신부가 정말 예쁜데!"

"신부 너무 못살게 굴지 마라!"

신랑은 친구와 친척들이 돌아가기를 기다렸다가 신방으로 들어갔다. 그는 신부를 바라보니 마치 한 송이 꽃과 같았다. 그는 마치 며칠 굶은 승냥이가 먹이를 발견하고 달려들 듯이 미처 촛불도 끄지 않고 와락 신부를 껴안았다. 신부는 욕정이 끓는 신랑을 떼밀었다. 신부는 별안간 달려드는 신랑을 보자

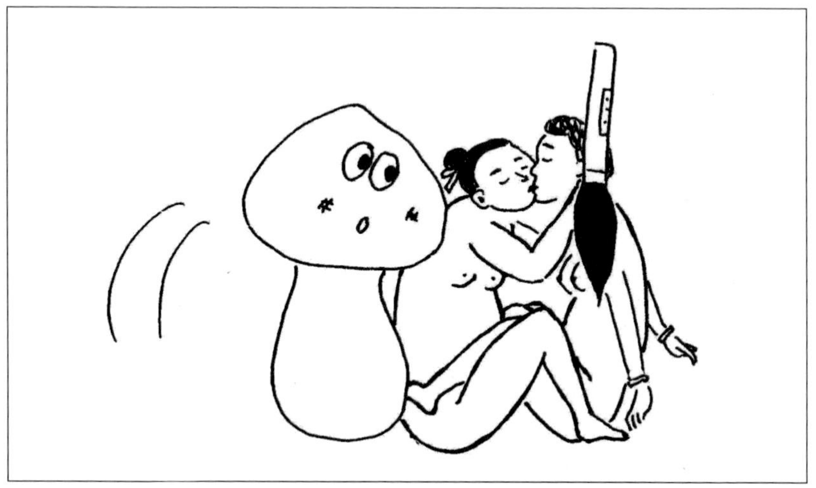

겁이 나서 계속 밀쳐냈다.

“왜 이래? 우리는 이제 부부요!”

신랑은 끓어오르는 욕정을 거절당하자, 마치 전쟁터에 나간 군사가 패배를 당한 수치심과도 같은 느낌이 들어 한 순간에 팽팽하던 양물(陽物)이 위축이 되어버렸다.

그런 뒤로부터 신랑은 발기가 되지 않아 첫날밤을 신부와 함께 운우의 정(雲雨之情)을 나누어 보지도 못한 채 지새는 꼴이 되어버리고 말았다. 그날 이후 신랑은 발기가 되지 않아 심각한 고민에 빠지게 되었다. 그는 몰래 길거리에서 파는 정력제를 사서 복용해 보았지만, 아무런 효과를 보지 못하였다.

“거 참, 비싸게 주고 샀는데 효과가 없으니…….”

그는 마침내 용하다는 의원을 찾아갔다. 의원은 가만히 증상을 들어보더니 맥을 짚어 보았다.

“병을 고치려거든 내 말을 잘 듣고 그대로 실천하게. 알겠는가?

"네."

"붓끝의 털을 태워 복용하면 양위증(陽痿症)은 치료가 되는데, 단 자네 처가 직접 태워야 하네. 태운 붓털을 술과 함께 복용하면 효과가 있을 걸세."

신랑은 집으로 돌아와서 자기 처에게 의원이 처방한 대로 붓끝을 태워 달라고 하여 태운 재를 잠자기 전에 술과 같이 복용하였다. 그러자 양위증은 씻은 듯이 치유가 되었다.

그 후 신랑은 길가에서 우연히 전에 정력제를 팔던 사람을 만났다.

"당신 약은 효과가 없고, 붓끝의 털을 태워 먹었더니 양위증이 치료되었소."

정력제를 판 사람이 양위증을 치료한 의원에게 달려가 물었다.

"의원님, 붓이 정력제입니까?"

"허허, 양위증은 원발성(原發性) 양위와 계발성(繼發性) 양위로 구별이 되고, 양위증의 원인은 기질성(器質性)의 원인과 공능성(功能性)의 원인이 있는데, 기질성의 원인은 신체의 다른 질병에 기인한 것으로, 예를 들자면, 생식기 기형, 선천성 고환 결손, 성선(性腺) 기능부전, 신경계통의 질환 혹은 심폐간신 등 장기 질환과 약물, 술 중독으로 오는 것을 말하며, 공능성의 원인은 정신 요소나 신경계통의 생리적 변화에서 오는 것으로, 이를테면 긴장이라든지 자신감 상실, 과도한 피로, 공포, 장기적인 수음(手淫), 방사 과도로 오며, 통계에 따르면 열 명 가운데 8, 9명은 공능성이며, 나머지 한두 명 정도가 기질성이라네."

의원은 수염을 쓰다듬으며 계속하여 설명했다.

"만일 양위증이 기질성이 원인이면 당연히 기질성 질환을 치료하여야 하지만, 양위증이 정신적인 요소나 다른 기능의 원인으로 인한 것이면 그 요소를 제거하여야 한다네. 동시에 양위증을 치료하는 데 부인의 적극적인 참여로 환자의 정신적 부담을 덜어주어 자신감을 갖도록 하는 것이 중요한데, 그 환자는 신체도 건장하고 성욕 또한 왕성한데 신혼 초 신부의 거절로 정신적 자극을 받아 양위가 발생되어 그 후로 용기를 잃어 부인의 도움을 구하지 않으면 안 되었고, 그래서 정력제가 효과를 보지 못한 것이라네. 아내가 사랑하는 마음을 갖고 환자의 정신적 부담을 없애 성생활에 자신감을 갖게 되어 양위증을 치료하였던 것이네. 실제로 붓끝의 털은 강장의 작용과는 아무런 관계가 없다네."

11. 불면증과 울화鬱火

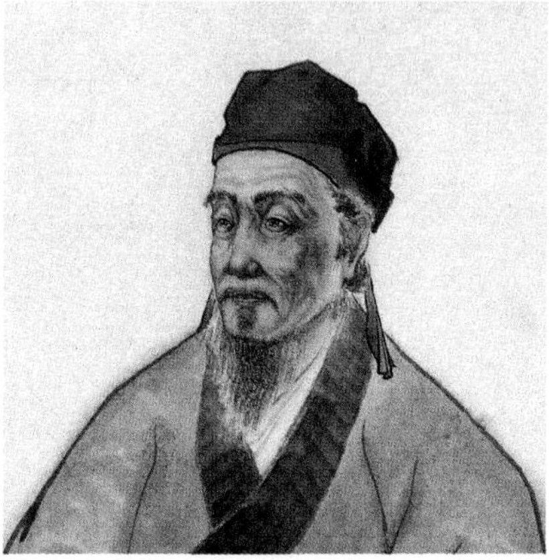

장자화(장종정)

장종정(張從正)은 금대(金代)의 이름난 의학자로서, 금원사대가(金元四大家)의 한 사람이다. 자(字)는 자화(子和)이다.

명의 장자화(張子和)가 불면증 환자를 심리요법으로 치료한 이야기가 있다.

한 부잣집 부인이 지나치게 생각이 많아 밤이면 잠을 이루지 못했다. 그러기를 하루 이틀도 아니고 2년 동안이나 계속되었다.

날마다 악몽에 시달려 신경이 예민하여지고 밤을 꼬박 새우기가 일쑤였다. 눈은 피로하여 쏙 들어가고, 몸도 여위어 온종일 기력이 떨어지고 피곤이 겹쳐 있었다.

"하루라도 잠 좀 푹 자 보았으면!"

집안 식구들도 걱정이 태산 같아 여러 의원을 모셔와 진맥을 받고 약도 적지 않게 먹어 보았다. 진맥을 한 의원들은 한결같이 똑같은 처방만 내렸다.

"심장을 튼튼하게 하고 신경을 안정시키는 양심안신(養心安神) 약을 들도록 하십시오."

약을 복용하여도 별 효과를 보지 못하고 고통 속에서 그럭저럭 2년이라는 세월이 흘렀다. 그 2년 동안 집안 식구들의 고통도 말이 아니었다. 남편이 장자화 의원이 용하다는 소문을 듣고 마침내 그를 모셔왔다. 장자화가 진맥을 하고 나자 남편이 물었다.

"의원님, 무슨 원인으로 이렇게 잠을 이루지 못하는 겁니까?"

"아마 오랫동안 생각에 몰두하든지, 고민을 하다 보니 불면증이 생긴 것 같습니다."

"의원님, 어떻게 좀 고쳐 주십시오."

장자화는 약으로는 효과를 보기가 힘들 것 같다고 생각했다.

"잠깐 이야기 좀 합시다."

장자화는 남편을 조용히 불러 치료 방법을 얘기해 주었다.

"부인의 병을 고치기 위해서는 내가 시키는 대로 하십시오."

2년 동안 병으로 시달린 부인을 위해 남편은 장자화의 말에 따랐다. 장자화는 남편에게 치료 계획을 조용히 말한 다음 이 계획은 둘만의 비밀로 하자고 부탁했다.

장자화는 남편에게 좋은 술을 사오라고 일렀다. 그리고 산해진미로 상을 차리도록 하고 혼자서 마음껏 먹고 마셨다. 한참 동안 마시고 나서는 일부러 술에 취한 척 터무니없는 말로 횡설수설하고 큰 소리로 떠들어댔다.

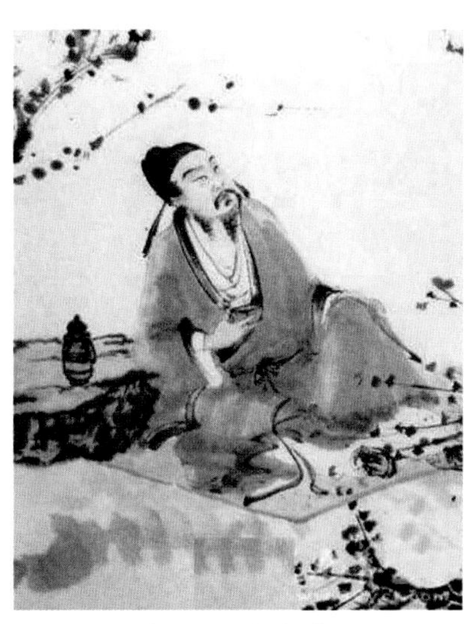
장종정(장자화)

환자는 의원이 정말 취했다고 생각되어 불면증이 치료가 되는지 묻고 싶었지만 취한 의원에게 묻지를 못하고 있었다. 그러나 며칠 동안 의원은 아무 말도 않고 계속 술만 마시며 치료할 생각을 하지 않는 것이었다.

그러고 나서 장자화는 약 처방은커녕 진맥 한번 하지 않은 채 술만 실컷 마시고는 적지 않은 치료비를 남편에게 요구했다. 그런데도 남편은 아무 말도 하지 못하고 치료비를 지불하는 것이었다. 치료비를 챙긴 장자화는 당연하다는 듯 소매를 털면서 유유히 집으로 돌아가 버렸다.

장자화가 돌아가고 나자, 그 광경을 죽 지켜본 부인은 기가 막히고 울화가 치밀어 올라 견딜 수가 없었다. 마침내 그렇게 내성적이던 부인도 인간의 감정은 어쩔 수 없는지 가고 없는 의원을 욕하고는 남편을 닦달하여 당장 치료비를 되찾아오라고 야단법석을 떨었다.

"아니, 치료라고는 손가락 한번 까딱하지도 않고 술만 처먹고 가는데, 치료비를 왜 줍니까? 당장 가서 치료비를 되받아오세요!"

남편은 아무 말도 않고 그냥 서 있기만 하자, 부인은 침대에서 내려와 울면서 소리를 질러댔다.

반나절이나 화를 내며 소리를 질러대니 온몸이 땀으로 뒤범벅이 되고 힘이 빠져 기진맥진했다. 그날 밤 부인은 잠에 떨어져 며칠 동안 깨어나지 않더니 결국 불면증은 완전히 가셔졌다.

장자화는 부인을 진단하고는 약으로는 치료할 수 없다는 결론을 내리고, 정신적으로 지나치게 예민하고 내성적인 성격을 충격을 주어 속에 품고 있는 것을 밖으로 발산시키도록 유도했던 것이다. 그것이 바로 감정을 건드리는 것이었다.

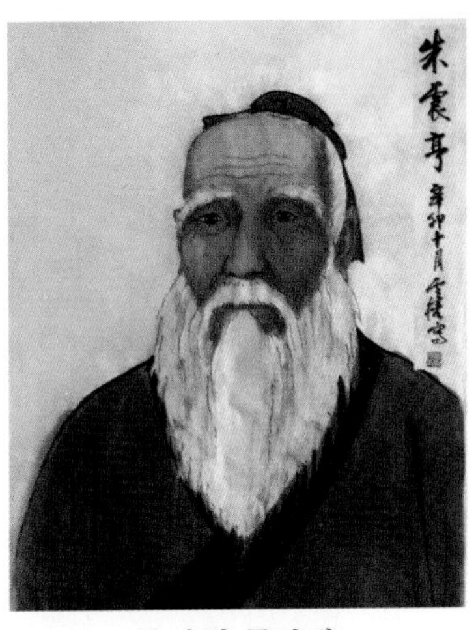

주진형(주단계)

12. 의원에게 빰 맞은 환자

금원(金元)시대 때 한 젊은 부인이 온종일 수심에 가득 차서 음식도 들지 않고 벽을 향해 드러누워 사람을 만나려 하지 않았다. 많은 의원들이 왕진을 다녀갔지만, 아무런 효과를 보지 못했다. 부인은 점점 쇠약하여지고 집안은 온통 수심으로 가득 찼다.

"용한 의원이 있다던데……?"

"의원들이 그토록 많이 다녀갔는데, 별무효과잖아요."

"그렇지만 어쩌겠나. 그래도 하는 데까지는 해봐야지."

그리하여 명의 주단계가 왕진을 오게 되었다. 주단계가 환자의 맥을 보니 환자의 숨이 고르지가 않고 현맥(弦脈)이 나타났다. 조용히 맥을 짚던 손을 놓더니 환자의 아버지를 불렀다.

"조용히 이야기를 드려야겠습니다."

"의원님, 제 딸년을 좀 고쳐 주십시오. 어떻게 이런 병이 걸렸는지요?"

"이 병은 남자를 생각하고 있는데, 자기가 원하는 대로 되지 않자 기가 순환이 되지 않고 울체(鬱滯)가 되어서 비장(脾

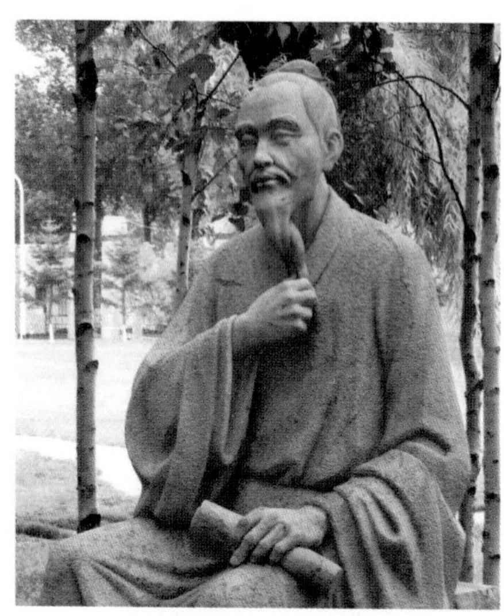
주단계(주진형)

臟)과 위를 손상시켜 병이 난 것이오. 그런데 남편은 여기 없습니까?"

어떻게 맥만 보고 남편이 같이 있지 않은 것을 아는지 환자의 아버지는 내심 놀랐다.

"사위는 광동(廣東)에 가서 장사를 하고 있습니다. 5년이 되었는데도 돌아오지 않고 있으며, 작년부터는 편지 한 장도 없었습니다."

주단계는 곰곰이 생각을 하더니 그녀의 부친에게 말했다.

"이 병은 우울증이 심해져서 생긴 병이니, 감정을 돋우어 화를 내게 만들면 치료가 됩니다. 어떤 방법을 써서라도 화를 내게 하여야 합니다."

환자의 부친은 미덥지가 않은 듯 머리를 갸우뚱하며 말했다.

"어쨌든 의원님께서 알아서 고쳐 주십시오."

주단계는 환자의 방으로 들어가 짐짓 화를 내면서 느닷없이 환자의 빰을 연거푸 세 번이나 세차게 때리며 말했다.

"너는 왜 아무 일도 하지 않고 상념에만 빠져 있는 게냐?"

환자는 아무런 까닭도 없이 빰을 얻어맞고 욕을 먹어 가며 모욕을 당하니 기가 막혀 통곡하며 울었다. 주단계는 환자의 방에서 나오면서 등 뒤로 환자가 욕을 해대는 소리에 빙그레 웃었다. 환자는 한동안 울고 나더니 배가 고프다고 밥을 찾았다. 이제껏 식욕이 없어 밥을 안 먹던 딸이 밥을 찾으니 아버지는 기뻤다.

주단계는 환자의 아버지에게 조용히 말했다.

"화를 내게 하였지만, 이제는 즐겁게 만들어야지 이 병이 완전히 치료가 됩니다."

"어떻게 즐겁게 만들지요?"

조금 전까지만 해도 화를 내게 해야 된다는 말에 이해가 안 간 아버지는 이번에는 주단계의 말을 믿었다.

"걱정 마시고 제 말대로만 하십시오. 그러면 병이 완쾌될 것입니다."

그녀의 부친은 주단계의 지시에 따라 사위가 보낸 것같이 하여 한 통의 편지를 썼다. 그리고 그 편지를 딸에게 가져갔다.

"아범이 인편을 통해 편지를 보내왔더라."

딸이 남편의 편지라는 말에 기뻐 편지를 뜯어보니 거기에는 돌아오겠다는 내용이 적혀 있었다.

딸은 기뻐서 어쩔 줄을 몰랐다. 2, 3개월이 지나자, 우연의 일치인지 정말 그의 남편이 돌아왔다. 그러자 딸의 병은 완전히 나았다.

병의 원인은 남편을 생각하는 데서 생겨서 남편이 돌아와 치유가 됐던 것이다. 주단계는 먼저 화를 내게 만들고, 거짓 편지로 기쁘게 하여 마음의 병을 치료하였던 것이다.

그리고 한편으로는 부친으로 하여금 사위에게 딸이 위독하니 빨리 집으로 돌아오라는 편지를 쓰게 하였는데, 마침 사위가 돌아와 병이 치료된 것이다.

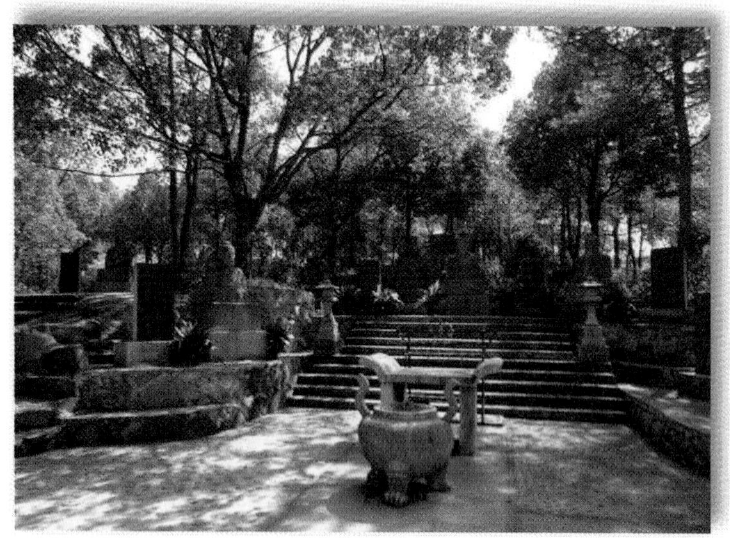

주단계 능원

13. 명의 송자경 宋子京

명(明)나라 때 한 관리가 있었다. 그는 황제의 사랑을 받아 해마다 진급을 하여 마음속으로 매우 득의양양했다. 나중에는 황제의 칙명으로 각 지방을 순찰하여 중대사건을 처리하는 관리인 순도(巡道) 직책의 명을 받고 각 지방 순시에 나섰다.

그는 출세한 자기 자신을 생각하며 너무 가슴이 뿌듯한 나머지 혼자서 아무 이유도 없이 미친 듯이 웃어대고, 하루 종일 음식도 먹지 않아 부하들은 매우 걱정했다. 그들은 순도의 이런 행동에 약을 먹도록 권하고 싶었지만, 오만한 성격이기에 감히 말을 하지 못했다.

마침내 순도가 순시에 나선 군의 군수(郡守)가 나서서 송자경 의원에게 왕진을 부탁했다. 송자경은 순도가 아주 오만하다는 얘기를 듣고 약을 쓰기 힘들 것 같아 군수에게 말했다.

"왕진을 하기 전에 먼저 곁에서 병정(病程, 병의 상태)을 살펴보겠습니다."

순도가 가마를 타고 거리를 나설 때 백성들 속에서 그를 관찰했다. 그러고 나서 송자경은 일부러 헌 옷을 입고 더러운 갓을 쓰고 손과 얼굴에 숯검정을 칠하고 득의만면한 모습으로 순도를 찾아갔다. 순도는 의원이 온다는 보고를 받았지만, 이렇게 예를 갖추지 않고 오는 의원을 보고 자기를 깔보는 것으로 생각하고 화를 내며 수하를 시켜 송자경을 내쫓았다. 군수는 순도가 화를 내는 것을 보고 두려워했다. 그러나 송자경은 군수에게 조용히 말했다.

"사또, 마음을 놓으시오. 순도 대인(大人)의 병은 이미 나았습니다."

이튿날, 순도의 병은 정상적으로 회복되었고 식욕이 돌아 음식도 많이 먹었다. 그는 어제 화를 낸 사실을 생각하며 말했다.

"어제 그 의원은 어찌 그렇게도 예의가 없었는가? 왜 그랬는지 그를 불러오게."

곧 송자경이 불려왔다. 송자경은 어제와는 달리 단정하게 새 옷을 입고 공손히 순도의 앞에 나아갔다. 순도는 더욱 의혹을 가져 물었다.

"어제 그대의 행색은 단정치 않고 예를 갖추지 않아 나를 화나게 했는데, 왜 그랬는가?"

송자경은 품위 있고 예의 바르게 대답했다.

"어제 더러운 옷과 예를 갖추지 않은 것은 순도 대인의 병을 치료하기 위한 것이었습니다. 대인께서 지나친 기쁨으로 병을 얻었으니 화를 내야만 기쁨으로 얻은 병을 고칠 수가 있기에 그리한 것입니다."

그제야 순도는 머리를 끄덕였다.

송자경이 하루는 성 안에서 관을 메고 나가는 상여 행렬을 보았다. 자세히 보니 관에서 핏방울이 뚝뚝 떨어졌다. 핏방울을 보더니 송자경이 상여 행렬을 멈추게 했다.

상주가 의아해 하며 물었다.

"댁은 누구신데, 행여 앞을 가로막습니까?"

"난 의원이오. 관에서 흐르는 핏방울을 보니 아직 사람이 죽지 않은 것 같소이다."

"아니, 제 처가 죽지 않았다니요? 그럼 의원님, 제발 제 처를 살려주십시오."

눈물로 호소하는 남편에게 송자경은 물었다.

"어떻게 죽었습니까?"

"제 처는 난산으로 아이도 낳지 못하고 죽었습니다."

그는 관을 열고 품속에서 침통을 끄집어내어 부인에게 침을 놓았다. 침을 빼고 침통에다 침을 넣고 있는데, 부인의 입에서 한숨이 나왔다. 남편은 기뻐하며 다시 부인을 집으로 데리고 갔는데, 그 후 부인은 통통한 사내아이를 분만하였고, 모자 모두 건강했다. 부인은 난산으로 너무 기를 많이 허비하여 기절해 있었던 것을 사람들은 죽은 것으로 생각했다. 송자경이 침으로 기(氣)를 통하게 하여 기가 원활하게 소통되자 소생한 것이다. 그의 신묘한 침술에 사람들은 탄복하였다.

송자경(宋子京)은 명(明)나라 때 호북(胡北) 황강현(黃岡縣) 사람으로, 《소문(素問)》과 《영추(靈樞)》를 탐독하고, 「오장육부가 연결되고 경혈 하나하나가 서로 상응한다(臟腑內外穴穴相應)」는 이론을 깨달았다.

14. 이건앙의 우울증 치료

청(淸)나라 때 청룡교(靑龍橋)에 사는 왕(王)씨 성을 가진 한 학자가 있었다. 이 학자는 사물에 대해 너무 골똘히 생각한 나머지 항상 기분이 우울해져 있었다. 게다가 컴컴한 것을 좋아하고, 밝은 빛을 싫어하여 항상 홀로 컴컴한 방에 틀어박혀 등불도 켜지 않고 있었다. 혹 한번 외출이라도 하고 나면 증세가 더욱 심해졌다. 여러 의원을 청해 치료를 받아 보았지만 별무효과였다.

"사천(四川)에 용한 분이 계시다는데, 한번 모셔 보지."

그래서 집안 식구들은 사천에 있는 명의 이건앙(李建昻)을 모셔왔다. 이건앙 의원은 여러 모로 진단을 해보더니 생각했다.

"약으로는 치료하기 힘들겠군."

이건앙은 약 처방은 내리지 않고 갑자기 등불을 켜더니 학자가 즐겨 썼던 문장을 들고 큰 소리로 읽어 내려갔다. 학자가 가만히 듣다 보니 자기가 쓴 것을 엉터리로 읽는 것이 아닌가!

학자는 문장을 터무니없이 읽는 것을 듣고 몹시 못마땅했다. 학자는 등불 쪽을 바라보면서 큰 소리로 제지시키려고 했다. 다른 일은 용서할 수 있어도 자기의 문장을 터무니없게 읽는 데 대해서는 용납할 수 없었다. 그는 갑자기 몸을 돌려 이건앙이 들고 있는 책을 빼앗더니 노기충천하여 말했다.

"당신이 읽는 것은 문장이 맞지가 않아! 어찌 이렇게 내 문장을 모독하는가!"

호통을 치더니 학자는 등불을 향해 앉아 바르게 읽기 시작했다. 학자는 밝은 것을 두려워하는 것을 잊어버리고 문장을 낭랑한 목소리로 읽어 내려가는 것이었다.

이건앙은 웃으면서 말했다.

"당신의 병은 다 나았소."

"어떻게 된 겁니까?"

이건앙은 여전히 웃으면서 병에 대한 이야기를 했다.

"선생께서는 우울증으로 그동안 고생하였는데, 화를 냄으로써 우울증을 가시게 한 것입니다."

이건앙과 같은 동네에 호휘병(胡輝屛)이라는 의원이 살고 있었다. 그에게는 아들이 하나 있었는데 두통이 심하여 고생을 하고 있었다. 호휘병은 아들을 진맥하여 소시호탕(小柴胡湯)을 먹였는데도 두통은 계속되었다. 심할 때는 머리가 빠개지는 듯한 통증을 호소하곤 했다. 두통은 아침에 생겼다가도 오후가 되면 없어졌다.

호휘병은 이건앙 의원에게 부탁했다.

"내 자식 놈이 두통이 심하여 진맥하여 보니 간(肝)에 병이

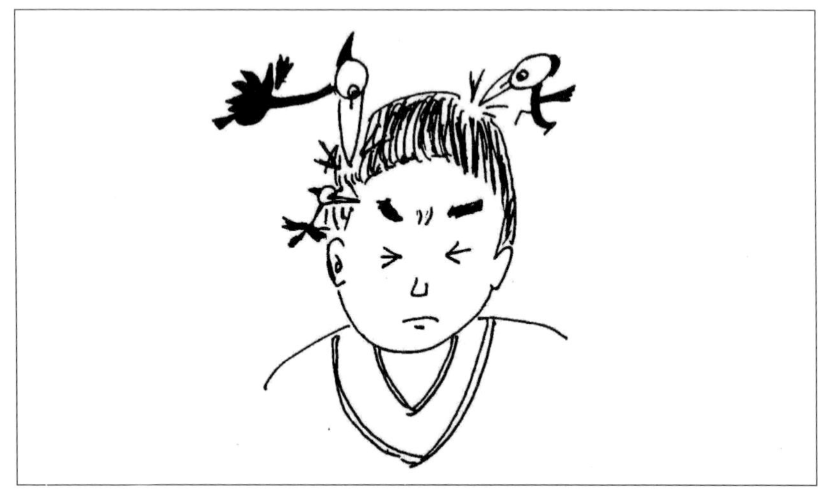

있어 소시호탕을 먹였는데도 두통이 계속되는데, 자네가 좀 봐주지 않겠나?"

이건앙이 호휘병의 부탁으로 아들을 진맥하여 보니 병은 간에 있는 것이 아니라 담(膽)에 있는 것이었다. 그는 호휘병에게 말했다.

"소시호탕으로는 치료가 되지 않은 것은 바로 반하(半夏) 때문입니다. 소시호탕 원방(原方)에서 반하를 빼고 복용하면 될 것입니다."

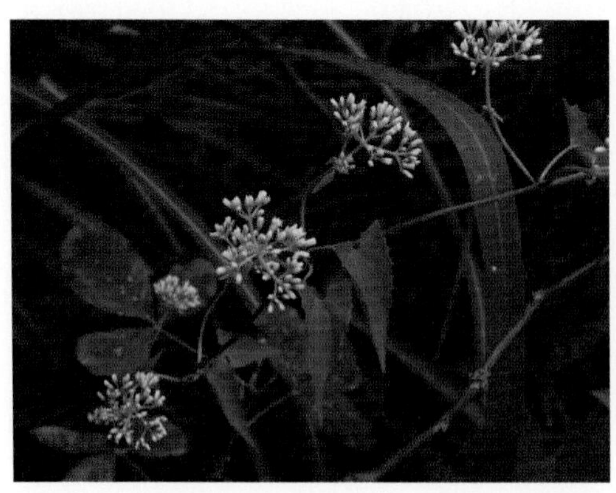

시 호

소시호탕의 처방 내용은 이렇다.

시호(柴胡)·황금(黃芩)·인삼(人蔘)·반하

(半夏)・감초(甘草)・생강(生薑)・대조(大棗)인데, 여기에서 반하를 빼고 달여서 복용시키자 두통이 가시고 머리가 맑아졌다.

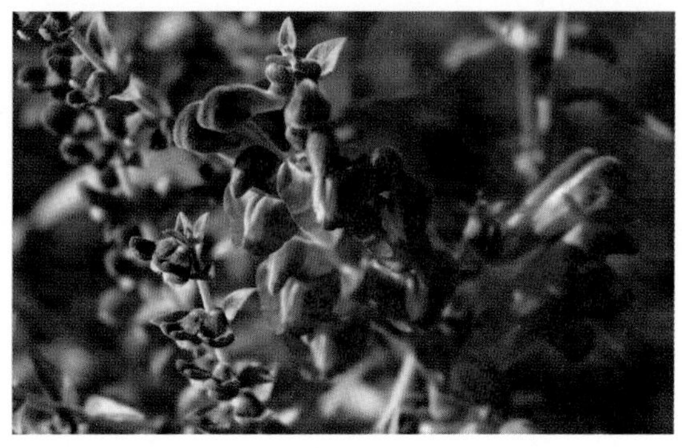
황 금

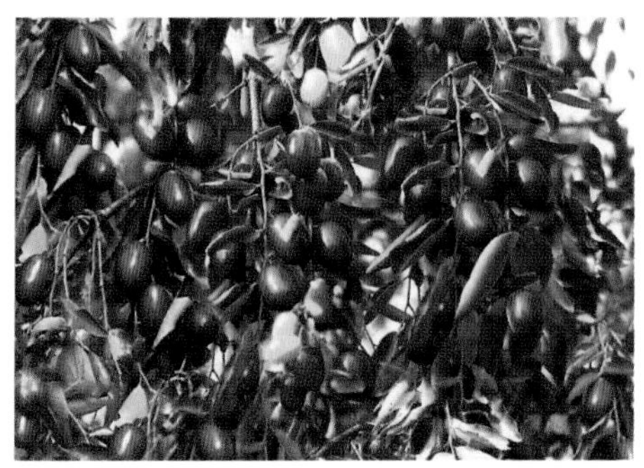
대 조

이건앙의 자(字)는 죽헌(竹軒)이고, 사천 대족현(大足縣)의 대보역(大堡易) 사람으로 처음에는 유교를 공부하였는데, 가세가 기울어 의학을 공부하여 마침내 명의가 되었다.

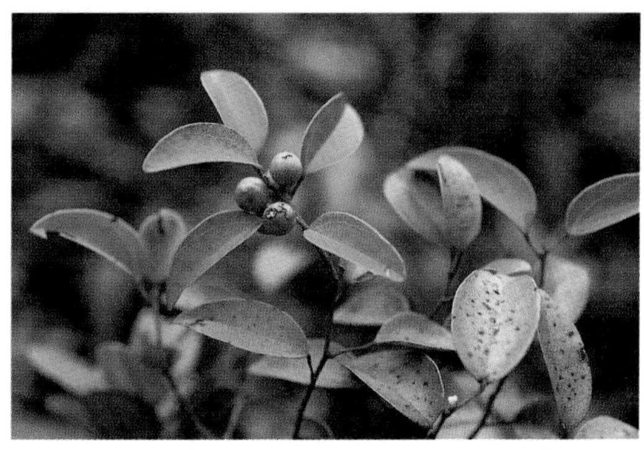
반 하

15. 사냥꾼과 호랑이

옛날 한 사냥꾼이 있었다. 어느 날, 사냥을 하고 돌아오는 길이었다. 숲속 길을 막 빠져나오려고 하는데, 돌연 휙 하는 소리가 들리면서 땅이 흔들리고 산이 움직일 정도로 큰 호랑이 울음소리를 들었다.

그 순간 숲속에서 한 마리의 커다란 호랑이가 포효를 하며 사냥꾼을 덮쳤다. 사냥꾼은 불의의 공격에 반사적으로 온 힘을 다하여 호랑이의 복부를 힘껏 주먹으로 내질렀다. 뜻하지 않은 반격을 당한 호랑이는 급소를 맞았는지 비명을 지르며 산비탈을 굴러 골짜기로 떨어졌다.

부근 마을사람들이 소리를 듣고 달려와 보니 호랑이는 나가자빠져 있고, 호랑이를 때려잡은 사냥꾼은 손을 높이 쳐들고 호랑이를 공격하려는 자세로 있는데, 팔을 내리지 못하고 뻣뻣하게 굳어 있었다. 사냥꾼은 호랑이의 갑작스런 공격에 너무나도 놀란 상태에서 얼떨결에 내지른 주먹이 호랑이의 급소를 때렸지만, 극도의 긴장 상태에서 그만 양 팔이 경직되어 버린 것이었다.

마을사람들은 호랑이를 나무에 묶어 여럿이 둘러메고 마을

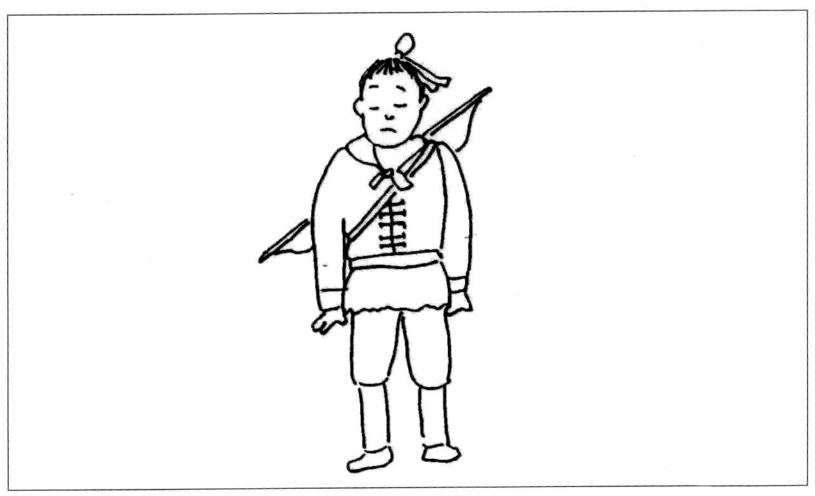

로 옮겨왔고 사냥꾼도 마을로 데려왔지만, 그는 계속 팔을 내리지 못하고 있었다. 마을사람들은 의원을 청하여 치료도 해보고 약도 먹여 보았으나 별 효과를 보지 못하였다.

그런데 마침 그 마을을 지나가던 한 의원이 사냥꾼에 대한 얘기를 듣고는 그의 집을 방문했다. 의원은 사냥꾼의 상태를 관찰하고는 가족과 친구들을 불러 지시하였다.

"마을 한가운데다 높은 무대를 만들어 놓고 마을 사람들을 불러 모으시오."

마을 사람들이 모여들고, 높은 무대 위에 의원이 앉아서 가족으로 하여금 사냥꾼을 데리고 올라오도록 하였다.

"내가 이 사냥꾼을 치료하겠습니다."

마을사람들은 의원이 어떻게 치료하는지 잔뜩 기대를 하며 주시했다. 의원은 허리에서 칼을 꺼내더니 먼저 사냥꾼의 얼굴에 갖다 댔다.

별안간 의원이 칼을 꺼내자, 관중들은 찬물을 끼얹은 듯 조용해졌다. 의원은 다른 한 손으로 사냥꾼의 허리띠를 붙잡고 힘을 주어 허리띠를 칼로 끊었다. 허리띠가 끊어지니 사냥꾼의 바지는 삽시간에 아래로 흘러내렸고, 무대 밑의 마을 사람들은 크게 웃어댔다.

사람들은 모두가 의원이 허리에 차고 있는 호리병 속에서 약을 꺼내 사냥꾼에게 먹이든지 침을 놓을 거라고 생각하였는데, 엉뚱하게 허리띠를 끊으니 박장대소를 한 것이다.

사냥꾼은 당황해서 어쩔 줄 모르고 있는데, 의원은 얼굴색 하나 변하지 않고 엄숙한 얼굴로 다시 사냥꾼의 속옷 허리춤을 한손으로 붙잡고 칼을 들어 속옷 허리끈을 끊을 자세였다. 의원은 의연하게 천천히 칼을 속옷 허리끈에다 갖다 댔다.

허리끈이 끊어지는 순간 사냥꾼의 아랫도리는 그대로 알몸이 되고 마는 것이었다. 호랑이를 맨손으로 때려잡은 장사인 그도 마을 사람들 앞에서 창피를 당할 위기에 처해졌지만 경직된 팔로 어쩔 도리가 없었다. 사냥꾼의 얼굴은 일그러질 대로 일그러져 거의 사색이 되었다.

그때 의원은 속옷 허리끈에 댄 칼에 힘을 주었다. 마침내 허리띠가 끊어졌다. 의원이 손만 놓으면 속옷은 그대로 흘러내리고 만다. 드디어 의원이 잡고 있는 손마저 놓아버렸다.

그 순간 기적 같은 일이 벌어졌다. 사냥꾼의 경직되어 꿈쩍도 않던 팔이 순식간에 내려와 속옷을 꽉 움켜쥐는 게 아닌가! 무대 밑에 있던 마을사람들은 사냥꾼의 팔이 움직여 내려온 것을 보고는 박수를 쳤다.

마을사람들은 의원의 지혜에 탄복하였고, 사냥꾼의 경직되었던 팔은 정상을 회복했다.

16. 남자의 월경불순

청(淸)나라 때 여덟 개의 관리기관인 부(府)를 관리, 감독하는 팔부순안(八府巡按)의 관직을 가진 관리가 우울증에 걸렸다. 증세가 심해 온종일 침울하고 가슴이 답답해서 항상 미간을 찌푸리고 있었다. 적지 않은 의원을 불러다 치료를 해보았지만 도무지 나아지는 기색이 없었다.

"이 약은 무슨 약인가?"

"시호소간탕(柴胡疏肝湯)입니다."

"그럼 저번에 먹었던 건 무슨 약이었나?"

"저번 것은 주사안신탕(朱砂安神湯)이었습니다."

"전에 단치소요산(丹梔逍遙散)도 먹었고, 귀비탕(歸脾湯)도 먹었는데……."

약도 적지 않게 먹었지만, 조금도 호전되는 기색이 보이지 않았다. 하루는 노의(老醫) 한 분을 청하여 관리의 병 치료를 부탁하였다. 노의는 경험이 많은 명의였다. 노의는 관리가 근무하는 관부(官府)에 들어가 관리의 맥을 짚어 보았다. 노의는 관리의 맥을 오랫동안 아무 말도 없이 짚고 있었다.

노의가 아무런 말도 없이 맥만 짚고 있으니 분위기는 사뭇 엄숙하게 되었고, 관리는 숨소리도 제대로 못 내고 노의를 주시했다. 혹시나 난치병이 아닌지 적잖이 두려워하며 노의가 입을 열기만을 기다렸다.

이윽고 노의는 엄숙한 표정을 지으며 말했다.

"흠, 월경불순입니다."

관리는 노의의 말을 듣는 순간 박장대소를 했다. 어찌 남자가 월경불순일 수가 있으랴! 관리는 웃음을 참지 못하고 배꼽이 빠져라 웃어댔다.

"하하하!"

그러자 노의는 웃고 있는 관리를 바라보며 한 마디 던졌다.

"병이 이제 다 나았소."

노의는 말을 마치고는 일어나서 유유히 관부를 걸어 나갔다. 관리의 병은 약 한 첩 쓰지 않고 치료된 것이다. 그때부터 관리의 우울증은 말끔히 가시고 관리는 마음이 울적할 때마다 노의가 한 마디 던진 월경불순을 생각하며 웃게 되어 건강을 되찾게 되었던 것이다.

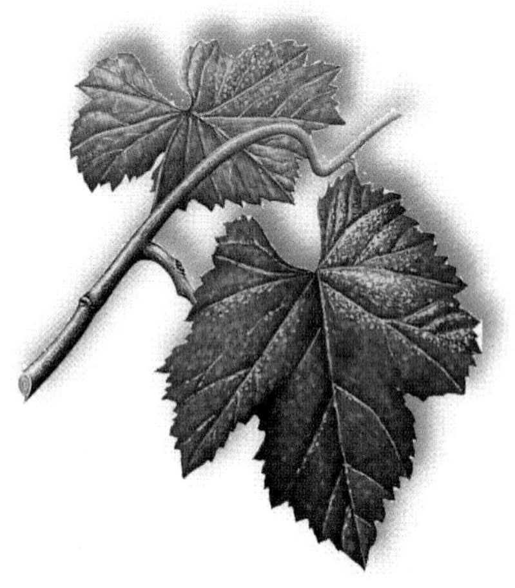

이풍원의 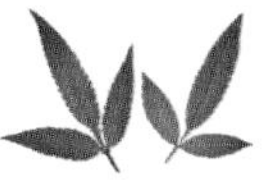

한의열전漢醫列傳 ❶

★

초판 인쇄일 / 2017년 07월 10일
초판 발행일 / 2017년 07월 15일

★

지은이 / 이풍원
펴낸이 / 김동구
펴낸데 / 明文堂
창립 1923. 10. 1
서울특별시 종로구 윤보선길 61(안국동)
우체국 010579-01-000682
☎ (영업) 733-3039, 734-4798
(편집) 733-4748 Fax. 734-9209
H.P. : www.myungmundang.net
e-mail : mmdbook1@hanmail.net
등록 1977. 11. 19. 제 1-148호

★

ISBN 979-11-88020-21-8 04510
ISBN 979-11-88020-20-1(세트)

★

낙장이나 파본은 구입하신 서점에서 교환해 드립니다.

★

값 18,000원